体液电解质紊乱及输液指导

Fluid-Electrolyte and Acid-Base Disorders and Transfusion Guide

第 3 版

原 著 柴垣有吾　　审 校 深川雅史　　主 译 刘 岩 冉建民

译 者（按姓氏笔画排序）

冉建民 暨南大学附属广州红十字会医院　　　肖 笑 暨南大学附属广州红十字会医院
吕 霞 暨南大学附属广州红十字会医院　　　张如意 南方医科大学南方医院
朱 平 暨南大学附属广州红十字会医院　　　谭荣韶 暨南大学附属广州红十字会医院
刘 云 暨南大学附属广州红十字会医院　　　熊 轩 广州医科大学附属第五医院
刘 岩 暨南大学附属广州红十字会医院

人民卫生出版社
·北京·

版权所有，侵权必究！

图书在版编目（CIP）数据

体液电解质紊乱及输液指导 /（日）柴垣有吾原著；
刘岩，冉建民主译 . —北京：人民卫生出版社，2023.4（2024. 5 重印）
ISBN 978-7-117-34334-3

Ⅰ. ①体… Ⅱ. ①柴…②刘…③冉… Ⅲ. ①电解质
代谢紊乱 – 输液疗法 Ⅳ. ①R589.405

中国版本图书馆 CIP 数据核字（2022）第 252065 号

人卫智网	www.ipmph.com	医学教育、学术、考试、健康，购书智慧智能综合服务平台
人卫官网	www.pmph.com	人卫官方资讯发布平台

图字：01-2018-0674 号

体液电解质紊乱及输液指导
Tiye Dianjiezhi Wenluan Ji Shuye Zhidao

主　　译：刘　岩　冉建民
出版发行：人民卫生出版社（中继线 010-59780011）
地　　址：北京市朝阳区潘家园南里 19 号
邮　　编：100021
E - mail：pmph @ pmph.com
购书热线：010-59787592　010-59787584　010-65264830
印　　刷：北京九州迅驰传媒文化有限公司
经　　销：新华书店
开　　本：787×1092　1/16　　印张：17
字　　数：382 千字
版　　次：2023 年 4 月第 1 版
印　　次：2024 年 5 月第 2 次印刷
标准书号：ISBN 978-7-117-34334-3
定　　价：98.00 元

打击盗版举报电话：010-59787491　E-mail：WQ @ pmph.com
质量问题联系电话：010-59787234　E-mail：zhiliang @ pmph.com
数字融合服务电话：4001118166　E-mail：zengzhi @ pmph.com

中文版序

　　水、电解质异常与酸碱平衡紊乱是临床各专业常见的合并症甚或急症，而输液治疗是纠正相关内环境紊乱的必要手段。相对于各器官疾病日新月异的诊疗进展和新技术的不断涌现，很多临床医师对于水、电解质及酸碱平衡紊乱形成的机制、临床表现和处理措施仍缺乏深入了解，在临床实践中不能准确依据基本原则熟练纠正水、电解质和酸碱平衡紊乱。一本全面专业、简明易懂、且具有临床实践指导意义的教材是所有临床医师渴求的。

　　暨南大学附属广州红十字会医院肾脏内科刘岩教授主译的《体液电解质平衡紊乱及输液指导（第3版）》中文版即将在国内出版，该书为东京大学肾脏内分泌内科柴垣有吾（Yugo Shibagaki）教授所著，内容涵盖：水钠调节异常、酸碱平衡紊乱及钾、钙、磷、镁代谢异常；临床输液疗法的一般原则、输液种类及方案评估；特殊人群（老年人、围手术期、特殊疾病状态等）及场合（门诊等）输液和营养输液；透析患者液体的管理等诸多方面。原书内容翔实，编写深入浅出，机制分析简明清晰，治疗阐述可操作性强。译者刘岩教授及其团队多年来致力于从肾脏病学角度阐明各种水、电解质异常及酸碱平衡紊乱机制及探讨其个体化的治疗措施。该书的中文译著不仅秉承和再现了原作的学术内涵，同时也体现了刘岩教授团队在该领域的丰富经验，具有实用性和可操作性，尤其适用于需要处理水、电解质异常相关疾病的临床各专业医师阅读使用。

　　我愿意将该书推荐给临床相关专业的同道。相信该书的出版将提高临床工作者对于维持水、电解质及酸碱平衡能力，造福广大患者。

中国科学院院士　侯凡凡
国家慢性肾脏病临床医学研究中心
器官衰竭防治国家重点实验室
南方医科大学南方医院肾脏病科

原版序一

临床上，水分和电解质以及酸碱平衡紊乱的问题十分常见，而对于全科医生或者年轻专科医生，这一问题仍然是巨大挑战。因此，我们需要一些优秀的教科书，来阐明这类疾病的主要原则，并将这些原则转变为患者照护的有效方法。柴垣和深川二人是经过专业培训的肾脏病医生，不仅对人体水分、电解质及酸碱平衡十分了解，而且还非常善于将这些知识传授给更广大的受众。

我有幸在此推荐柴垣有吾和深川雅史两位医生，并祝贺他们完成编撰和出版电解质、酸碱平衡及输液这本教科书。

柴垣有吾曾经在我任科主任的美国密歇根亨利福特医院肾内科进修学习，在我们科室日常的教学查房、讨论会中，体液、电解质和酸碱平衡紊乱都是必讲的最主要话题。柴垣医生勤奋努力、刻苦钻研和博学多才，在我们的进修医生中是名列前茅的。他不仅能快速掌握新知识，还能够迅速地将所学到的知识应用于患者的日常管理和治疗中。他还是我们讨论会中最活跃的发言者。

我和深川雅史先生也非常熟悉，我曾经在很多国际会议上与他见面，多次去日本出差都与他见面座谈。正是因为深川医生的个人能力和智慧，我曾推荐他作为美国肾脏病学会新杂志——《美国肾脏病学会临床杂志》(CJASN)亚太区编辑。深川医生发表了很多肾脏病领域的研究论文，也被公认为是年轻一代的好导师。他的能力和技术恰好使他成为柴垣医生出版计划的最佳拍档。

我也了解到，在日本已经出版了一些关于电解质和酸碱平衡的书籍，而这本书的主旨是让读者了解关于电解质和酸碱平衡在美国的教学现状。

Robert G. Narins, M.D.

原版序二

　　人体肾脏是调节体液量及内环境平衡的最重要器官,如果肾脏的这种调节功能出现异常,体液平衡就会紊乱,随即出现体液量和水分、电解质的代谢异常。因此,肾脏内科医师应该了解和掌握有关电解质和酸碱平衡的知识。

　　在日本,不论是哪一个临床专科,都要求执业医师在毕业前或者毕业后熟练掌握电解质紊乱的诊断和治疗的基本知识。然而,从生理学到病理生理学的理论知识,能达到完全正确理解并应用于临床实践,且可以从事临床教育培训的全能专家很少。而且,当前的医学教育系统还没有确立完善的电解质相关知识教学方案。

　　柴垣与深川两位与我都在同一医院工作,我们曾经在美国长时间进修学习。在体液、电解质和酸碱平衡领域从事培训的美国著名专家,多数都成为我们的好朋友。而柴垣医生在电解质紊乱领域著名的美国教育家 Narins 教授(他也是本人1970年在美国宾夕法尼亚大学的同学和知己,而后我们又一同在加利福尼亚大学洛杉矶分校从事医学教育数年)的指导下,很快取得了众多研究成果。本书经由资深的医学教育评定专家深川教授的指导和帮助,结合柴垣医生本人在美国学习到的临床经验总结,其水平达到了美国肾脏病医师的电解质教育标准,可以说是一本水分电解质及酸碱平衡的启蒙教育书籍。

　　本书是集病理生理学和循证医学于一体的教科书,它不只是为肾内科领域专家提供参考,我强烈地将它推荐给年轻有为的青年医生作为手边书籍,随时翻阅。

黑川　清

监修寄语

　　水分和电解质异常和输液问题,在任何临床科室的患者中的发生率都是很高的,尽管如此,基于体液电解质理论的正规教育,也只在很少的医疗单位内开展。

　　我在美国进修后进入了东大分院,当时在内科肾脏病研究室,刚从美国加利福尼亚大学洛杉矶分校进修归来的黑川清老师当时为副教授,每天以他为中心,查房时都会组织大家进行关于电解质问题的讨论,气氛非常热烈。当时我工作的内科是一个综合科室,幸运的是,我自己也非常热心地与这些优秀的前辈、同事和后辈医生们一起,每天都对多种疾病患者的电解质异常进行讨论。现在回想起来,就好像昨天才发生的事情。然而,现在即使在肾脏病专科医师云集的单位,对体液电解质这一领域进行严格充分培训的机会也都是非常有限的。

　　在我被调到第一内科工作很久以后,内科研究室引进了一名优秀的年轻医生柴垣有吾,后来他到美国进修学习,听说主攻体液和电解质及移植学。而此时,我正在负责安排神户大学肾内科毕业医师课程,他帮了我很大的忙。在谈到美国专业教育的时候,我知道他正在把在美国的学习经历写成文章,当时就劝他一定要完成出版。实际上,是由他负责撰写原案,而我反复提出修改意见才得以完成。

　　可以预料,只要阅读了这本书的内容就会知道,对于没有接受过相关体液电解质理论的良好教育、很容易就依赖于临床经验的这一领域来说,本书结合理论与循证医学对体液电解质进行了简单易懂的总结归纳。尽管该书简单易懂,但它并不是仅仅面向初学者,亦可以满足初学水平以上者的需求。因此,对于决定参加肾脏病专科医生进修的医生,以及准备指导进修医生的医生,或者对体液电解质这个领域有强烈兴趣、但身边又没有人可以请教的医生等,都可以把这本书作为教材。我认为,这本书很多地方都能给读者带来原来如此、茅塞顿开的感觉。

　　另一个看了本书内容就会注意到的是,水钠代谢的部分占了本书很大的篇幅。这部分内容在教科书中虽然都出现在开篇,但由于水钠代谢过程非常难以理解,所以很难讲授清楚,一般都作为教学的重点。相比之下内容较少的其他方面,实际也都比初稿有所增加。如果将来有机会修改的话,这部分还准备做得更好,欢迎各位读者提出宝贵意见。

　　通过阅读本书,可以进一步加深临床医生对体液电解质和酸碱平衡的认识,而且,年轻医生通过本书提供的简单的运算公式,可以将相应的知识轻松地应用于临床实践中。同时,阅读本书可以提高医生对体液电解质理论学习的兴趣,这也是我本人对本书的出版的期待。

深川雅史

第 3 版前言

本书第 2 版出版后,没想到好评如潮,很快出版社就要求修订出版第 3 版。在这么短的时间就修订再版,我心里总觉得对不起已经购买了第 2 版书的读者,也曾经考虑不加修改直接加印,但是,鉴于这种修订再版的机会不多得,而且借此机会也可以将相关领域的最新进展补充到书里面,我们认为这对于今后购买此书的读者更为有益。

这次修订,特别补充了上一版中阐述不够充分的低钾血症问题,增加了钙离子代谢紊乱相关的进展如乳碱综合征及成纤维细胞生长因子 23(FGF23)等内容。但是,不管多少次修改,总免不了存在叙述不充分的地方,做不到十全十美。在本次修订过程中,很多老师和同事都给出了宝贵意见。在此我特别感谢各位的鼎力支持,期望今后继续收到意见和建议。

柴垣有吾

第 2 版前言

本书第 1 版一经发行就受到了广泛好评，本人非常高兴。从某种意义上讲，非常喜欢这本书的读者也一定是很多的，但与作者的写作能力的大小并不相干。很多读者在阅读本书之后，都认为本书弥补了一般教科书都没有涵盖的有关体液和电解质知识点。

因此，本次修订不仅在书名增加了输液字样，而且，针对上一版临床输液章节的内容过于简单做了相应的增加。同时，也诚恳地吸纳了很多读者提出的意见和建议。本次修订再版，除了对第 1 版不足的地方进行修订外，还特别对输液章节的内容进行了增加和细化，同时，还增加了临床上最难理解和处理的透析患者的体液和电解质异常，以及这些患者的输液治疗要点。

诚然，本书虽然经过修订再版，但是不可能做到十全十美。因此，热切期待广大读者继续提出意见和建议。此外，如果本书能够对体液电解质紊乱及临床输液治疗做出一点点贡献，作为作者我也将倍感荣幸。

柴垣有吾

第 1 版前言

为了回应广大医生们反映的掌握电解质输液很难的呼声,最近,书店里陆续出现了很多关于水电解质输液专门教材,这些书很多都写得很好,非常适合初学者掌握。然而,我总觉得针对于那些毕业后进入临床工作年轻医生,能满足他们临床实用的教科书却很少。在我本人做实习医生的时候,也经常找这样的书来阅读。其中就有 Halperin & Goldstein 的 *Fluid, Electrolyte, and Acid-based approach* 和 Scribner 的 *Fluid & Electrolyte Balance*,对我来说,它们都是激发我好奇心的名著。

我的父亲于大约 45 年前在美国留学,正是在 Scribner 博士的手下学习过水电解质理论,所以,我想我也必须去美国学习。在这中间,多亏了一直以来给予我很大照顾的日本学术会议会长黑川清老师和我现在的上司藤田敏郎老师的帮助,以及在美国肾脏病学会的教育总监、水电解质教育专家 Robert G. Narins 教授的指导下,我得以积累了丰富的临床经验。而我在美期间,每天都是勤奋努力学习。原本没有解决的一些体液电解质问题,在那里一个接一个地找到了答案,也使我对体液电解质理论的理解进一步深化。我至今还记得当初自己取得每一个进步时的喜悦心情。在美国,即使面对一个相当伟大的老师,也可以在轻松氛围下提出问题并进行讨论。通过访问教授的形式,也可以邀请著名的教科书或者论文的作者亲临授课,每次大家都会提出很多的问题,进行热烈讨论。我在回国后就抱有将在美国所学到的各种知识编著成书的强烈愿望。

这次能在我们神户大学医学部研究室前辈、尊敬的深川雅史的支持和指导下出版这本书,我感到非常高兴。深川老师不仅对本书进行了多次审阅和修改,还尽其所能地满足了出版本书的各种条件。中外医学社的秀岛悟先生和荻野邦义先生在这本书的策划和编辑中付出很大的努力。中外医学社的各位都是出版我父亲书籍的负责人,对缘分都有很深的感受,在此再次表示深深的谢意。

最后,这本书是我作为医生的奋斗目标,也很想将这本书献给我最最尊敬的父亲——昌功。

柴垣有吾

目　录

第 3 章　钾离子代谢异常的诊断与治疗 ·····89

第 4 章　酸碱平衡紊乱的诊断与治疗 ·····122

第 6 章 水和电解质输液治疗基础

知 识 点

茶 歇

第1章

机体维持体液平衡的机制

一、肾脏的解剖、生理和尿液生成

肾脏是位于腰部腹膜后的两侧像蚕豆样的器官,每个肾脏重约 120g,肾脏的主要功能是制造尿液,排泄体内代谢废物,维持体内水分、电解质和酸碱平衡。尿液的生成过程是血液经过肾脏的肾小球滤过,滤过液经过肾小管时,对体内有用的物质又被重吸收,肾小管还可以分泌代谢废物,最后生成尿液。肾脏的肾小球和肾小管合称为肾单位(nephron),人类每个肾脏大约有 23 万~180 万个肾单位(图 1)。

肾脏的血液供应非常丰富,身体内的血液每分钟流经肾脏约 1L,约相当于每分钟心排血量的 20%,由于血液中的液体成分即血浆约占血液容量的一半,所以肾脏的血浆流量约为 500ml/min,血液在流经肾脏时约有 20% 血浆被肾小球滤过,所以肾小球滤过率(glomerular filtration rate,GFR)为 100ml/min。

然而,肾小球滤过的成分(原尿)约 99% 被肾小管重吸收,所以,肾脏实际每天排出的尿液为 1ml/min(每天约 1 440ml)。

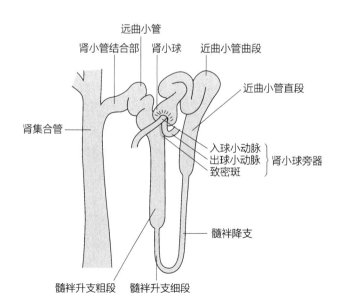

肾脏重量:120g
肾单位数量:23 万 ~180 万个 / 肾
肾血流量(RBF):1 000ml/min
肾血浆流量(RPF):500ml
肾小球滤过率(GFR):100ml/min
肾小管重吸收率:约 99%

远曲小管
肾小管结合部　肾小球　近曲小管曲段
近曲小管直段
肾集合管
入球小动脉
出球小动脉　肾小球旁器
致密斑
髓袢降支
髓袢升支粗段　髓袢升支细段

图 1 肾单位构造和功能

二、肾脏在维持体液稳定中的作用（人体每天最大饮水量是多少？）

为什么肾脏每日滤过的血浆量为 150L，而从肾小管再吸收约 99%，最后排出的尿液仅为滤过量的 1%。

人体每天从食物中摄取的水分和电解质的量一般不会保持恒定，有时会多，有时会少，可是人体内的体液必须保持平衡，此时肾单位实行重要的调节机制，肾小球滤过的血浆成分由肾小管根据身体需要选择性重吸收，对身体有用的物质重吸收入血，不需要的物质排出体外，因此，不论人体摄入多少水分、电解质或者营养物质，超过机体需要的部分都会被肾脏排出体外，如果机体摄入的量不能满足机体需要，则肾脏就会减少有用物质的排泄，因此，肾脏每天都在持续地发挥它的调节功能，使得身体内水分和电解质在任何生理情况下都能维持相对稳定。

要理解肾脏对体内环境的调节机制，就要明白人体允许水分和电解质摄取量的最大范围。

例1　人体水分摄取量的允许范围

人体在正常情况下会保持体液的恒定，但是人体每天能允许的最大水摄取量是多少呢？尿液的最大稀释能力是尿液能达到的最低渗透压，理论上尿液渗透压可以低至 50mOsm/L，每天从尿中排泄的溶质量（包括蛋白质代谢产物的尿素和电解质）约为 600~1 000mOsm，机体为排泄这些物质而将尿液作最大稀释为 50mOsm/L 所需的尿液量为 (600~1 000)÷50=12~20L，所以机体在一般饮食情况下，摄入 12~20L 水分情况下可以全部经尿液排出，甚至在溶质摄入过多情况下，从理论上讲机体可以排泄 30~40L 尿液。相反，人体能忍耐的最小水分摄入量是多少呢？尿液的最大浓缩能力是 1 200mOsm/L，所以按一般的食物摄入，排泄溶质所需要的最少尿量为 (600~1 000)÷1 200=0.5~0.8L，不显性蒸发和大便排泄水分每日约 1 000ml，所以每天的最低饮水量为 1 500ml。

例2　盐分（钠）的摄入量允许范围

当血钠为 140mmol/L 时，经肾小球每天滤过的总钠量为 140mmol/L×150L/d=21 000mEq，约 1 200g/d，其中 70% 经近端肾小管重吸收，剩余的 30% 流经亨利袢（即髓袢），在此剩余的 1/6 被重吸收，约 5% 流经远曲小管和集合管（约 1 000mEq：60g），在此处钠的重吸收要依赖钾离子的排泄等因素，所以钠的排泄量非常少，理论上讲每日尿中排泄的钠量为 1 000mEq（约 60g），相反，当体内钠缺乏时，所有肾单位都发挥最大的重吸收钠功能，经肾小球滤过的钠约 99.9% 被重吸收，因此，如果人每天钠的摄入量仅为 20mEq（1g），人体也能够维持体内钠的平衡稳定。

机体为了维持体内水分和电解质稳定，每日都有最大和最小的允许摄取量（daily allowance）（表1），水分为 1.5~40L，钠为 10~1 000mEq，同样，每天摄入钾离子、酸性物质都有最大和最小允许范围(daily allowance),为了维持这样大范围摄入使体内环境稳定,肾小球就要代偿肥大。

表 1　每日允许摄取量范围

水分:1.5~40L	钾:20~500mEq
钠:10~1 000mEq	酸:0~500mEq

三、体液的组成与分布

人体内水分(液体)约占体重的 60%,即 60kg 体重的人体液量约为 36L。

1. 人体内体液的分布

人体内水分可以通过细胞膜(半透膜)在渗透压差的作用下在细胞内外自由移动,从而维持细胞膜内外渗透压(溶质量÷体液量)平衡,细胞内液的溶质量约为细胞外液溶质量的 2 倍,水分也是一样,细胞内液(intracellular fluid,ICF)量是细胞外液(extracellular fluid,ECF)量的 2 倍,因此,总体液中约有 2/3 分布在细胞内,1/3 分布在细胞外,细胞外液中约 1/4~1/3 在血管内,剩余的在组织间液(interstitial fluid,ISF)。

例如,一个 60kg 体重的人,体内总水分量为 36L,约 2/3 为细胞内液(量为 24L),1/3 细胞外液(12L)。细胞外液的 1/4~1/3 为血管内血浆,所以血浆量为 3~4L,剩下的 8~9L 存在于细胞组织间,称为组织间液(图 2)。

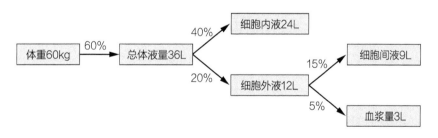

图2　人体内液体分布比例

2. 体液分布随着年龄、性别及肥胖程度而不同

总体液量占全体重(肌肉和脂肪)比例根据肌肉容量而变化(图 3)。

因为人体内水分主要存在肌肉细胞中,而脂肪细胞中水分含量较少,所以,体液占体重的比例因年龄和肥胖而有所不同,女性和男性比较,前者脂肪占体重比例较高,所以水分较男性少,体液量占体重的比例如表 2 所示。

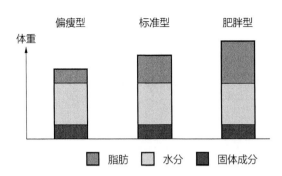

图3 　年龄和体型不同者体内水分含量差异

表 2 　年龄、性别和体型差异体液量占体重百分比

体型	小儿	男性成人	女性成人
肌肉型	80%	65%	55%
标准型	70%	60%	50%
肥胖型	65%	55%	45%

3. 体液中溶质及其总量与浓度的关系（图 4）

为保持细胞膜内外总溶质浓度相等,水分要经过细胞膜快速移动,从而保持细胞膜内外溶质浓度总和相等,细胞内主要溶质为钾离子,而细胞外液主要溶质为钠离子,细胞内外电

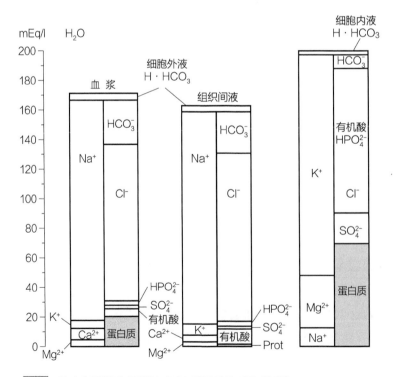

图4 　体内各腔隙电解质浓度（电荷浓度和摩尔浓度）

表3　体内各腔隙中体液电解质浓度（电荷浓度和摩尔浓度）

		细胞外液	细胞内液
阳离子/(mEq/L)	Na	142	12
	K	4	150
	Ca	5	4
	Mg	3	34
	Total	154	200
阴离子/(mEq/L)		154	200
总摩尔浓度/(mmol/L)		310	310

解质浓度差异是靠细胞膜上的钠-钾-ATP酶的主动运转来保持的。

如表3所示，细胞内外阴离子和阳离子浓度（mEq/L）处于相等状态，所以才能保持电荷为中性，以mEq/L表示的细胞内、外电解质电荷浓度（电荷数）确实存在差异，主要原因是二价以上离子如钙、镁和蛋白质等的存在，细胞外液和细胞内液渗透压物质数在体内各腔隙的总摩尔浓度是相同的。

知识点

什么是毫当量？

毫当量（milliequivalent）为电解质化学活性（电荷）的单位，正如毫克（mg）作为重量单位一样。电解质生理学意义上的力（渗透压或张力）是由电荷产生的，用毫当量计算来表示渗透压在实际应用中远比用重量表示要方便，电荷为一价的分子，其1mmol（M）等于1毫当量（mEq），表4给出了由克（g）换算为毫当量方法，氯化钠1g相当于17mEq。

表4　各种电解质从克换算为毫当量值

mEq=分子量(g)÷(原子价×1 000)		
物质	分子量	1g相当于毫当量数
Na^+	23	43
Cl^-	35.5	28
NaCl	58.5	17
K^+	39	26
KCl	74.5	13
HCO_3^-	61	16.4
$NaHCO_3$	84	12
Ca^{2+}	40	50

NaCl 1g=17mEq。

四、机体维持体液平衡的机制

正常人每天都要摄入食物和饮水,而且那些住院患者不能摄入食物和水分就要给予输液处理,摄入食物和饮水经肠管毛细血管和淋巴管吸收入血,而输液则直接从末梢血管或中心静脉进入血液,这样不管是经口者或是经静脉摄入水分和电解质首先进入细胞外液(即血管内的血浆部分),和细胞外液接触的器官通过感受器感受到水分电解质摄取的信号,这个信号又从感受器通过信息传递系统送到效应器官,这个效应器官主要是肾脏,肾脏接收信息后就会增加水分和电解质排泄而维持机体平衡。

如图 5 所示,下丘脑渗透压感受器可以感受到血液渗透压的变化,信号传递到垂体分泌抗利尿激素并使中枢产生口渴感,从而调节水分摄入和通过利尿排泄水分。钠摄入增加使血容量上升,这个信号被颈动脉窦和心房压力感受器接收,再将处理后的信号传至肾小球旁器,通过肾素-血管紧张素-醛固酮系统和心房/脑利钠肽以及交感神经等效应器来调节肾脏的钠排泄,从而调节钠平衡。体内钾离子变化首先通过血清钾离子浓度和细胞内外钾离子浓度差变化刺激肾上腺皮质分泌醛固酮,通过醛固酮来调节肾脏对钾离子的排泄。

如上所述,即体内水分和电解质是通过感受器和效应器系统之间的相互作用来调节而维持平衡的,效应器作用的最主要器官是肾脏。

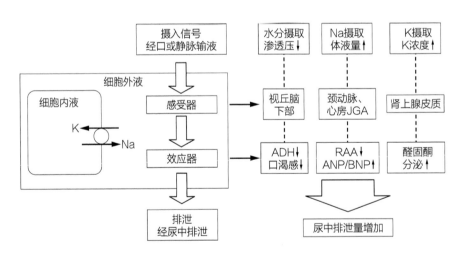

图5　**机体维持体液和电解质平衡的机制**。ADH,抗利尿激素;RAA,肾素-血管紧张素-醛固酮;ANP/BNP,心房/脑利尿钠肽;JGA,肾小球旁感受器

(刘岩 译、审)

第2章

水和钠离子代谢异常的诊断与治疗

盐和水分是人类生存最基本和最重要的物质,两者之间关系非常紧密,盐分摄入过多会产生口渴感,促使饮水量增加,如果只饮水而没有盐分摄入,很难维持正常的血压,盐分主要维持血浆渗透压,而水分主要维持体液总量,换句话说,体内盐分和水分代谢调节是维持体内渗透压和体液量的最重要物质。

一、水和钠离子代谢的生理

1. 人体内体液移动的规律

人体摄入的液体包括溶液和溶质首先进入细胞外液即血管内,而由体内排泄的体液包括汗液、尿液、呼吸及排便所含液体等都来自于血管内,所以,体内液体交换首先从血管内开始,如图6所示。体液不能从细胞间隙和细胞内直接排出体外,所以,血管就变成了液体进出的门户:液体进入血管腔后,首先转移到细胞间质变为细胞间液,然后从细胞间质再转移到细胞内变为细胞内液;而细胞内液必须先转移至组织间隙,再从组织间隙转移至血管内,最后才从血管排出体外。体液在各组织腔隙间移动主要靠两种压力,即由血压形成的静水压差与溶质产生的渗透压,后者也称为张力。

> 机体内体液的摄入和排泄都是从血管开始的,体液在各体腔内的移动是靠静水压差和渗透压差来完成的。

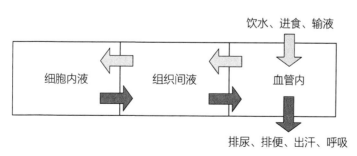

图6 摄入的水分在体内的移动

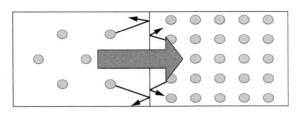

图7　水在体内各体腔间的移动。圆点代表溶质,在各体腔间不能自由通过半透膜移动,所以它们在各体腔间可以形成浓度差,这种浓度差生成的渗透压差带动水分在各体腔间移动(粗箭头方向是水分移动的方向)

　　水分可以自由通过体内的半透膜,所以,不能自由通过半透膜的溶质在各体腔形成不同的浓度,浓度差导致渗透压差,水分则从渗透压低侧向渗透压高侧移动(图7)。

2. 渗透压与张力的区别

　　溶液中全部溶质浓度反映的是液体的渗透压(osmolality),与之相对,张力[tonicity,即有效渗透压(effective osmolality)]反映的是在体液各腔间不能自由移动溶质[即有效渗透物质(effective osmole)]的浓度差,这种有效渗透物质就是使水分透过半透膜在渗透压作用下移动的主要力量(图8)。细胞内的主要有效渗透物质是钾离子,细胞外主要有效渗透物质是钠离子和葡萄糖,这些物质都不能自由通过半透膜。尿素可以自由地通过细胞膜,所以不能作为有效渗透物质。例如,尿素和钠可以进入细胞外液,成为体液的主要渗透压物质,然而,尿素

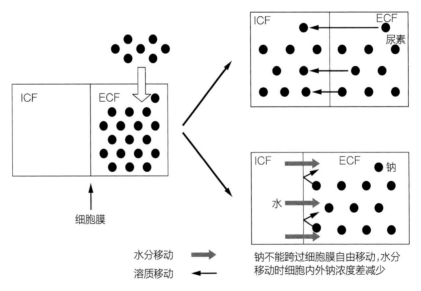

图8　渗透压和张力的区别示意图(尿素和钠离子区别)。ECF,细胞外液;ICF,细胞内液

可以自由地跨过细胞膜移动,使得细胞内外的尿素浓度相同,尿素本身不能产生有效渗透压差。而钠离子不能自由通过细胞膜,在细胞内外产生浓度差,由此产生渗透压差,推动水分在细胞内外移动。由于存在血浆胶体渗透压,而血管静水压又不会太高,所以才能确保血容量正常,所以,维持血容量与维持一定的血浆胶体渗透压并非等同关系。

从钠离子在细胞外液浓度来看,几乎占细胞外液有效渗透物质的全部,故此,血清钠离子浓度能反应细胞外液的张力。除了少数的例外情况,低钠血症即可以提示细胞外液张力降低(此时细胞内外液张力相同,此张力可以视为全体液的张力)。

尿液是由细胞外液生成,从尿液张力可以反映排尿后细胞外液张力的变化,这一点非常重要。尿液张力主要是由钠和钾离子组成,如果尿中出现葡萄糖如在糖尿病情况下,则葡萄糖液可以增加尿液张力。

用一句话来说,渗透压与细胞内外液水分移动无关,张力则表示细胞内外液水分移动后引起的溶质浓度变化。

将渗透压和张力区别开来,在临床上非常有用,例如在分析脑水肿危险因素时,考虑到渗透压和张力的区别,就非常容易理解了。脑水肿是因为细胞外液张力下降,水分就由低张力的细胞外液向高张力的脑细胞内移动,从而出现脑细胞水肿。如果细胞外液张力不变,尽管细胞内液渗透压比细胞外液高,水分也不能从细胞外液向细胞内液移动,此时只有那些能自由通过细胞膜的渗透物质从细胞内移到细胞外。例如,细胞外液钠浓度降低引起细胞外液张力降低,水分在细胞内高张力作用下向细胞内移动,而血清尿素浓度即使降低,因为它不能引起细胞外液张力变化,尿素只能从浓度高的细胞内移向细胞外,而水分则不能随尿素而移动,此时就不会产生脑水肿。但是也有例外情况,即在慢性低钠血症临床上纠正过快引起的神经脱髓鞘病,例如尿毒症透析治疗患者,低钠血症经过透析治疗后迅速纠正,此时也不会发生脑水肿,这是因为尿素通过血脑屏障的速度慢,升高的血钠和降低的尿素氮在细胞外渗透压的作用相互抵消,在脑细胞内外没有形成渗透压差,避免了脑水肿的发生。

表 5 给出了血浆渗透压、血浆张力和尿张力计算公式,血浆中阴离子(氯离子和碳酸氢根离子)和阳离子数相同,所以血清中钠离子浓度乘 2 就代表了血浆中阴阳离子数总和,即血浆中有效渗透物质数。钾离子、钙离子和镁离子在血浆中浓度较低,在计算上大多忽略不

表 5　渗透压和张力计算公式

- 血浆渗透压(mOsm/kgH$_2$O)
  =2×[Na$^+$]+葡萄糖(mg/dl)/18+BUN(mg/dl)/2.8{+甘露醇(mmol/L)+酒精(mmol/L)}
  =2×[Na$^+$]+葡萄糖(mmol/L)+BUN(mmol/L){+甘露醇(mmol/L)+酒精(mmol/L)}
- 血浆张力(mOsm/kgH$_2$O)
  =2×[Na$^+$]+葡萄糖(mg/dl)/18{+甘露醇(mmol/L)}
  =2×[Na$^+$]+葡萄糖(mmol/L){+甘露醇(mmol/L)}
- 尿张力(mOsm/kgH$_2$O)
  =2×([Na$^+$]+[K$^+$])+BUN(mg/dl)/2.8{+葡萄糖(mg/dl)/18+甘露醇(mmol/L)}
  =2×([Na$^+$]+[K$^+$])+BUN(mmol/L){+葡萄糖(mmol/L)+甘露醇(mmol/L)}

灰底为非有效渗透物质。{ }内为大多忽略不计的物质。

表6　各种低钠血症时血清中钠离子浓度、渗透压和张力的关系

病例	病态	血清钠 [Na]	血糖值/ (mg/dl)	计算的血浆渗透压/(mmol/L)	测定的血浆渗透压/ (mmol/kgH₂O)	血浆张力/ (nmol/L)
1	正常	140	90	290	290	285
2	高血糖(75mmol/L)	120 ↓	1 350	320 H	320 H	315 H
3	甘露醇(75mmol/L)	120 ↓	90	250 L	325 H	320 H
4	假性低钠血症	120 ↓	90	250 L	290	285
5	肾衰竭(BUN 45mmol/L)	120 ↓	90	290	290	245 L
6	酒精中毒	120 ↓	90	250 L	290	245 L

血浆渗透压简易计算公式=2×[Na⁺]+葡萄糖(mg/dl)/18+BUN(mg/dl)/2.8=2×[Na⁺]+葡萄糖(mmol/L)+BUN(mmol/L)
H,升高;L,降低。葡萄糖75mmol/L=1 350mg/dl,BUN 45mmol/L=126mg/dl.

计,但是尿钾在计算尿渗透压是不能忽略的。甘露醇和甘油在组织液中可以产生张力,酒精和乙醇可以自由通过细胞膜,所以不能产生张力,但是,通常情况下甘露醇和酒精在血和尿中是不存在的,而葡萄糖在尿中也是不存在的,所以,在计算式中以{}表示,阴影部分表示无效渗透物质。

　　关于渗透压和张力的区别,在实际应用中很难理解,所以表6列出在各种低钠血症情况下计算的血浆渗透压与测定的渗透压及张力的区别。例2为高血糖患者、例3是输注甘露醇患者,虽然他们都存在低钠血症,但是血浆渗透压是高的,此种低钠血症成为高渗性低钠血症。此时虽然血钠浓度降低,但是甘露醇和葡萄糖都是有效渗透物质,它们的浓度升高时计算和测定的血浆渗透压和张力都升高。另外,例4是由于高蛋白血症(骨髓瘤)和高脂血症引起的假性低钠血症,因为血浆蛋白和血脂在血浆渗透压中的作用较小,所以,血浆张力和测定的血浆渗透压正常,血钠浓度降低使得计算的血浆渗透压降低。肾功能不全时高尿素氮血症和酒精中毒时的血清酒精浓度升高引起的低钠血症时(例5和例6),由于尿素氮和酒精为无效血浆渗透物质,所以测定的血浆渗透压在正常范围,而血浆张力是降低的。如果不考虑酒精浓度,病例6计算的血浆渗透压也是降低的,由于病例5和6细胞外液张力是降低的,所以极易发生脑水肿,相反,病例2和3由于细胞外液渗透压升高,脑细胞脱水的危险性增加,病例1正常血钠和病例4的假性低钠血症没有脑水肿和脑细胞脱水危险。

知识点　葡萄糖是有效渗透物质吗?

　　组织液内的葡萄糖如果在胰岛素作用下,可以通过细胞膜,就不能作为有效渗透物质,确实如此吗? 回答是否定的,细胞内葡萄糖浓度因细胞种类而不同,但是,总的来说细胞内葡萄糖浓度较细胞外低。即使在胰岛素作用下,细胞膜上葡萄糖转运装置开始启动,但是也不能维持细胞内外葡萄糖浓度相等,因此,细胞外液葡萄糖浓度的高低不受胰岛素作用的影响,葡萄糖通常细胞内外液维持着一定的浓度差,所以可以作为有效渗透物质。

　　尿素氮通常被认为是无效渗透物质,但是在某些特定情况下,它又变成有效渗透物质,例如,尿素氮在血脑屏障的移动非常缓慢,脑细胞内外或者说脑细胞内和血管内尿素氮就存在浓度差,此时尿素氮即可作为有效渗透物质。例如尿毒症透析治疗患者,低钠血症经过透析治疗后迅速纠正,此时也不会发生脑水肿,是因为尿素通过血脑屏障速度慢,这样升高的血钠和降低的血尿素氮在细胞外渗透压的作用相互抵消,在脑细胞内外没有形成渗透压差,避免了脑水肿的发生。

知识点

区分重量渗透摩尔浓度和容量渗透摩尔浓度有何意义?

目前有两种单位可以表示渗透压,一种是单位容量(L)的溶液中溶质分子数即容量渗透摩尔浓度(osmolarity),用 mOsm/L 表示;另外一种是溶液中溶剂的单位质量(kg)中分子数即重量渗透摩尔浓度(osmolality),如果溶剂是水的话,就用 mOsm/kgH$_2$O 表示(图 9)。

从热力学角度来看,重量渗透摩尔浓度的测定不受温度影响,所得数值较精确,用冰点沉降法渗透压测定计测定出来的重量渗透摩尔浓度,用 mOsm/kgH$_2$O 表示;另外一种是计算所得的渗透压,利用血清钠浓度、葡萄糖浓度和尿素浓度计算的单位容量里物质的分子数,这里计算的渗透压叫容量渗透摩尔浓度,用 mOsm/L 表示(图 9)。

由此,后述的渗透压间隙(osmolal gap)即测定的渗透压(重量渗透摩尔浓度)–计算的渗透压(容量渗透摩尔浓度),由于两者单位不同,本来不能算作正确的算数式,然而在临床应用上,重量渗透摩尔浓度和容量渗透摩尔浓度几乎无法详细区分,通常看作是完全相同的概念。

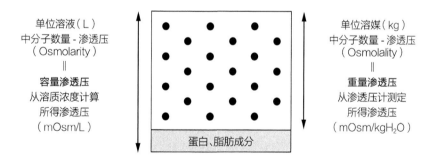

单位溶液(L)中分子数量-渗透压(Osmolarity)‖容量渗透压 从溶质浓度计算所得渗透压(mOsm/L)

单位溶媒(kg)中分子数量-渗透压(Osmolality)‖重量渗透压 从渗透压计测定所得渗透压(mOsm/kgH$_2$O)

蛋白、脂肪成分

图 9　测定的渗透压(osmolality)和计算所得渗透压(osmolarity)的单位不同

知识点

渗透压间隙

血浆渗透压主要是由分子量较小的分子构成的,实际上从钠浓度、血糖浓度和尿素氮浓度计算所得的渗透压较渗透压计所测的渗透压低 10 mOsm/kgH$_2$O,酒精类物质对血浆张力没有影响,但是可以构成渗透压物质,所以在酒精中毒患者,血中酒精浓度较高,此时测定的血浆渗透压就会比计算的渗透压高,所以测定渗透压间隙对于中毒患者的诊断非常有用。

渗透压间隙(osmolal gap)的计算和渗透压间隙增大的原因的鉴别诊断见表 7。对于高蛋白血症和高脂血症患者会出现渗透压间隙假性升高,原因在于在测定血浆渗透压时,蛋白和脂肪成分这些固体物质被分离出去,因此所得的结果是单位溶剂中除脂肪和蛋白质以外的所有分子数,而计算所得渗透压是溶液中所有的包括脂肪和蛋白质的分子总数,所以,当血浆中蛋白质和脂肪含量较高时,计算渗透压的公式分母就会变大,计算所得的渗透压值变小,而在用渗透压计测定血浆渗透压时,因为除去了蛋白质和脂肪,溶剂分母变小,所得的渗透压值就大。

渗透压间隙(mOsm/kgH$_2$O)[正常值约为 10mOsm/kgH$_2$O]

=测定的血浆渗透压-{2×[Na$^+$]+葡萄糖(mg/dl)/18+BUN(mg/dl)/2.8}

=测定的血浆渗透压-{2×[Na$^+$]+葡萄糖(mmol/L)+BUN(mmol/L)}

表 7　渗透压间隙增加的原因

(1) 内源性物质引起的增加
　　糖尿病和酒精中毒引起的酮症酸中毒,肾功能不全,乳酸性酸中毒
(2) 外源性物质引起的增加
　　酒精,乙醇,甲醇,羟基淀粉,药物如甘露醇,甘油
(3) 假性增加
　　高脂血症和高蛋白血症

3. 血浆渗透压、张力及胶体渗透压的区别

构成血浆渗透压、体液张力的主要物质是小分子的钠和葡萄糖等成分,而血浆蛋白浓度所占的组分充其量不过 16mmol/L,对血浆渗透压影响较小,对细胞膜内外水分移动没有影响。然而血浆蛋白不能自由通过血管壁,所以,在血管内外蛋白浓度差作用下,水分可以通过血管壁进行移动。实际上,血管内外蛋白浓度差可以产生 34mmHg 渗透压力,这一压力可以和毛细血管内静水压保持平衡,从而也就使血管内外水分移动处于平衡状态。因此,血浆蛋白作为血管内的有效渗透压物质形成了胶体渗透压(oncotic pressure;colloid osmotic pressure)。相反,钠离子可以自由通过血管壁,与血管内外水分移动无关系,所以不能构成胶体渗透压(图 10)。由于胶体渗透压的存在加上血管内静水压又不太高,所以就能保持体内血浆量的稳定,所以就能理解为什么循环血浆量的维持与血浆胶体渗透压的维持没有直接关系,众所周知,实际上血浆蛋白只要不低于 50%,根据 Donnan 平衡原理,血浆胶体渗透压就不会降低(参考知识点“Starling 定律和 Donnan 平衡”),例如,血浆白蛋白浓度只要在 20g/L 以上,维持体内一定的血浆量是没有问题的。

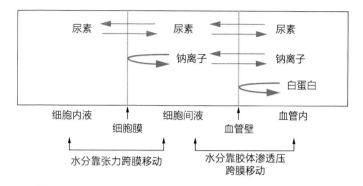

图 10　体液张力和胶体渗透压概念的区别

和胶体渗透压相比,组织间液的压力通常保持负压,即 –7mmHg,著名生理学学者 Guyton 研究认为组织间液保持一定的负压对于维持组织间液量恒定非常重要,不管什么原因(如血浆胶体渗透压降低或静水压上升)使这个压力变成零甚至正压,组织间液量就将增加,就会出现水肿。

知识点

为什么细胞内蛋白质不能形成胶体渗透压?

血管内存在的蛋白质可以形成渗透压,这种渗透压和血管内静水压保持平衡状态,故此保持血管内外水分流动的平衡。而细胞内存在大量蛋白质,如果形成渗透压相对于较低的细胞内静水压会不会使大量水分流向细胞内? 细胞内外电解质移动主要依靠细胞膜上钠-钾 ATP 酶(Na-K ATPase)在消耗能量情况下进行的,这样就保持细胞内外钠和钾离子平衡,而细胞内的钾离子和细胞外的钠离子形成的张力正好抵消了细胞内胶体渗透压和低血管内静水压,从而保持着细胞内外水流动的平衡。因此,如果靠 Na-K ATP 酶耗能的电解质移动发生障碍,则水分就会进入细胞内造成细胞肿胀或者死亡。

知识点

Starling 定律和 Donnan 平衡

Starling 定律和 Donnan 平衡这两个名词在生理学课程中学过。在临床实际工作中,并不一定要深刻理解该定律,只作一般了解即可。比如在生物膜间的水流动就可以用 Starling 定律来说明,膜通透性(permeability,Lp),膜的表面积(surface area,S),静水压力(hydryaulic pressure,P),有效渗透压(effective osmotic pressure:π),有效渗透物质经膜的透过量用 s 表示,水分从膜的一侧(A)向膜的另一侧(B)移动用以下公式表示:

$$水分流动 = Lp \times S \times \{(P_A - P_B) - s \times (\pi_A - \pi_B)\}$$

理解了 Starling 定律就可以理解膜内外静水压和有效渗透压保持平衡对水分流动的作用,例如,毛细血管内外水分的流动主要靠血管内胶体渗透压以及毛细血管内静水压,一般毛细血管内胶体渗透压为 30mmHg,毛细血管内动脉端和静脉端的血管内静水压分别为 45mmHg 和 15mmHg,所以水分流动在动脉端 15mmHg 正静水压由血管内向血管外移动,而在毛细血管的静脉端,毛细血管静水压低于胶体渗透压 15mmHg,所以水将由毛细血管外向毛细血管内流动(图 11)。

Donnan 平衡是带负电荷的主要胶体渗透物质加白蛋白和带正电荷的钠离子因为电荷相互吸引作用,使得本来可以通过血管内外自由移动的钠离子在血管内外浓度差保持平衡稳定状态(即血管内钠离子浓度高于血管外),这样在血管内外就生成渗透压差,其中在胶体渗透压部分,约 10mmHg 是产生 Donnan 效果的渗透压(狭义来讲并非单纯的胶体渗透压)(图 12)。

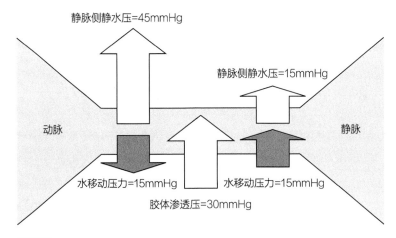

图 11　Starling 法则示意图

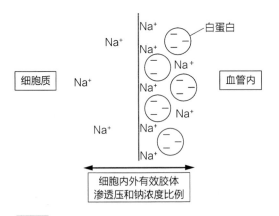

图 12　Donnan 平衡示意图

4. 什么是自由水？

基本上，溶液是溶质和水的混合物，等张液是指那些与体液张力相等的溶液，这种溶液去除溶质即为自由水（free water/electrolyte-free water）。自由水也可以是去除溶质后的液体。一般输入体内的溶液首先从血浆侧分布到细胞间质，引起细胞间质张力变化，此张力变化造成细胞内外体液的移动。例如，等张输液的情况下并没有引起细胞外液张力变化，所以不会引起细胞内外水分移动，这种情况下输注的液体全部分布在细胞外液，但是，如果输注不含有效渗透物质的液体（即自由水）时，首先进入细胞外液引起细胞外间质液的张力下降，在细胞内高张力的作用下，水分就会向细胞内移动使得细胞内外张力趋于平衡。在溶质量比率为细胞内：细胞外=2：1情况下输液时，输注液体的张力部分全部分布在下胞外间质；而溶液内的自由水的分布比率为细胞内：细胞外=2：1（其中细胞外部分按照分布比率为血管内：细胞外间质=1：3）时，如图13实例所示，有500ml等张液和500ml自由水混合，等张液500ml全部分布在细胞外间质液，而500ml自由水中，1/3分布在下胞外间质液，2/3分布在细胞内液。

此处有两点需要特别注意：

① 5%葡萄糖本来是等张输液，但是输入体内后葡萄糖很快就分解代谢，所以此种输液和输注自由水一样（在糖尿病的情况下略微复杂一些）。蒸馏水是低渗液体（渗透压=0），如果有末梢血管输注蒸馏水，血管内的红细胞内外产生较大的渗透压差，水分就会大量流入红细胞而造成溶血，所以，在输液制剂中，一般不使用蒸馏水直接输液。②在输液时，要考虑到钠和钾以外的阳离子所产生的张力，比如镁离子和钙离子等。表8给出了一些典型输液制剂在输入体内1L时液体和溶质在体内的分布情况。

例如，1L 0.9%生理盐水属于等张液体，等于1L等张液体和0L自由水混合，输入体内将完全分布在细胞外液，其中有1/4（250ml）分布在血管内，3/4（750ml）分布在组织间液。而1L5%葡萄糖液是由0L等渗液和1L自由水混合而成，输入体内约1/3分布在细胞外液，其中1/4分布在血管内，另外约2/3分布在细胞内液。低渗液2号由于含有钠（Na 35mEq/L）和钾（K 20mEq/L），从总张力考虑其浓度相当于35+20=55mEq/L，所以低渗液2号相当于360ml等张液和640ml自由水混合液体，1L该液体输入体内时，等张部分360ml全部分布在细胞外液，自由水部分640ml有1/3（215ml）分布在细胞外液，2/3（425ml）分布在细胞内液。

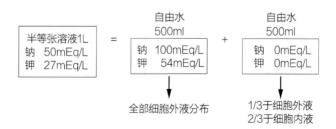

图13　半张液输液体内分布示意图

表 8　代表性输液制剂体内分布情况

| 输液名称 | 输液组成 | 溶液制剂的内部构成 | | 细胞内液 | 细胞外液 | |
		等张液	自由水		组织间液	血管内液
0.9% 氯化钠	Na 154mEq/L	1 000ml	0ml	0ml	750ml	250ml
低渗液 1 号	Na 90mEq/L	590ml	410ml	275ml	545ml	180ml
低渗液 2 号	Na 35mEq/L K 20mEq/L	360ml	640ml	425ml	430ml	145ml
5% 葡萄糖	无电解质	0L	1 000ml	665ml	250ml	85ml

知识点

自由水和不含电解质的水的区别

　　一般教科书上的自由水(free water)定义是不含有效渗透物质(此处的渗透物质不单指有效渗透物质)的水分(electrolyte-free water),根据此概念,像体内尿素氮等物质和体液的移动不存在关系,所以含有尿素氮的液体也可称为自由水。因此,从体液移动角度来定义自由水是非常复杂的,故考虑与张力无关的自由水概念的实践意义很小,所以,本书所说的自由水是指不含电解质或有效渗透物质的水(或溶液)。

5. 尿液的张力和自由水的概念

　　尿液是细胞外液经过肾小球滤过后再经过肾小管重吸收后剩余的部分,所以在分析尿液时也使用张力和自由水的概念,测定尿液中的钠、钾、镁、氯和钙(有时也测定甘露醇和葡萄糖)等浓度,由此可以计算出尿液张力,从尿液排泄物质的量和浓度可以推算体内细胞外液张力变化,而且还可以推算尿液是从体内哪一间隙(细胞外液或细胞内液)中的体液而来,每一间隙体液有多少组成尿液(如表 9 所示),通过测定尿液中钠和钾的浓度和,可以认为尿液是由等张液和自由水混合组成的,而等张液部分是在血清钠浓度不变的前提下全部从细胞外液而来,而自由水部分有 1/3 是从细胞外液而来,另外 2/3 从细胞内液来。此时,为了排除水分,血清钠浓度可能会有轻微上升(即血液变得浓缩)。

　　如果尿液张力比血清张力低,那么尿液量就等于自由水和等张液之和,此时排出尿液后血清张力(几乎以钠浓度代表)会上升,如表 9 所示,如果尿中钠和钾浓度和为 77mmol/L,那

表 9　从体内排出 1L 尿液时体液平衡的变化

| 尿液中[Na]+[K] | 尿液的组成 | | 体内各腔隙减少水分量 | | 尿排泄后血清钠浓度变化 |
	等张液	自由水	细胞内液	细胞外液	
0mEq/L	0L	1L	667ml	333ml	↑
77mEq/L	0.5L	0.5L	333ml	667ml	↑
154mEq/L	1L	0L	0ml	1 000ml	→
231mEq/L	1.5L	1.5L	−333ml	1 333ml	↓

么 1L 尿液中包括自由水 0.5L 和等张液 0.5L,0.5L 等张液完全是从细胞外液而来,这部分液体有尿液排出体外是不会引起血清钠浓度改变的(血清钾浓度占总离子浓度比例较小可以忽略不计),但是,0.5L 自由水中有 1/3 是从细胞外液排出,另 2/3 是从细胞内液排出,此时弹出的水分清除则会使血清钠浓度升高。所以说,一个肾功能正常的低钠血症患者,如果尿液的张力比血清张力低,就等于多余的自由水从尿液中排泄,此时如果经过输液或者口服补充液体后就会使血清钠浓度升高。然而如果低钠血症患者尿液张力比血清张力高的话,可能存在着肾脏水代谢异常如异常抗利尿激素分泌综合征,此时肾脏重吸收大量自由水,可以预测低钠血症会进一步恶化。

考虑到经口或经静脉补液同时也有自由水摄入,因此

尿液 {[Na]+[K]}<血清[Na]——血清[Na]浓度上升

尿液 {[Na]+[K]}=血清[Na]——血清[Na]浓度不变

尿液 {[Na]+[K]}>血清[Na]——血清[Na]浓度下降

知识点

0.9% 生理盐水真的可以作为等张液使用吗?

生理盐水通常被认为是等张液体,然而,生理盐水的钠浓度为 154mmol/L,比血清中钠浓度 142mmol/L 高,所以不能将生理盐水当成等张液使用,血清中除钠离子以外的阳离子还有钾、钙、镁等,这些阳离子总和为 154mmol/L(表 10),然而生理盐水中和阳离子钠、相对应还有等量的氯离子,当中不含有碳酸氢盐,所以当急速输注生理盐水超过肾脏的调节阈值时,就会出现高氯性代谢性酸中毒伴有轻微高钠血症,所以,0.9% 生理盐水并不是生理的,只是和正常的细胞外液张力相同的液体。

表 10　血清中各离子浓度与生理盐水的比较

	Na^+	K^+	Ca^{2+}	Mg^{2+}	Cl^-	HCO_3^-	总离子浓度
血清	142	4	5	3	104	24	308
0.9% 生理盐水	154	0	0	0	154	0	308

单位:mEq/L。

6. 细胞外液量、细胞内液量与钠离子和水的关系

如果人体摄入含有钠等溶质的物质,首先细胞外液的张力增加,此时由于细胞外液张力的作用使得细胞内液的水分向细胞外转移,而且细胞外液张力增加使得下丘脑垂体抗利尿激素分泌增加,从而引起中枢口渴感,此时水分从肾脏排泄减少,水分的摄入增加。而摄入的自由水有 2/3 进入到细胞内液,1/3 进入细胞外液,从而使得细胞内液不足得以补充,而且细胞外液水分也相应增加,所以,摄入过多钠的最终结果是使得细胞外液量增加。细胞内液

溶质的量则是固定不变的(因为细胞本身的溶质量是固定的,所以细胞内液量和溶质量都是相对固定的),所以,摄入的钠负荷和细胞外液溶质量增加有直接关系,因此,体内总钠量可以直接反映细胞外液量的多少。

人体内钠的总量增加可以引起水肿,主要表现下肢皮肤水肿(细胞间液量增加)和高血压(循环血浆容量增加)。体内总钠量减少见于脱水症,表现为皮肤干燥、眼窝塌陷(细胞间液量减少)、脉搏频速、低血压(循环血浆量减少)。

在生理或者很多病理情况下,细胞内液溶质量保持恒定不变,细胞内液张力($\fallingdotseq$血清钠浓度)是短时间细胞内液量调节的唯一因素,水分的摄入包括摄食、饮水和输液及水分的排泄包括排尿、大便、出汗和不显性蒸发引起的血浆张力变化,首先波及与外界直接接触的细胞外液张力变化,细胞外液张力降低,则水分(自由水)就会往细胞内移动,致使细胞内液量增加,相反,细胞外液张力升高,细胞内液的水分就会转移到细胞外,细胞内液量就会减少。而细胞外液张力的高、低变化又与抗利尿激素分泌及口渴感觉直接相关,所以,抗利尿激素分泌异常或口渴感觉异常(水代谢异常)就会引起细胞外液张力异常。

体内钠和水分代谢异常会引起哪些疾病?

体内钠代谢异常主要表现在体液量(细胞外液量)变化,表现为体液量过多(水肿)或体液量过少(脱水),而体内水分代谢异常主要引起血浆渗透压变化,即细胞外液钠浓度异常包括低钠血症和高钠血症。

钠代谢异常表现为体液量(细胞外液量)异常

钠过多━━►━━►浮肿性疾病

钠过少━━►━━►脱水

水代谢异常主要引起血浆渗透压变化(钠浓度异常)

水过多━━►━━►血浆渗透压降低(低钠血症)

水过少━━►━━►血浆渗透压升高(高钠血症)

图14显示了体内水分和钠离子代谢异常的不同,虽然不能完全正确代表体内的代谢过程,但是,作为简单化的图表使得钠水代谢过程容易理解。一般将水分代谢和钠代谢放在一起来考虑,其实两者的代谢在不同的情况下可能会有差别。例如,单纯性钠代谢紊乱虽然存在体液量(细胞外液量)调节异常,但是此时水分代谢(张力调节)可以正常,慢性心功能不全时由于水负荷过重使得体液张力低下,通过中枢和外周的渗透压感受器使口渴感降低,摄水减少加上肾脏排泄相对低张力尿液,使得体液张力(钠浓度)趋于正常,体液的总量就会增加。而在异位抗利尿激素综合征情况下,虽然有体液张力调节异常,但体液量调节在正常范围,此时由于肾素-血管紧张素-醛固酮系统受到抑制,而抗利尿激素分泌相对亢进,此时肾脏排泄高渗尿液,使得体液量维持正常,低钠血症状态将持续存在。

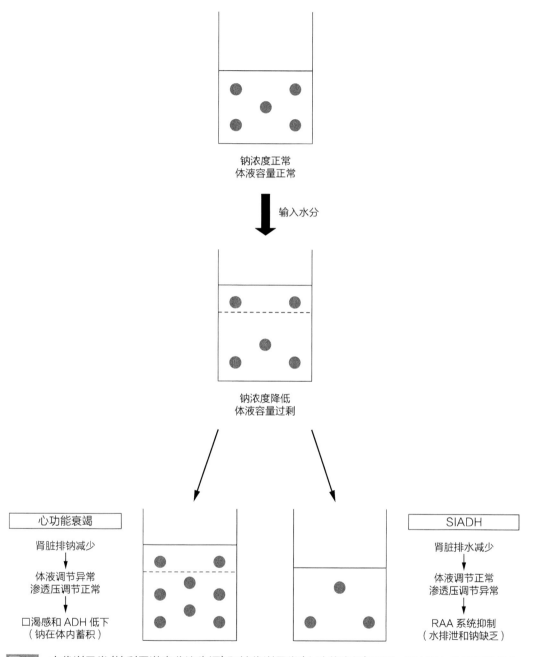

钠浓度正常
体液容量正常

输入水分

钠浓度降低
体液容量过剩

| 心功能衰竭 | | SIADH |

肾脏排钠减少

体液调节异常
渗透压调节正常

口渴感和 ADH 低下
（钠在体内蓄积）

肾脏排水减少

体液调节正常
渗透压调节异常

RAA 系统抑制
（水排泄和钠缺乏）

图 14 **水代谢异常（抗利尿激素分泌失调）和钠代谢异常（心功能衰竭）区别。** SIADH，抗利尿激素分泌失调综合征

二、钠离子平衡（细胞外液量）调节的生理机制

如前所述,体内总钠量或者总水分量决定了细胞外液总量,身体摄入的钠越多,细胞外液量也越多,摄入量减少,细胞外液量也减少。人体具有维持体内细胞外液量稳定的完整机制,人体摄入钠时,几乎 99% 都从尿中排泄出体外,从其他途径排泄很少。但如果钠摄入量低下时,细胞外液量就降低,通过肾素-血管紧张素-醛固酮系统调节使肾脏排泄钠减少,从而维持体内钠代谢平衡。实际上,如图 15 表示,肾脏对体液量(钠摄入)调节反应有数小时或 1 天的延迟(time lag),因此,如果体内钠摄入急速降低,肾脏钠排泄调节功能还没有发挥作用,短时间内,体内的钠代谢进入负平衡状态,此时体重和循环血压就会降低。

所以,体内钠摄入后,首先通过容量和渗透压感受器感受到钠负荷过多的信号,再将信号传导到效应器官包括肾脏,通过效应器使钠离子排泄增加,使机体达到新的平衡(图 16)。

① **肾素-血管紧张素-醛固酮系统**(renin-angiotensin-aldosterone,RAA)

体内肾素-血管紧张素-醛固酮系统的调节主要是在体液容量减少的情况看下才发挥作用,体液容量减少引起循环血浆量和血压下降,导致肾脏灌注减少和交感神经兴奋,进而刺激肾小球球旁感受器(JGA)分泌肾素,肾素激活血管紧张素和醛固酮系统,引起末梢血管收

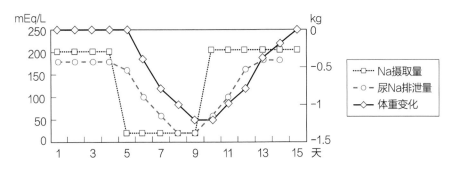

图 15　**钠摄入量对肾钠排泄的影响**

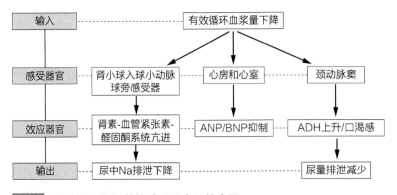

图 16　**体液量平衡调节的感受器官和效应器**

缩和肾脏对钠的重吸收增加,而尿钠排泄减少。

② 心房钠利尿多肽(心房利尿钠肽/脑利尿钠肽)(atrial/brain natriuric peptide, ANP/BNP)

由于体内容量负荷的增加或者减少,心房和心室内压力感受器会感受到张力变化的刺激,使得心房利钠多肽分泌增加或者减少,心房利钠多肽通过刺激肾脏集合管使得肾脏排泄钠离子增加或者减少。

③ 抗利尿激素(antidiuretic hormone,ADH)

人体的颈动脉窦和主动脉弓存在容量和压力感受器,当动脉(主要是颈动脉)压力降低时,体内交感神经兴奋性增加并刺激下丘脑-垂体分泌 ADH,同时肾素-血管紧张素和醛固酮系统兴奋,口渴感增加促使摄水量增加,这一机制主要是调节体内水分或者体液容量,而不参与调节钠离子平衡。

④ 物理因素,肾小球和肾小管反馈调节

当体内细胞外液量减少时,肾小球灌注压降低,通过自身调节使肾小球入球小动脉扩张来维持肾小球滤过率,近曲小管对钠的重吸收也因为肾脏自身精细调节而相应增加,此时,肾脏球-管平衡机制发挥作用,保证在肾小球滤过率发生变化时保证尿中排泄的钠量适应机体的变化,从而保持体内容量稳定。另外,肾单位中还存在球-管反馈机制,当近端肾小管吸收钠发生变化时,流向远端肾小管的钠浓度发生变化,此时通过远端肾小管更精细调节钠的再吸收和排泄量。

知识点	**有效循环血浆量是什么?**

如前所述,体内钠平衡的调节过程主要是血管容量感受器感受有效血浆容量变化,再通过效应器官使肾脏对水分和钠离子排泄增加或者减少,感受器主要存在于肾脏的入球小动脉、心脏和颈动脉处,这些感受器除了感受血浆容量变化外,还可以感受到血管内压力及血管壁牵拉的刺激。因此,有效循环血浆量(effective circulating volume)的定义是:作为细胞外液一部分而存在于动脉血管内,血管内容量感受器可以感受到血管灌注情况(包括压力和容量)。然而,在某些病态情况下,细胞外液量和有效循环血浆量之间的关系并不是平行的,有时细胞外液量增加而有效循环血浆量反而减少。例如,心功能不全时,细胞外液量大幅度增加,但是由于每分钟心排血量减少使肾脏灌注压和颈动脉压降低,此时肾脏对钠离子清除减少,结果细胞外液量就会进一步增加(表 11)。

表 11   细胞外液量和有效循环血浆容量的关系

	细胞外液量	心排血量	有效循环血浆量
脱水	↓	↓	↓
重症心功能不全	↑	↓	↓
动静脉瘘	→	↑	↓
肾病综合征	↑	→	↑或↓
肝硬化	↑	↑或→	→或↓

知识点

脑水肿和下肢水肿虽然都是水肿,但有本质区别

　　脑水肿主要是脑细胞内水肿,而下肢水肿则为细胞外水肿,脑水肿的治疗主要是用甘露醇和甘油等高渗透压液体,使水分从细胞内转移到细胞外,从而使脑细胞水肿缓解。这种高渗透压液体不会提高血浆胶体渗透压,所以不会将细胞间液水分转移到血管内,所以,甘露醇和甘油不能用来治疗下肢水肿,相反,会使细胞外液量显著增加,可能使水肿加重及心功能不全恶化。另一方面,白蛋白可以提高血管内胶体渗透压,使细胞外液中的组织间液转移到血管内,所以,白蛋白不能使细胞外液张力增加,从而它不能改善细胞内水肿(脑水肿),所以,在脑水肿时使用白蛋白不但不能改善脑水肿,发而会使血压升高,会产生加重脑水肿的相反效果。

知识点

第三腔隙的概念(参见第 6 章)

　　手术后或者炎症性疾病时,会出现血管内容量减少,此时经常使用的名词就是第三腔隙,这个第三腔隙既不是细胞外液(细胞间质和血浆),也不是细胞内液,它和细胞外液(组织间液及血浆)及细胞外液平衡没有直接关系,例如肠憩室或肠梗阻时有肠液储留在肠管内,或者有骨盆骨折出血时,这些液体会慢慢(数日到数周)吸收到细胞外液和细胞内液,短期(数分钟到数小时)内不能到达平衡状态。这时,体内总水分量和体重没有变化,而细胞外液量和有效循容量下降。产生第三腔隙的疾病除憩室和出血外,还有重症胰腺炎、挤压综合征、静脉栓塞。多量胸水或腹水以及极度水肿都可以称为广义的第三腔隙;狭义的第三腔隙,液体潴留速度可以是从数分钟到数小时内形成。

三、钠离子平衡（细胞外液量）调节机制异常

体内钠离子代谢异常包括钠离子潴留和钠离子缺乏两种状况，引起钠潴留的疾病有肾功能不全、心功能不全、肝硬化和肾病综合征等，钠离子缺乏的代表疾病是脱水。

1. 钠离子过多（水肿）的病理生理

人体内的两个肾脏每天滤过的血浆总量约为 150L，按照血中钠浓度 140mEq/L 计算，每天经过肾脏滤过的钠离子量为 150L×140mEq/L=21 000mEq，所以，人体每天从食物中摄入钠负荷都能由肾脏排泄出体外，因此，只要肾功能正常而每天摄入的钠量不超过肾脏排泄能力的上限，就不会引起体内的钠潴留，也不会引起细胞外液量的增加。当肾功能不全时，肾脏的排泄功能减退，摄入到体内的钠就不能完全排泄到体外，此时就会引起细胞外液量增加，表现为水肿。另外，有时即使肾脏功能正常也会引起钠在体内潴留，这是因为调节细胞外液的感受器和效应器不能直接感受细胞外液量变化，它们能感受到有效循环血浆量的变化。由于这两个感受器存在于动脉系统（颈动脉窦和肾小球入球小动脉），所以，不管细胞外液量是正常或过多，只要颈动脉窦和肾小球入球小动脉容量感受器处的压力降低，肾脏对钠的排泄就会减少，结果体内的钠就会增加。此时，体内过多的钠和水分就会蓄积在细胞间液（水肿）或体腔内（胸腹水）。

2. 水肿形成的过程

水肿和体腔积液形成也遵循 Starling 定律，可以用以下算式来表示

浮肿形成的力=K_1×毛细血管静水压差-K_2×血浆胶体渗透压差（K_1 和 K_2 为固定数值）

A. 毛细血管静水压差

体液通过血管壁移动主要是在毛细血管部分完成的，而毛细血管内静水压的升高或者降低主要是由于体循环动脉压和静脉压的升高或降低引起，一般来说，脉细血管的动脉端存在瓣膜，以防止体循环动脉压过高引起毛细血管损伤。而且由于瓣膜的作用，体循环动脉压虽然升高，但是毛细血管内静水压可以不变或者不会显著升高，因此，体内毛细血管静水压升高的主要原因是由于各种原因引起的体静脉压升高（包括肿瘤、心功能衰竭、炎症或者血栓等所致的颈脉闭塞）。

B. 胶体渗透压差

在心功能不全、肝硬化或者肾病综合征患者，由于血浆蛋白总量或浓度降低（主要是白蛋白），血浆胶体渗透压下降，根据 Donnan 平衡作用结果，细胞组织间的胶体渗透压也随之降低，这样组织间隙就不会出现水肿，除非血浆白蛋白没有重度降低（低于 20g/L 以下），才会出现水肿（图 17）。

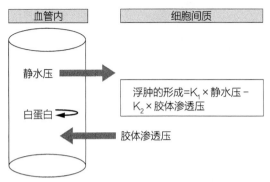

浮肿形成是因为静水压和胶体渗透压平衡异常，即由静水压上升、胶体渗透压下降引起

图 17   水肿形成的机制

C. 各种疾病下水肿的病理生理特点

（1）**肾性水肿：**（包括肾功能不全和肾炎）当肾功能不全时，相对于摄入的钠负荷，肾脏的排泄功能减退，此时，即使体内各种感受器和效应器发挥调节功能，也不足以将摄入的钠离子完全排出体外，导致体内钠潴留，毛细血管静水压上升，出现水肿。

（2）**心功能不全：**心功能不全时，心排血量减少，肾血流量也随之减少，此时，通过肾素-血管紧张素-醛固酮系统调节作用，加上交感神经兴奋，使体内的钠潴留增加，由此导致细胞外液容量剧增，在有心功能不全时，体循环静脉压力上升导致毛细血管内压力升高，水分由毛细血管渗到细胞外和组织间隙，形成水肿，轻度时表现为下肢水肿，重度时出现胸、腹水。

（3）**肝硬化水肿：**肝硬化是水肿的形成主要是由于门静脉和肝静脉压力升高所致，一般以腹水为主，严重时可以出现下肢水肿。另外，由于门静脉回流障碍，通过门静脉和体循环静脉的交通支分流，以及低白蛋白血症引起的血浆胶体渗透压降低，最终使循环血浆量减少，导致肾动脉收缩，肾脏血流量减少，激活肾素-血管紧张素-醛固酮系统和交感神经系统，最终导致肾小管吸收钠离子增加，细胞外液量增加，从而加重水肿的产生。

（4）**肾病综合征水肿：**肾病综合征时，低蛋白血症引起血浆胶体渗透压降低，和前述一样，如果血浆白蛋白浓度不低于 20g/L，水肿就不会发生。现在的观点认为，肾病综合征引起水肿主要是因为低蛋白血症导致血浆胶体渗透压下降，有效循环血流量降低，刺激肾素-血管紧张素-醛固酮系统和交感神经系统，这些改变使得肾小管对钠的重吸收增加，钠离子在体内潴留使得细胞外液量增加。另外，肾病综合征时，肾小球本身病变也可以使肾小管钠的重吸收增加。目前，由于有效循环血浆量降低引起的肾小管钠重吸收增加用低灌注（underfilling）理论来解释，而由于原发肾脏病引起的肾小管钠重吸收增加用过量灌注（overfilling）理论来解释。

口服降糖药引起的水肿

知识点

近几年常用的口服降糖药物格列酮类(triazoldinedione, TZD),主要副作用是心功能不全和全身水肿,药物尤其是与胰岛素合用时,水肿出现的频率更高。最近研究发现,这种药物引起的水肿主要是因为该药作用于肾脏髓质内层过氧化物酶体增殖物激活(peroxisome proliferator activated, PPA)受体,使肾皮质集合管的钠通道数量增加,最终导致钠在集合管的重吸收增加导致水肿。

3. 水肿及胸、腹水的治疗

A. 水肿的治疗原则

此处所说的水肿是指除外重度胸水而引起肺水肿、循环呼吸功能不全以及活动困难和深静脉血栓引起的重度水肿。这里所指的多数是皮肤和黏膜水肿[俗称美容上的水肿(cosmetic edema)],这种水肿多数不需要紧急治疗。和肾功能不全及多数肾病综合征不同的是,肝硬化和心功能不全引起的水肿主要是因为疾病造成循环血浆容量不足,肾脏为了维持有效的血浆容量而从肾小管过多吸收钠离子,过多的钠潴留造成水分在体内蓄积所致,这是身体内一种代偿反应。这种情况下,治疗水肿很容易造成血浆容量急剧下降,引起低血压或休克。例如,在心功能不全时,患者左室舒张末压减低,每搏输出量可以减少到正常的 20% 左右,然而,即使在这种情况下,经过适当消肿治疗后,由于水肿引起的呼吸困难和运动耐量下降也会显著改善,所以,在此种情况下,是否需要治疗治疗或者治疗程度可能要根据水肿的程度及其引起症状的严重程度来决定。

利用利尿剂等方法消肿治疗时,首先是清除血管内的水分,此时血管内血浆胶体渗透压上升和静水压下降,在这两种力的作用下,组织间隙中的水分逐渐转移到血管内(plasma refilling),在慢性肾病或肾病综合征高度水肿的情况下,即使每天清除 2~3L 水分,由于血管再充盈快速,也不会引起血浆容量下降,但是在重度心功能不全或肝硬化引起下肢水肿的情况下,此时血浆容量已经相对不足,如果每天用利尿剂或单纯超滤清除水分在 500~750ml 以上,就会引起有效循环血容量更加减少,从而造成循环衰竭或急性肾功能不全。

水肿治疗原则

(1) 轻度水肿不需要紧急治疗
(2) 浮肿迅速清除时,可能会引起循环衰竭或急性肾功能不全
(3) 建议消除水肿的速度为每天体重减轻 500~700g 左右

B. 治疗实践(表 12)

(1) 盐分限制

理论上讲,所有疾病引起水肿和胸腹水都是因为肾脏对钠离子排泄障碍引起,这是疾病

表 12　水肿的治疗方法及其效果

治疗手段	效果	治疗实践和注意点
卧床休息	小	醛固酮低下,深静脉血栓
盐分限制	大	每日盐分摄入 3~7g,对治疗非常重要,要注意患者的顺应性
利尿剂	中-大	肾脏:袢利尿,心脏:噻嗪类,肝脏:醛固酮受体拮抗剂;每天体重减轻不超过 1kg
白蛋白	小-中	高度低白蛋白血症(<20g/L)使用,短期内每天不超过 25g
单纯超滤	大	尤其是在慢性肾功能不全时对利尿和限盐治疗抵抗时
其他		终末期肝功能不全可以行经颈静脉肝内门腔静脉分流(TIPS),肝移植

的基础病因,所以,凡是有水肿,限盐或戒盐饮食都是基本治疗,一般建议盐分的摄入量为每天 3~5g,然而,对老年人如果盐分摄入限制过快很可能会引起脱水或者肾前性肾功能不全,而且由于此时由于进入远端肾小管的钠离子减少,钠钾交换降低,钾离子排泄减少,容易引起高钾血症,应该引起十分注意。所以,要通过测定 24 小时尿钠的排泄来监测钠的摄入量。

(2) 卧床休息

对于轻度水肿卧床休息是非常有效的治疗,主要是因为在立位引起的交感神经和血管紧张素系统兴奋引起的尿排泄障碍,在卧位时有所缓解所致,然而,长期卧床尤其是老年人或高度水肿患者,血醛固酮水平会降低,并且易于引起深静脉血栓,所以,应该密切注意。

(3) 利尿剂

对于不同原因引起的水肿,选择的利尿剂种类不同。

肾功能不全和肾病综合征时,应首选袢利尿剂,噻嗪类利尿剂在 GFR<30ml/min 时利尿效果较差,然而,此种情况下将袢利尿剂和噻嗪类利尿剂合用会增加利尿效果,而醛固酮拮抗剂螺旋内酯类利尿剂可能会引起高钾危险,所以很少应用。

心功能不全时根据不同的情况各种利尿剂可以分开使用,轻度水肿情况下,噻嗪类和袢利尿剂都可以使用,长效型的呋塞米(速尿)在治疗心功能衰竭引起的水肿比短效剂型效果好,而且对改善心衰预后要好。对伴有低钾血症患者应该积极使用醛固酮拮抗剂,在 RALES 研究中,重症心功能不全时使用螺内酯类利尿剂使患者预后显著改善。如果存在着重度代谢性碱中毒,合用依他尼酸会改善效果,不管哪种利尿剂,过度使用都会引起心排血量降低,值得充分注意。

肝硬化引起的水肿或者腹水应该首选螺内酯类利尿剂,理由是:①肝硬化腹水形成可能和继发性醛固酮增多症有关;②这类利尿剂和其他种类的作用机制不同,它不需要靠肾小管上皮细胞分泌来发挥作用,即使肾功能不全时,它的作用也不会因此减弱;③此类利尿剂可以使肾小管产氨增加,所以很少引起低钾血症。然而,这类利尿剂发挥最大作用的时间较长,一般在数日或一周以上,因此,停药后药物作用还要持续一段时间。肝硬化腹水如果不伴有下肢水肿,此时可能存在重度有效循环血浆容量低下,如果每天清除水分超过 500ml,很可能引起循环衰竭和急性肾前性肾功能不全。

(4) 白蛋白制剂

水肿性疾病使用白蛋白制剂的主要指征是血清白蛋白降低,引起血浆胶体渗透压下降,此时输注白蛋白后,血浆胶体渗透压上升,防止血管内的水分向组织间隙移动。正如前所述,胶体渗透压降低引起的水肿或者腹水,只有在白蛋白重度降低到一定的限度才能出现,很多时候,即使输注白蛋白也不会出现消肿的效果。另外,多数利尿剂进入血管内都要和血浆蛋白主要是白蛋白结合才能运送到肾小管处发挥作用,低蛋白血症时,利尿剂向肾小管运送效率降低,利尿效果较差,如果和白蛋白混合输入,进入肾小管上皮细胞的药物增多,利尿效果增加。一部分患者采用白蛋白与利尿剂合用,会促进钠利尿,改善水肿。然而,对于轻度白蛋白血症(血白蛋白浓度 30g/L)患者,这种方法利尿消肿的效果较差。另外,过度利尿消肿可能造成有效循环血容量减少,循环衰竭,此时输注白蛋白可以预防循环血容量急剧减少,然而这只是理论上推测,在一项随机对照研究和荟萃分析 研究中,发现输注白蛋白并不能改善患者预后,只有在腹水并发自发性细菌性腹膜炎时,输注白蛋白可以预防利尿时引起肾前性肾功能不全并改善预后。而且在肾病综合征时,输注白蛋白很可能会加重肾脏损害。外源性白蛋白在体内半衰期较短,所以只能在短期内需要改善病情时使用,而且白蛋白是贵重资源,所以,只有在重度低白蛋白血症(<20g/L)或者失代偿期肝硬化伴有自发性腹膜炎时,低血容量循环衰竭、休克以及急性肾功能衰竭患者才考虑使用。

(5) 经过限制盐分摄入和利尿等保守治疗无效的水肿或胸腹水,同时伴有呼吸循环功能障碍时,可以采用血液透析单纯超滤或腹膜透析治疗。

(6) 肝硬化时腹水特殊治疗

肝硬化时使用利尿剂清除水分很容易引起急性肾功能不全和循环衰竭,大量腹水时利尿效果不好,腹腔穿刺或置管引流腹水比利尿消除腹水要安全得多,此时输注白蛋白对治疗是否有益处尚无结论,另外,可以采用经颈静脉肝内门腔静脉分流(transjugular intrahepatic portosystemic shunt,TIPS)和肝移植治疗。

4. 利尿剂的使用方法

A. 利尿剂作用机制

各种利尿剂作用肾单位的部位不同,主要是肾小管部分。所有利尿剂的利尿作用主要和肾小管的钠再吸收有关,一般来说,钠再吸收比例越高的部位,在利尿剂的作用下利尿效果越好,利尿效果最强的是袢利尿剂,其次是噻嗪类,螺内酯类等利尿剂最弱。利尿剂进入血液后几乎都与蛋白质结合,和蛋白质结合的利尿剂是不能从肾小球滤过,而是被近端肾小管上皮细胞摄取,再由上皮细胞分泌到肾小管管腔中,利尿剂在肾小管管腔中作用于各种钠离子的转运系统(transporter),阻止钠离子从肾小管再吸收而发挥利尿作用,只有螺内酯类利尿剂不被肾小管上皮细胞吸收,而是从血液侧进入肾脏皮质集合系统,于此处的醛固酮竞争结合在受体上,从而减少醛固酮作用下的钠重吸收而发挥利尿作用(图18)。

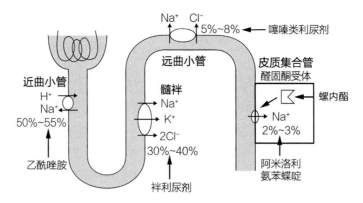

图 18 利尿剂在肾单位上的作用点和钠离子重吸收比例

B. 利尿剂的药代动力学

表 13 表示利尿剂经口服后的生物利用度,表中可以看出,呋塞米口服在肠管吸收个体差异非常大,有人吸收仅 10%,而有人可以 100% 吸收,如果呋塞米肠道生物利用度为 50%,那么如果要达到和静脉注射同等效果就需要 2 倍剂量,而且,即使这样有时也不能达到静脉注射的效果。布美他尼和托拉塞米的生物利用度高,个体差异较小,所以,在慢性心功能衰竭时水分管理中,托拉塞米要比呋塞米效果好,且患者预后较好。在慢性水分管理时,药物生物利用度非常重要,因为生物利用度高个体差异小的药物,口服吸收后血液浓度稳定,治疗效果也稳定。

药物作用持续时间对于治疗效果也非常重要,袢利尿剂出现效果快,持续时间也短,在药物作用消失后,肾小管对钠的重吸收会反跳性增加,所以,每日一次给药是不能达到排泄钠的目的,最好将每日的剂量分次给药,而噻嗪类利尿剂的起效时间长,持续时间也长,每日给药一次即可,如果想要很快达到利尿效果的话,袢利尿剂需要每天 2 次给药。

表 13   各种利尿剂口服生物利用度和作用时间

	通用名	口服生物利用度	开始作用时间 (作用持续时间)
袢利尿剂	呋塞米	10%~100%	0.1~1 小时(6 小时)
	布美他尼	90%	0.25~0.5 小时(8 小时)
	托拉塞米	90%	0.25~0.5 小时(8 小时)
噻嗪类利尿剂	氢氯噻嗪	70%	2 小时(12 小时)
	三氯噻嗪	70%	2 小时(12 小时)
	吲达帕胺	90%	2 小时(12 小时)

<table>
<tr><td>**知识点**</td></tr>
</table>

大量蛋白尿时,呋塞米的利尿效果是否会被减弱?

除了螺内酯类利尿剂外,所有的利尿剂吸收入血后都被分泌到肾小管管腔,在管腔内作用于钠离子转运系统,阻止钠离子在肾小管内重吸收发挥利尿作用。然而,吸收入血的利尿剂分子多数和蛋白质结合,使之结构稳定而不会发挥利尿作用。所以在肾病综合征时,如果尿中出现大量蛋白尿,肾小管内的蛋白就会和分泌到肾小管腔内利尿剂结合,使利尿剂不能发挥利尿作用,所以,在肾病综合征患者,呋塞米等利尿剂的利尿作用显著减弱。最近,由于制药工艺的进步,所生产的呋塞米通过分子结构的改变,进入血内和蛋白质结合率显著降低,即使肾病综合征时,大量蛋白尿也不会减弱其利尿效果。

C. 利尿剂治疗水肿性疾病时的使用方法和耐药性的对策

表 14 给出了各种利尿剂出现耐药性的原因,最多见的是钠离子摄入过多和非甾体抗炎药的使用,更重要的还有适应于各种疾病时所需利尿剂剂量不足(underdosing)。除了以上这些原因外,远端肾小管钠离子再吸收亢进也可以引起利尿剂的耐药性,像呋塞米这种强效袢利尿剂大剂量冲击治疗后,血中利尿剂浓度一过性升高,而后急速下降,然而,此时利尿作用后造成循环血浆容量减少,刺激肾素-血管紧张素-醛固酮系统和交感神经系统,又使肾脏钠离子重吸收亢进,使肾脏对钠离子排泄减少,反而使水肿加重。

利尿剂的剂量和效果的关系可以用正弦曲线下面积来表示(图 19),正常情况下,尿中利尿剂分泌量和尿钠排泄量成比例,如正弦曲线的上升部分。而正常情况下,尿中利尿剂的排泄量与所用利尿剂的剂量成正比,如果给药剂量在一定范围内增加的话,尿钠的排泄也跟

表 14 利尿剂耐药的原因和治疗对策

原因	治疗对策
远端肾小管对钠摄取亢进	限制饮食中的盐分摄入
肠道再吸收不良	改用口服生物利用度高的利尿剂 改用静脉注射利尿剂
非甾体抗炎药(NSAID)	停止使用
低白蛋白血症	白蛋白和利尿剂并用 重度低白蛋白血症定义<20g/L 以下
肝硬化引起的重度腹水	穿刺引流和 TIPS
心功能不全时重度水负荷过重	血液滤过
利尿剂剂量不足(肾小管内利尿剂浓度低)	增加利尿剂用量
短效型利尿剂使用后反跳性 Na$^+$ 再吸收亢进	增加利尿剂给药频率 冲击治疗后持续治疗 使用长效型利尿剂
继发性远端肾小管 Na$^+$ 再吸收亢进	合并使用作用于远端肾小管的利尿剂

NSAID 作用于肾单位亨利袢,使 Na$^+$ 吸收亢进,从而大大降低利尿剂效果。

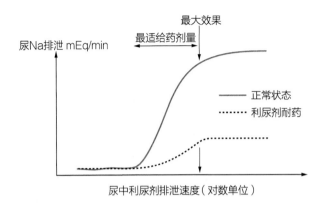

图 19　尿液利尿剂浓度与钠排泄量的关系

着增加。然而,利尿剂的作用都有一个最大剂量,因此在急性左心衰时利尿剂的耐药性主要和肾脏对利尿剂排泄量(即尿液中利尿剂浓度)有一定的阈值相关,达到这一阈值就不会再增加;另外,肾脏对利尿剂作用下的排钠反应减弱,这是利尿剂产生耐药性的两个主要原因。前者主要是肾小管对利尿剂排泄减少,处理方法只能采用加大利尿剂的剂量,后者主要是远端肾小管对钠的重吸收亢进引起,处理对策是加用作用于远端肾小管的利尿剂如噻嗪类利尿剂。噻嗪类利尿剂单用效果较差,和袢利尿剂合用可以增加彼此的利尿效果,尤其是在肾功能不全时,值得尝试。

表 15　各种利尿剂在不同疾病中一次性给药的最大有效剂量

| | 正常情况 | | 肾功能不全(IV/PO) | | 肾病综合征 | 肝硬化 | 心功能不全 |
	IV	PO	20<GFR<50	GFR<20	(IV)	(IV)	(IV)
呋塞米	40	80	120/200	200/400	120	40	80
布美他尼	1	1	3/3	10/10	2	2	3
托拉塞米	10	10	50/50	100/100	10	10	20
氢氯噻嗪	ND	50	100(PO)	200(PO)	ND	ND	ND

ND,无相关数据;IV,静脉给药;PO,口服给药;GFR,肾小球滤过率。

知识点　**利尿剂呋塞米是否有最大使用剂量?**

　　像图 19 所示,正常尿液中利尿剂浓度达到一定水平时,肾小管排 Na 能力达到饱和而不再增加,这种尿 Na 排泄饱和时所需的最低尿液利尿剂浓度时,所需利尿剂的剂量即为利尿剂最大使用量。一方面,在心功能不全时,利尿剂容易产生耐药性,此时,即使增加利尿剂的给药量,尿中的利尿剂浓度也不会再上升,这种情况下,得到尿中利尿剂最高浓度的最小利尿剂给药量即为利尿剂的最大使用量,表 15 中给出了在各种疾病状况下利尿剂的最大使用剂量,这些数值都是纯粹地从经验中得到的,比如,在临床实践中,多数肾功能不全患者使用呋塞米时,200mg 可发挥最大利尿效果,然而,也有患者再加大剂量还能获得更大利尿效果,但是,应该注意,呋塞米的使用量超过 200mg 时,耳毒性等副作用明显增加。在急性肾功能衰竭情况下,患者通常表现为少尿或者无尿,此时,往往利尿剂的用量非常大,有报道,这样大量地使用利尿剂会导致肾脏的预后变差,所以,在一次大剂量给药无利尿反应的患者,应该尽量避免再重复大剂量给药。

知识点

呋塞米在持续给药效果是否好于间歇给药?

重度肾功能不全时,利尿剂呋塞米的效果减弱,有时会采用持续性给药法,这种给药方法确实能增加利尿效果吗?

呋塞米吸收入血后作用时间较短,而且利尿效果减弱后,肾小管对钠离子重吸收反跳性增强,而大剂量给药时,又会引起呋塞米快速耐受(tachyphylaxis),第二次给药的利尿效果较首次给药要差。因此,持续性给药方式可能会避免上述问题。Brater 等对一组 GFR<20ml/min 患者,分为大剂量单次和持续给予布美他尼两组做比较,结果发现持续性给药组 Na 排泄比大剂量一次给药多 20%。如果同样剂量的布美他尼分两次给药和持续 12 小时给药相比较,分两次给药时,患者血液和尿液中的药物浓度都有一个高峰值,然后逐渐下降。然而,大剂量一次给药时,第二次给药时尿钠排泄反应明显下降。

持续性给予呋塞米的方法是:先静脉注射给予 20~40mg,再根据肾小球滤过率和大剂量给药的利尿效果情况,以 2.5~40mg/h 的速度持续给药,在持续给药之前给予冲击剂量的呋塞米可以使血液中浓度很快达到最大有效阈值,如果不是采取这样的用法,就不能达到充分的利尿效果。

D. 高血压时利尿剂的使用

目前,噻嗪类利尿剂主要用于降血压治疗,SHEP 研究结果显示,利尿剂治疗高血压可以有效地防止心脑血管并发症,此后又有很多研究也得到了同样的结果,最近,ALLHAT 研究证实,利尿剂治疗高血压,对预防心血管并发症和血管紧张素转化酶抑制剂(angiotensin converting enzyme inhibitor,ACEI)及钙离子拮抗剂具有相同或者更优的效果,由于利尿剂价格便宜,所以,其在降血压方面的作用又被重新认识,美国高血压协会在 JNC Ⅶ 报告中,已将利尿剂推荐为一线降压药物使用。

在临床上,医生不愿意使用利尿剂降血压是因为其副作用,长期使用利尿剂可以引起低钾血症、高尿酸血症和高胆固醇血症,也有报道,利尿剂可以引起糖耐量异常,实际上,有报道利尿剂在长期应用可以引起心搏骤停,推断可能与其引起重度低钾血症有关。然而,利尿剂出现副作用多数是在应用剂量较大情况下出现,像噻嗪类利尿剂,每天使用 12.5~25mg 剂量,既可以保留其降血压效果,又不会引起低钾血症、高尿酸血症、高脂血症和糖耐量异常。

而事实上,前面所述的噻嗪类利尿剂引起的心跳停止也与大剂量使用有关。因此,推荐氢氯噻嗪在降血压的剂量为 12.5~25mg。目前,越来越多的研究推荐用血管紧张素转换酶抑制剂和血管紧张素受体拮抗剂联合是用来降压,此时,联合用利尿剂可以增强降压效果,所以,一般推荐上述两种药物联合小剂量的噻嗪类利尿剂治疗高血压。

E. 其他利尿剂使用方法(表 16)

高钾、高钙和高镁血症时,在输注等张液体强制性利尿的情况下,可加用强利尿剂——袢利尿剂来增强治疗效果,呋塞米等袢利尿剂可以促使尿中排泄钾离子、钙离子和镁离子,输液和利尿并用,很快就可以纠正上述电解质异常。

在使用血管紧张素转换酶抑制剂(ACEI)或血管紧张素受体拮抗剂(angiotensin receptor blocker,ARB)药物降压时,有时会出现高钾血症副作用,此时合并使用噻嗪类利尿剂可以有效地预防高钾血症,Reardon 等报告,合并使用噻嗪类利尿剂或袢利尿剂,可以使 ACEI 药物引起高血钾的发生率降低 60%(见第 3 章知识点"ACEI、ARB 以及醛固酮拮抗药物引起的高钾血症的治疗")。

对尿路结石和骨质疏松患者建议使用噻嗪类利尿剂,噻嗪类利尿剂和袢利尿剂作用不同的是前者可以促进远曲小管钙离子的重吸收,从而减少尿钙的排泄,降低尿钙浓度,保持血钙浓度,防止骨质疏松和含钙结石的形成。

表 16　利尿剂在水肿和水负荷过重以外疾病中的适应证

利尿剂种类	适应证
袢利尿剂	高钾血症,高钙血症,高镁血症,与 ACEI、ARB 并用降压
噻嗪类利尿剂	与 ACEI、ARB 并用降压,骨质疏松(高尿钙),高血压
醛固酮受体拮抗剂	心功能不全,高血压,肝硬化
碳酸酐酶抑制剂	心功能不全时的代谢性碱中毒,白内障

F. 利尿剂的副作用(表 17)

利尿剂的副作用主要与其利尿效果有关,过度利尿会引起脱水、代谢性碱中毒、低钾血症、低镁血症,利尿引起血容量减少,抗利尿激素分泌亢进,导致低钠血症,特别是噻嗪类利尿剂,还可以引起高尿酸血症、糖耐量异常以及高胆固醇血症等代谢异常。袢利尿剂呋塞米大量使用(>100mg/h),特别和氨基糖苷类抗生素合用极容易引起听力障碍。

利尿剂引起的低钾血症和低镁血症,可以导致心血管并发症如心律失常,噻嗪类利尿剂可以作为抗高血压治疗药物,可以减少心血管事件的发生,SHEP 研究发现,如果血钾低于 3.5mEq/L,这种心血管保护作用就消失了。高血压患者如果合并低钾血症,脑卒中发生率显著升高。低镁血症可导致心血管合并症及心律失常发生,所以,长期使用利尿剂应该定期检查血电解质包括钾、镁、钠离子,对于早期预防并发症非常重要。

表 17　利尿剂的主要副作用

电解质异常
　　低钾血症、低钠血症、低镁血症、高钾血症(醛固酮受体拮抗剂)
高尿酸血症(袢利尿剂、噻嗪类利尿剂)
糖耐量异常
高胆固醇血症
听力障碍(袢利尿剂)
女性化乳房发育(醛固酮受体拮抗剂)
　　长期使用利尿剂必须定期检查上述指标

5. 钠离子缺乏(脱水)

　　脱水主要是体液容量减少的表现,体液分布在细胞内液和细胞外液,鉴别细胞内液或细胞外液丢失,对于治疗脱水非常重要,另外,还要区别脱水时水分和钠分别丢失的情况,如表 18 所示。并根据水钠丢失比例不同对脱水进行分类。临床上脱水基本上分为细胞外液容量丢失(volume depletion or hypovolemia)和细胞内液容量丢失,后者主要是低张液体或纯水分丢失(脱水),体液的丢失一般是由消化道(腹泻、呕吐)、肾脏(尿崩症、低渗性利尿和利尿剂)、皮肤(出汗、烫伤或皮肤脱落),还有水分聚集在第三腔隙如腹腔、肠道和胸腔,引起体液容量相对减少。脱水时,细胞内液容量丢失和细胞外液容量丢失的量不同,临床表现也不一样。丢失体液多为低张液体,通过水分的摄取和补充液体很快可以纠正,这和真正的体液丢失有一定的区别。后者通常包括电解质、酸碱等体液成分的丢失。

表 18　脱水的临床分类

	细胞内液量	细胞外液量	血清 Na	疾病名	英文	症状
低张液丢失	↓	↓	↑	高渗性脱水	dehydration	口渴
等张液丢失	→	↓↓	→↓	等渗性脱水	volume depletion	心动过速、低血压
高张液丢失	→↑	↓↓	↓	低渗性脱水		

知识点

容量减少与脱水有区别吗?

　　脱水直接译成英语为 dehydration,这个单词在理解上有很多混乱,因为,实践中钠离子平衡失调和水平衡失调往往同时存在,密不可分。钠丢失会造成体液量减少,此时正确的描述应该为钠丢失(saline depletion)或容量减少(volume depletion)或者低血容量(hypovolemia)。水平衡异常主要是血浆中水分丢失,引起血液张力增高,血清钠浓度增高造成高钠血症,水分从细胞内转移到细胞外,细胞内液容量减少,这种状态称为水分丢失(water depletion)或狭义的脱水。因此,钠丢失性脱水主要补充细胞外液容量,采用 0.9% 生理盐水,而水分丢失的高渗性脱水主要是细胞内液容量丢失,应该补充含自由水较多的低渗盐水。脱水主要是由于消化道、汗液和尿液等低张液的丢失引起,主要表现为高钠血症,实际上,在门诊诊治的脱水患者多表现为高钠血症。然而,在临床实践中,脱水患者往往盐分的摄取受到限制,而水分摄取相对自由,加上临床输液多为低张液体,过度的自由水摄入很容易引起医源性低钠血症,因此,住院患者表现为高钠血症的脱水症很少见,因此临床医生应该注意鉴别。

A. 脱水的临床症状和检查所见(表 19)

皮肤和黏膜

皮肤弹性下降,主要因为皮下组织由于脱水弹性下降所致,然而,随着年龄的增大,皮肤的弹性自然降低,因此,对于高龄患者皮肤弹性并不能作为判断脱水的良好指标,皮肤弹性检查最好在皮下组织较少的胸前部。口腔黏膜干燥受年龄影响较小,但是张口睡觉的人口腔黏膜的干燥度不能作为判断脱水的理想指标,临床上常用较好的指标是腋下的湿润度,但是,消瘦的人不能使用该指标来判断脱水程度,毛细血管在充盈时间,一般利用手的中指,将中指的指尖放在与心脏同一水平,然后压迫 5 秒钟,压迫解除后记录毛细血管再充盈时间,成人 2~3 秒,老人在 4 秒钟以内,超过 4 秒钟则为脱水的指征。

循环状态

体液量减少体重 3% 左右,首先引起交感神经系统兴奋,肾素-血管紧张素系统分泌亢进,末梢血管收缩,心率加快,心排血量增加,维持基本循环稳定。当脱水量进一步增加到体重的 6% 时,会出现直立低血压(舒张压下降 15mmHg,心率增加 30 次/min)。当体液量减少体重 10% 以上时,即使卧位也会出现低血压,脑部血流量减少引起意识障碍甚至昏迷。超声波测定下腔静脉直径可以判断血容量,超声波测定下腔静脉入右心房处直径约 1cm,如果远离入口处测定下腔静脉直径超过 15mm,并且随呼吸动作而变动,则表示血容量过剩,如果不随呼吸变动且有虚脱表现则为脱水,如果患者有深静脉置管,则可以测定中心静脉压(CVP),低于 5cmH$_2$O 则为脱水,超过 15cmH$_2$O 则表示容量负荷过剩。如果有动脉内血压监测导管,则可测定血压随呼吸运动时的变动,如果变动剧烈,则表示循环血浆容量减少,如果比基础

表 19　脱水的症状和检查所见

	脱水的指标
身体症状	皮肤弹性降低,腋下干燥,口腔黏膜干燥,舌干燥,乏力,意识障碍,眼球深陷,毛细血管在充盈时间延长
生命指征	脉率加快(>100 次/min),血压下降(SBP<80mmHg),直立性低血压($\triangle$HR>30 次/min↑,$\triangle$DBP>15mmHg↓)
循环监测	CVP<5cmH$_2$O,下腔静脉直径不随呼吸变动,有创血压监测呼吸时血压下降 >5mmHg
检查所见	末梢血血细胞容积、血清白蛋白浓度、BUN,血浆渗透压增加,BUN/Cr>20,尿比重 >1.020,尿渗透压 >500mOsm/L,FENa<0.1%,尿氯排泄下降

SBP,收缩压;HR,心率;DBP,舒张压;CVP,中心静脉压;BUN,尿素氮;Cr,肌酐;FENa,钠排泄分数。

值降低超过 5mmHg,应该考虑脱水。

血液和尿液检查

血清白蛋白浓度,末梢血血细胞比容、渗透压,尿素氮/肌酐(BUN/Cr)比值超过 20,尿比重大于 1.020,尿渗透压超过 500mOsm/L,尿钠排泄分数(fractional excretion,FE)<0.1%,尿氯排泄减少等都表示身体处于脱水状态。如果使用利尿剂,则尿钠和尿氯排泄不能作为判断脱水的理想指标,尿尿素的排泄分数小于 35% 可以作为判断脱水的指标。尿钠、尿氯和尿尿素排泄可以作为脱水诊断的指标,其相对变化值比绝对值更重要。

体重和尿量

体重和尿量是体液容量变化的重要指标。人体在食物摄取量恒定,体内的分解代谢和合成代谢稳定的情况下,体重的变化与体液容量变化平行,所以,如果怀疑体液容量异常(增加或减少),每日检测体重变化非常必要。测定体重时要排除摄入食物和水分的影响,每次在同一时间穿固定的衣服测定,以免影响结果的判断。一般建议清晨起床排小便以后测定,或者夜晚洗浴时测定。如果没有摄食或营养支持输液,由于身体分解代谢供应所需能量,干体重每天将减少 0.3kg(0~0.5kg),而同时产生水分 0.3kg。这种情况下,体液容量变化等于体重变化加上 0.3kg × 天数,在此期间,如果血清钠浓度发生变化,则体液就会通过细胞膜在细胞内外之间移动。例如,如果血清钠浓度降低,则水分就会由细胞外向细胞内移动。肾脏对体液量的变化非常敏感,尿量是体液量变化(血浆容量)的敏感指标,体液量减少,则尿量就减少。所以,判断体液量必须准确记录 24 小时尿量,但是临床实际上,能够非常准确地记录尿量的情况非常少,临床医生在解读尿量时应该特别注意。

体重测定:早餐前,穿固定重量的衣服测定

体重测定:早餐前,穿固定重量的衣服测定

△体液量=△体重+0.3kg × 天数

$$细胞外液量=△体重+0.3kg × 天数+\underbrace{\frac{△[Na]}{[Na]} × 0.4 × 体重}_{细胞内液量}$$

举例:体重 60kg 患者,手术后 10 天,体重仍然为 60kg 血清钠浓度从 143mEq/L 降低到 130mEq/L,手术后 10 天没有营养干预,体液量或细胞外液量的变化:

$$体液量变化=0kg+0.3kg × 10=3kg$$

$$细胞外液量变化=3kg+[(130-143)÷130] × 0.4 × 60=0.6kg$$

因此,即使在体重没有变化情况下,体液量在 10 天内增加 3kg,而细胞外液量增加只有 0.6kg,其余增加的体液量均进入到细胞内液。

知识点

直立性低血压的诊断

　　循环血浆量减少的主要症状是血压和心率随着体位改变而变化,首先患者仰卧在床上测定血压,然后,坐起在床边下肢垂下,之后站起再测定一次血压,在床上坐位时,脚不能放在床上,一般情况下,从仰卧位到直立位,收缩压不会有较大波动,而舒张压可能升高 5~10mmHg,主要是由于交感神经兴奋,血管收缩所致。然而,在血浆容量减少时,从卧位到直立位,舒张压通常会降低 10mmHg,当血浆容量严重降低时,收缩压在体位改变时也会下降,同时脉率会加快。直立性低血压测定的时间点有各种不同观点,作者认为直立后立即测定血压值较为准确,诊断学上也认为此时患者最容易出现血容量不足导致的低血压症状。直立性低血压随着时间推移,大多数患者身体内会出现代偿性血压增高,而对于糖尿病患者、老年人或末梢神经损伤,即使血浆容量正常也会出现直立性低血压,但是,此时虽然血压下降,而脉率却不加快,这一点可以和血浆容量低下引起的直立性低血压相鉴别。

知识点

颈静脉评价法

　　由于颈内静脉和右心房直接相连接,距离较近,因此,从颈内静脉可以清楚地观察到右心房搏动情况,中心静脉压测定可以很好评价体液量,但是,需要创伤性深静脉穿刺,有时不能作为常规使用。颈外静脉较为表浅,临床上易于观察这里,这里重点介绍颈静脉对于评估体液容量的作用。

　　患者仰卧在床上,颈外静脉明显充盈,从锁骨上到下颌角(胸锁乳突肌交角)间的颈静脉很容易观察到(图 20),如果观察范围超过这个界限,称为颈静脉怒张,此时可能存在血浆容量过剩。此时如果患者上半身抬高和床呈 30°~45° 角,胸骨角(胸骨柄与胸骨交界处)与怒张的颈静脉最末端的垂直距离加上 5cm 即为估计的中心静脉压。

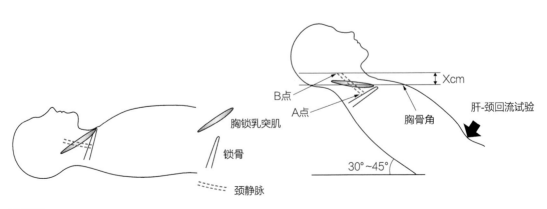

图20 颈静脉位置

用此种方法评估时,会有一些情况需要注意,因为有时即使右心房压力不高,有些患者也会表现为颈静脉怒张,这时候应采取下列措施鉴别。在锁骨上用示指和中指压迫颈外静脉,示指保持压力,中指用力压迫颈静脉,将静脉中的血液挤压并逐渐向头侧移动,超过胸锁乳突肌,然后保持中指的压力,放开示指,此时如果颈静脉重新呈怒张状态,其原因并非右心房压力增加,而是静脉瓣膜或其他原因引起。另外还可以进行腹颈试验(abdominojugular test)或肝颈反流试验(hepatojugular reflux),即在剑突下压迫腹腔大静脉 10 秒钟,观察颈静脉怒张情况,正常情况下,压迫腹腔大静脉时,中心静脉压不会改变,或者 2~3 秒的上升后马上又恢复原状。当右心房压力增高时,压迫腹腔大静脉会引起中心静脉压上升超过 10 秒。

相反,如果颈静脉在深呼气(胸腔内压力上升)或者卧位时完全观察不到,则考虑静脉充盈不良,高度怀疑循环血浆容量不足。此时如果在接近锁骨上颈静脉走行部位压迫,头部血液逐渐回流,颈静脉慢慢充盈扩张,如果此时颈静脉仍然没有扩张,则为循环血浆量严重减少。

利用颈外静脉来评价血浆容量的主要问题是,过度肥胖者、肌肉发达者、头颅偏大者颈静脉完全不能显露于皮下,另外,颈静脉怒张即使循环血浆容量减少,如果存在肺动脉高压、三尖瓣关闭不全,肺部疾患以及胸腹水导致胸腔压力过高等情况,都会导致颈静脉怒张,检查评估时应该特别注意。

知识点

通过尿中电解质(Na,Cl)和尿素氮排泄量来评价脱水

临床上经常使用尿钠浓度和尿钠排泄分数(FENa)来作为评估脱水的指标,如果尿钠浓度在 20mEq/L 以下,FENa 在 1% 以下,则表示体内缺水。

尿钠浓度小于 20mEq/L 除了可以作为脱水的指标外,在急性肾功能不全鉴别诊断时也有提示作用,如肾前性肾功能不全和急性肾小管坏死(尿钠浓度>40mEq/L)。然而,尿钠浓度受尿量的影响非常大,例如尿钠浓度小于 10mEq/L,在 24 小时尿量 10L 和 0.5L 的情况下,其临床意义的解读完全不同。如果患者每天排尿 10L,则每天尿钠排泄总量 100mEq,因此,这种情况下,如果不存在肾脏丢失钠的疾病,则不应考虑体内脱水情况。如果每天排尿为0.5L,则每天从尿中排泄钠的总量仅为 5mEq,已接近每天肾脏钠排泄的最低限,此种情况多见于体内脱水,应注意结合其他指标来鉴别。相反,如果尿钠浓度超过 40mEq/L,而 24 小时尿量仅为 400ml,则患者每天肾脏的钠排泄量为 16mEq,此时,也提示体内处于脱水状态。在这些情况下,尿钠浓度应该与尿量结合来分析和解读其临床意义。

尿钠排泄分数(FENa)与尿量没有关系,它只与肾脏对钠离子的分泌和再吸收有关,FENa 低值说明肾小管再吸收钠离子亢进。正常情况下,人的

FENa 值是多少？如果人体处于内环境稳定情况下，一个人每天摄入的钠为 10g，同样尿中排泄的钠也应该为 10g，血清钠浓度保持在 140mEq/L，肾小球滤过率 100ml/min，每天 24 小时为 144L，因此每天从肾脏滤过的钠总量为 140×144，约等于 20 000mEq，每天尿中排泄的钠为 10g=170mEq，因此，FENa=170÷20 000<1%，因此，不存在体内脱水的正常人 FENa 在 1% 以下。因此，判断一肾功能正常人（GFR 正常）是否存在明显脱水，最好将 FENa 值定在 0.1% 以下，但是，轻度脱水时，FENa 值也可能在 0.1% 以上。FENa 和肾小球滤过率成反比，即 GFR 降低，FENa 值增高，例如，GFR100ml/min 和 GFR10ml/min 人相比，即使尿钠排泄相同，后者的 FENa 为前者的 10 倍，也就是说，GFR<10ml/min 患者，即使 FENa 在 1% 以下，也强烈预示体内存在脱水，因此在解读 FENa 时，要考虑肾小球滤过率情况。

　　在临床上，用尿氯排泄低下来判断体内血浆容量不足比尿钠排泄准确且特异。主要是因为在脱水情况下，血液呈现代谢性碱中毒，此时为纠正碱中毒，肾脏代偿性排泄碳酸氢盐增多，带负电荷的碳酸氢盐排泄同时必须伴有阳离子钠的强制性排泄，而此时肾脏对氯离子的排泄不受碱中毒的影响。因此，尿中氯排泄小于 20mEq 时，强烈提示体内脱水。相反如果肾功能正常，尿氯排泄超过 50mEq，应首先排除循环血浆容量不足，然而，利用尿氯排泄减少来判断脱水情况时，应注意排除重度代谢性酸中毒、肾上腺皮质功能不全和使用利尿剂。

　　尿素（urea nitrogen，UN）的排泄也可以作为判断脱水的指标，当尿素氮排泄分数（FE UN）<35%，提示体内血浆容量不足，也可以利用 FE UN 来鉴别急性肾前性肾功能不全、急性肾功能不全和慢性肾功能不全，特别是在肾功能不全时多使用利尿剂，此时，用尿钠和尿氯排泄来判断体内水分会受到干扰，因为即使有脱水或肾功能不全，使用利尿剂都会促进肾脏强制性排泄钠和氯，因此，FENa 和尿氯浓度都会增高。然而，FE UN 几乎不受利尿剂影响，因此，在使用利尿剂的患者，利用 FE UN 来代替 FE Na 来判断体内循环血浆容量的状态更准确。

B. 诊断

《美国医学会杂志》曾经对各种指标在细胞外液量减少时诊断的敏感性、特异性和似然比（likehood ratio，LR）进行了总结如表 20。从表中可以看出，临床上判断细胞外液量减少经常使用的直立血压改变、脉搏的变化等指标，其特异性都比较差，这些指标对于判断单纯出血引起血容量减少较为合适。而腋下干燥、眼球塌陷和毛细血管再充盈时间延长，无论从特异性和阳性率来看，都是判断细胞外液容量减少的良好指标。

　　然而，著名的肾脏病学者，水电解质代谢专家 Scribner 认为，在临床实践时，使用细胞外液量这一名词不够准确，用有效循环血浆容量这个指标可能更有用，在判断循环血浆容量减

表 20　诊断细胞外液量减少各项指标的敏感度、特异性及似然比

	敏感度	特异性	阳性下限	阴性下限
立位时心率增加 >30/min	43%	75%	1.7	0.8
立位时血压下降 >20mmHg	29%	81%	1.5	0.9
腋下干燥	50%	82%	2.8	0.6
口腔黏膜干燥	85%	58%	2.0	0.3
舌干燥	59%	73%	2.1	0.6
眼球塌陷	62%	82%	3.4	0.5
意识模糊	57%	73%	2.1	0.6
肢体乏力	43%	82%	2.3	0.7
语言不清	56%	82%	3.1	0.5
毛细血管再充盈时间延长	34%	95%	6.9	0.7

改编自 McGee S, Abernethy WB, Simel DL. Is this patient hypovolemic? *JAMA*. 1999;281:1022

少时,有直立低血压、颈静脉充盈的评价,再加上尿电解质排泄如氯排泄、钠排泄和尿素氮排泄等指标来辅助,因此,在临床实践中,往往都不能根据某一个指标来判断体内的水分情况,而是将多个指标综合分析,以提高诊断率,这是目前唯一准确诊断细胞外液容量或循环血浆容量不足的方法。

C. 治疗

脱水症的治疗要根据丢失的水分是低张液、等张液还是高张液,使用不同的补液成分,另外,身体内什么部位或腔隙的液体丢失,是细胞内液还是细胞外液丢失也是治疗时考虑的问题。例如尿崩症、渗透压利尿或水分摄入不足引起的低张液体缺乏,此时表现为高钠血症,就要选择低张液体输注,如果血压下降、脉搏增快,出现直立性低血压表现,多为细胞外液容量减少,此时多为等张液或高张液丢失,应该选择等张液体输注,必要时还要加用钠盐或高张液来治疗。

如果脱水引起神经系统症状或休克,需要紧急治疗,出血引起的细胞外液量减少应该适当输血,一般先按细胞外液减少使用生理盐水等细胞外液补充液,快速补充,然后观察血压和脉搏,好转后慢慢减量。

知识点	**治疗休克时输注白蛋白还是生理盐水?**

生理盐水是等张液体,输注到体内全部分布在细胞外,血管内分布约只占 1/4~1/3。白蛋白为大分子胶体物质,输注后全部分布在血管内,并停留时间长,可以有效地提高并保持血浆胶体渗透压,因此,输注白蛋白纠正休克的理论基础是:①白蛋白可以快速而持久地增加血管内容量(血浆量);②由于白蛋白为高浓度,发挥抗休克作用所需的液体容量小,不会引起或加重低蛋白血症,引起容量负荷过多造成肺水肿的机会较小,尤其在低白蛋

白血症时,大量输注等张晶体液体常会引起肺组织渗出增加肺水肿。

　　然而,meta 分析和随机临床试验结果显示,白蛋白或其他胶体物质以及代血浆如右旋糖苷或淀粉制剂,和生理盐水对比,并未改善休克患者的预后,因此,目前不推荐将昂贵的白蛋白制剂作为抗休克首选输液制剂,但是,由于与生理盐水相比,白蛋白制剂对患者生命预后并没有负面影响,只有在心功能不全时,输注白蛋白会快速增加血管内容量,加重心功能衰竭。因此,对于有需要限制液体负荷的患者,输注白蛋白时应该特别注意调整输注速度和总量。

| 知识点 | **补充细胞外液量时用生理盐水还是乳酸林格液?** |

　　在纠正休克时,输注乳酸林格液越来越受到关注,效果似乎比生理盐水好些。林格液基本都是等渗液,有些林格液为低渗液体如乳酸林格液。乳酸林格液与生理盐水最大区别是含有乳酸、钙离子和钾离子(图21),但是休克与钙离子及钾离子缺乏没有关系。乳酸林格液为低张液体,输注到体内乳酸在肝脏代谢为碳酸氢盐,因此输注乳酸林格液可以避免输注生理盐水引起的高钠血症和代谢性酸中毒。但是这只是理论上结果,目前还没有关于使用林格液纠正休克比生理盐水效果好的临床报道。有日本学者研究发现,输液引起代谢酸中毒不仅仅限于生理盐水,5% 葡萄糖也可以引起代谢性酸中毒。另外,休克时多伴有肾功能不全,输注含有钾的林格液很容易引起高钾血症,因此,必须保证足够的尿量。因此,在纠正休克时,第一选择应该输注生理盐水,而不是乳酸林格液。

　　本来,林格液是由英国生物学家 Ringer 为了灌注和保护动物的离体心脏,而在生理盐水的基础上加入钙离子和钾离子,进而成为现今临床治疗使用的液体,它不是为了补充细胞外液而开发的液体。

表21　生理盐水和林格液的电解质浓度比较

	电解质浓度(mEq/L)				
	钠	钾	钙	氯	乳酸
生理盐水	154	0	0	154	0
林格液	147	4	5	156	0
乳酸林格液	130	4	3	109	28

四、水平衡调节的生理机制

　　人体内水分平衡就是水分的摄入和排泄相等,体内环境稳定,体重不变。水分摄入始动因素是口渴感,而水分的排泄主要靠抗利尿激素(ADH)调节,体内水分平衡的调节即体液渗透压(张力)的维持主要靠上述两种因素共同作用完成,任何一种因素出现异常都会出现水平衡失调(图 21)。例如,当水分摄入不足,血浆渗透压(或血浆张力)上升,超过 280mOsm/L 时,就会刺激 ADH 分泌,ADH 作用于肾小管使水分再吸收增加,尿液减少,尿渗透压升高。然而,肾脏对水分重吸收有最大量限制(阈值),尿液渗透压最高为 1 200mOsm/L,因此,当尿液浓缩达到最大限度,此时如果继续缺水,就会使血浆渗透压继续升高,当超过 295mOsm/L 时,就会刺激中枢出现口渴感,促使水分摄入,同时循环血浆量减少又刺激 ADH 分泌亢进,尿自由水排泄减少,两者共同作用使体内水分增加,缺水改善(图 22)。

　　研究发现,循环血浆量减少也可以刺激垂体分泌 ADH(见知识点"ADH 分泌的刺激因素"),当血浆渗透压超过 280mOsm/L,只要有 1%~2% 变化,下丘脑就会感受到变化,从而刺激 ADH 分泌,而细胞外液量要减少到 5%~10%,才能刺激 ADH 分泌,即 ADH 分泌对血浆渗透压变化的刺激较为敏感(图 23),因此,在血浆渗透压正常或降低情况下,细胞外液量(或者有效循环血浆量)显著降低,才能刺激 ADH 分泌。例如,肝硬化时、心功能不全或低钠血症(低渗性脱水)伴有有效循环血浆量严重低下,ADH 分泌亢进,低钠血症呈持续状态。

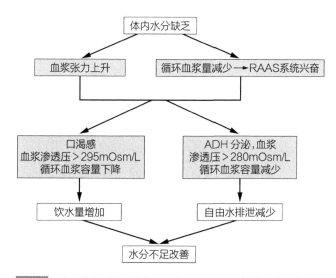

图21　水平衡调节机制(口渴感和 ADH 两者共同作用)

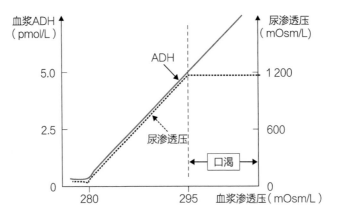

图22 血浆渗透压及尿液渗透压与血浆 ADH 浓度的关系

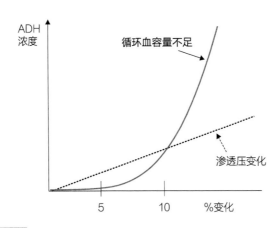

图23 细胞外液 ADH 浓度与血浆渗透压对比变化

知识点	**仅 ADH 的抗利尿作用可能发生低钠血症吗？**

　　ADH 作用肾脏集合管，促进水分重吸收，自由水排泄减少，尿液浓缩，而体液水分量增多。所以，当 ADH 病理性分泌亢进时，就会引起低钠血症。然而，健康人即使外源性注射 ADH，也不会引起低钠血症，原因是注射 ADH 会引起血浆渗透压降低，为了维持稳定的细胞外液容量，通过减少中枢的口渴感刺激，饮水量减少，就不会造成体内自由水蓄积。但是，疾病引起的异位 ADH 分泌亢进（抗利尿激素分泌失调综合征），入院后强制性输液等治疗，超过机体的调节限度，就会引起低钠血症。因此，ADH 过度分泌引起低钠血症多数是由于医源性输液或者过度饮用含有水分的液体，临床上应该特别注意。

| 知识点 | **ADH 分泌的刺激因素** |

ADH 分泌的刺激因素

渗透压因素:ADH 分泌的主要刺激因素为血浆高张状态(hypertonicity),而不是高血浆渗透压(hyperosmolality),即血浆内高浓度钠、钾、葡萄糖和甘露醇可以刺激 ADH 分泌,而高浓度尿素氮和酒精不能刺激。尿素氮分子不易通过血脑屏障,所以,可以形成一过性地增加血浆的张力,急性血浆尿素氮浓度增加可以通过渗透压刺激 ADH 分泌。

非渗透压因素:除了上述的有效血浆容量降低以外,呕吐反射,应激如手术后、疼痛,精神病状态,甲状腺功能低下、糖皮质激素缺乏、肾素血管紧张素系统亢进、药物、肺部疾病、中枢神经系统疾病和肿瘤等,都可以引起异位 ADH 分泌综合征。

1. 尿液的稀释与浓缩机制

尿液的浓缩和稀释对于自由水(electrolyte-free water)的排泄和保持非常重要。尿液的浓缩和稀释是在亨利袢升支主动重吸收和逆流倍增机制作用下完成的,这段肾小管主要溶质(钠、钾和氯)再吸收,而不伴有水分吸收,进而形成溶质高渗状态。

肾小球滤过的原尿渗透压与血浆渗透压相等,约 300mOsm/L,原尿在经过近端肾小管时被等张性重吸收,所以,原尿的渗透压在近端肾小管流动时保持不变,当原尿流经亨利袢的降支时,溶质重吸收,但不伴有水分重吸收,髓质内层渗透压逐渐上升 600~1 200mOsm/L,当原尿流经亨利袢升支时,只有水分重吸收,而不伴有溶质(钠、钾和氯)重吸收,尿液流经远端肾小管时的渗透压为 50~100mOsm/L。

尿液经过远端肾小管后进入集合管,尿液根据身体对水分的需要开始浓缩或者稀释,此时是在抗利尿激素的作用下的主动过程,当身体内自由水过多时,下丘脑垂体分泌 ADH 减少,集合管水分的主动重吸收停止,尿液就稀释,渗透压维持在 50~100mOsm/L,最终尿液的渗透压也维持在 50~100mOsm/L,当身体内自由水缺乏时,抗利尿激素分泌亢进,作用于集合管,水分在此被大量主动重吸收,而溶质不被吸收,尿液最终可以浓缩到渗透压为 1 200mOsm/L,ADH 作用于皮质集合管上皮细胞的 V_2 受体发挥调节水分重吸收作用,近年来发现,集合管腔侧细胞膜上有水通道蛋白 2(aquaporine 2,AQP2),参与身体内自由水的调节。

尿液的浓缩和稀释过程需要髓质高渗状态的形成和维持,在亨利袢和集合管之间形成对流的逆向倍增。

2. 尿液稀释过程(表 22)

尿液稀释分为以下三个重要步骤。

第一步:尿液稀释

在亨利袢升支完成,尿液的稀释需要大量自由水分,当肾小球滤过的原尿经过亨利袢升

表 22 尿液最大稀释及浓缩时肾单位各部分的尿渗透压

	尿渗透压(mOsm/L)	
	尿浓缩时(ADH 无作用)	尿浓缩时(ADH 最大作用)
原尿	300	300
近端肾小管	300	300
亨利袢下段	600	1 200
(稀释部位)	↓	↓
远端肾小管出口部	100	100
(ADH 作用部位)	↓	↓
终尿	50~100	1 200

*ADH 作用对髓质内层渗透压影响完全不同,表中这些部位尿液的渗透压也有较大差别。

支时,约被稀释30%,即滤过液的渗透压为300mOsm/L,经过溶质吸收稀释,流出升支时渗透压降到100mOsm/L,同时原尿中大量的自由水分生成,重度肾功能不全、有效循环血浆容量下降时(如心功能不全、肝功能不全),肾小球滤过率下降,近端肾小管原尿的吸收亢进,到达亨利袢的原尿就会减少,自由水生成减少,尿液的稀释功能减弱,另外,营养不良或大量饮用低渗液体如啤酒,溶质的摄入显著减少,尿液稀释所需要的溶质浓度降低,自由水的排泄就会减少。

例如,肾脏对尿液的最大稀释能力是尿液渗透压可以低至50mOsm/L,而每天肾脏溶质排泄量约900mOsm,按照肾脏最大稀释能力,每天肾脏最多可以排泄900÷50=18L尿液,即如果一个人每天饮水量不超过18L,就不会因为自由水摄入过多而引起低钠血症等电解质紊乱,然而,当水分摄入过量而溶质摄入量严重不足时,每天尿液的溶质排泄量只有100mOsm,则肾脏发挥最大稀释作用即尿液渗透压低至50mOsm/L,每天最多只能排泄100÷50=2L稀释尿液,才能维持机体内环境稳定。因此,此时只要饮水量超过2L,水分就会在体内蓄积引起低钠血症。

第二步:亨利袢升支溶质再吸收,而水分不被吸收

亨利袢升支对原尿中的溶质主动重吸收,尿液从血浆等渗300mOsm/L,稀释到100mOsm/L,如果该部位对溶质重吸收受损害,如使用袢利尿剂、渗透性利尿或肾小管功能受损,就不能有效稀释原尿。

第三步:尿液在集合管内维持稀释状态受 ADH 分泌调节

集合管如果不受ADH作用,则细胞对水分的透过性降低,亨利袢的低渗尿液流经集合管时,仍然保持原有的渗透压,最终以低渗尿排出,当异位ADH分泌或者有效血浆容量低下时,ADH分泌亢进,作用于集合管使水分透过增加,自由水排泄障碍,引起稀释性低钠血症。

3. 尿液浓缩过程（表 23）

尿液浓缩分为重要的两步。

第一步：肾髓质内高渗透压的形成和维持

尿液的浓缩机制有赖于肾髓质高渗梯度的形成和维持，即亨利袢升支溶质的主动重吸收后，形成逆流倍增渗透压梯度，在这种梯度的作用下，尿液中的水分就会随渗透压升高而重吸收，终尿就会浓缩。因此，如果这部分肾小管受到损伤或功能失常如肾间质病变、袢利尿剂使用或渗透性利尿作用，使得髓质的溶质吸收障碍而随尿液排出，髓质渗透压降低，导致 ADH 抗利尿作用减弱或分泌减少，尿液不能充分浓缩。

第二步：ADH 的作用

流经远端肾小管内尿液的渗透压为 50~100mOsm/L，当进入集合管时，在 ADH 作用下，水分被主动重吸收，尿液浓缩，如果 ADH 抗利尿作用低下，尿液就不能充分浓缩，而此时自由水又相对不足，最终尿液的渗透压低于血浆渗透压（300mOsm/L），导致血液钠浓度升高，表现为高钠血症。此情况多发生在尿崩症（中枢性、肾性）、低钾血症和高钙血症等疾病情况下。

表 23　尿液浓缩、稀释机制障碍的原因

	机制	病理原因	发生疾病	表现
尿稀释	亨利袢升支水分和溶质充足	近端肾小管原尿再吸收亢进	有效循环血浆容量下降	低钠血症
		溶质缺乏	中度营养不良	
	亨利袢升支溶质再吸收	溶质再吸收下降	使用利尿剂和渗透利尿物质，肾间质损伤	
	ADH 对集合管的作用减弱	ADH 作用异常	SIADH 有效循环血浆容量下降 甲状腺功能低下 糖皮质激素缺乏	
尿浓缩	髓质内层高渗状态的形成和维持	溶质再吸收下降	渗透性利尿 肾间质损伤	高钠血症
	ADH 的作用维持	ADH 作用下降	尿崩症 高钙血症 低钾血症	

茶歇

尿液浓缩和稀释与髓质逆流倍增及肾小管交换

肾脏从外侧皮质到内侧髓质,间质渗透压逐渐升高(图24),大多数肾单位都是从外侧向内侧走向,肾单位内尿液渗透压与间质渗透压处于平衡状态,因此,尿液的渗透压从外侧皮质到内侧髓质也逐渐升高,尿液也逐渐浓缩。肾脏内侧髓质高渗透压梯度对于尿液浓缩非常重要。

髓质高渗状态形成的确切机制尚未完全清楚,肾小管亨利袢的降支和升支呈 U 字形排列,升支和降支肾小管上皮细胞管腔侧膜对溶质(氯化钠和尿素)以及自由水的通透性完全不同,在流动过程中,可能形成一种逆流倍增作用。这种逆流倍增机制非常复杂,有诸多方面尚未理解清楚。

(1) 原尿在亨利袢逆流形成并维持一种浓度匹配状态(逆流交换)

逆流倍增的特点是两条管并行,管内液体流向相反(即 U 字形),一条管高浓度流入,另一条管低浓度,管的出口浓度则逆转,即高浓度侧液体最大程度稀释,而低浓度侧液体最大程度浓缩。如果两条并行小管向一个方向流动(同向流动)时,两侧管内液体浓度只能浓缩或稀释两管中液体浓度最高值的一半(图25-a)。而逆流情况下,管腔内高浓度如果在同一端链接,就形成了和亨利袢同样的"U"字形构造(图25-b)。也就是说,亨利袢下端的高浓度形成一个对流的势态,并持续维持这种状态。与亨利袢并行,且与亨利袢同向 U 字行弯曲的直小血管(vasa recta)是从肾小球输出小动脉分支出来的,它与亨利袢逆流结构组合,形成维持髓质高渗的系统。

(2) 通过逆流来形成髓质高渗透压(逆流倍增系统)

但是,关于髓质高渗透压状态的形成过程中相互关系是怎样的呢? 首先,亨利袢升支(粗段)上皮细胞 Na-K-2Cl 共转运体主动重吸收 NaCl,另外,髓质集合管可以重吸收尿素氮,可以认为这两个作用已经完成髓质高渗透压形成的 50%。由于集合管尿素的重吸收主要依赖

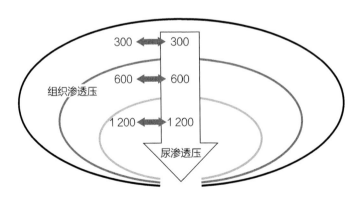

图24 尿液自肾脏外侧向内侧流动过程中与周围组织渗透压达到平衡,尿液浓缩

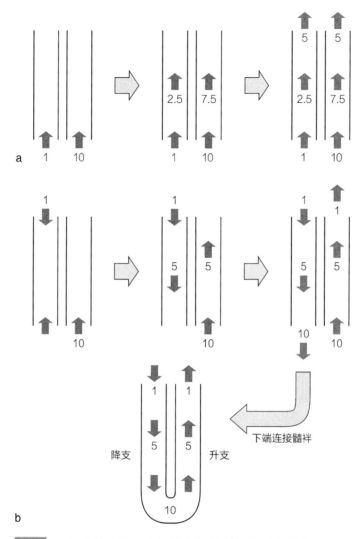

图25　a. 同向流动情况下,两管内浓度只能保持中间浓度。
　　　　b. 逆向流动情况下,两管之间的浓度可以完全交换

ADH 作用,如果 ADH 长期受到抑制情况下(慢性水负荷过多或者长期多饮水),髓质渗透压会慢慢下降。Na-K-2Cl 共转运体对髓质高渗形成的模型用以下图来说明(图 26)。肾小球滤过液进入肾小管时,最初渗透压与血清相等即 300mOsm/L,肾小管腔内与间质渗透压相等(1)。经过髓袢升至粗段时,随着管腔内的 NaCl 被主动重吸收,就会在管腔与间质内形成一个 200mOsm/L 的渗透压差(2)。而此时间质内渗透压就会升高到 400mOsm/L。此时,由于髓袢降支水通道存在,对水的透对性较高,水分在降支管内外渗透压差的作用下,由小管内侧流向间质(3)。降支水分吸收后,管内渗透压逐渐升高(4)。高渗管腔液通过袢的顶部(5),到达髓袢升支粗段,NaCl 又被主动重吸收,间质的渗透压就持续升高(6)。这一生理过程反复作用,就会使髓质渗透压越来越高。

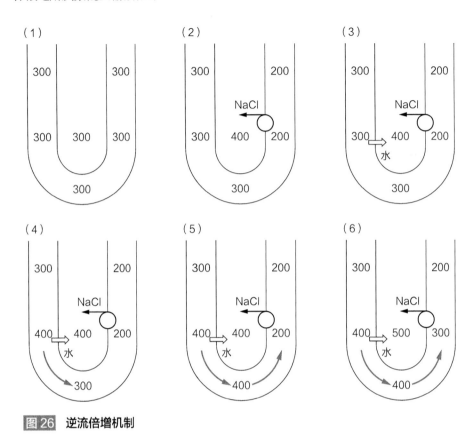

图 26 逆流倍增机制

五、水平衡调节系统的异常(低钠血症和高钠血症)

体内水平衡调节异常,就是血浆渗透压(或张力)改变,而细胞外液主要渗透物质(有效渗透物质)是钠离子,因此,当水平衡失调时,会表现为低钠血症或者高钠血症。

1. 溶质和水的关系(血清钠离子浓度可以反映体液张力)

细胞外液中构成液体张力的成分即有效渗透物质主要是钠离子,其他渗透物质如钾离子、钙离子和镁离子等由于与钠离子比较浓度较低,在考虑渗透压时可以忽略不计,血清钠离子约占血清张力的1/2。

人体内细胞内液和细胞外液的张力应该维持平衡,细胞内液的主要渗透物质是钾离子,其他渗透物质可以忽略不计,因此,体内总体液的张力主要是靠钠离子和钾离子来维持,考虑到细胞内液和细胞外液渗透压相等,所以,可以认为细胞外液钠离子浓度和细胞内液的钾离子浓度大致相同。理论上,可以通过体内钠离子和钾离子总量和体液总量来计算总体液的张力,而细胞内钾离子浓度的测定非常困难,通常利用血清钠离子浓度来粗略计算血清渗透压。即:

血清渗透压(张力) ≈ 2 × [体内总钠量+体内总钾量]/体液总量
　　　　　　　　≈ 2 × 血清钠浓度
血清钠浓度 ≈ [体内总钠量+体内总钾量]/体液总量

从上述算式可以看出,血清钠浓度降低主要应该考虑体内钾和钠总和减少,或者体液容量过多。低张性低钠血症主要有以下三个原因。

低钠血症的原因:①体内总钠缺乏;②体内总钾量缺乏;③体内水分量过多。

体内总钾量缺乏引起低钠血症是应该注意的特殊情况,由于肾脏丢失钾或者摄入不足引起体内总钾量减少,如长期使用利尿剂,钾离子细胞是内液的主要渗透物质,总钾量减少,引起细胞内渗透压下降,体液中的水分就会由渗透压低的细胞内液转移到细胞外液,细胞外液就会出现稀释性低钠血症,而细胞内液减少,此时,只要补充钾离子,低钠血症就会纠正。

如图 27 所示,低钠血症主要是由于体内溶质总量和体液总量相对平衡状态决定的,体内总钠量高或总钠量减少都会引起低钠血症。例如(表 24),体重为 60kg 正常细胞外液量约 12L,如果血清钠浓度为 140mEq,体内总钠量(此处细胞内液钠量忽略不计)为 $12 \times 140 = 1\,680$mEq,如果体内存在抗利尿激素分泌失调综合征(syndrome of inappropriate secretion of antidiuretic hormone, SIADH),血清钠浓度降低到 120mEq/L,总细胞外液量仍为 12L,则体内总钠量 $12 \times 120 = 1\,440$mEq,体内总钠量减少。但是,如果同样体重患有肝硬

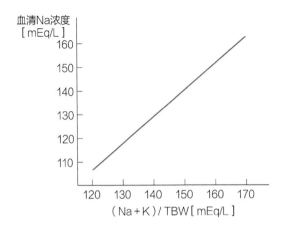

图27 血清钠浓度与总溶质溶度[(总钠量+总钾量)/体液总量]的关系

表24   各种疾病引起低钠血症时,体内总钠量关系变化

	低钠血症	细胞外液量	细胞外液总钠量
正常	140	12L	1 680mEq
脱水	120	10L	1 200mEq(大量减少)
SIADH	120	12L	1 440mEq(减少)
肝硬化(2L腹水)	120	14L	1 680mEq(正常)
肝硬化(4L腹水)	120	16L	1 920mEq(增加)

化并存在 4L 腹水,此时总细胞外液量 16L,血清钠浓度仍为 120mEq/L,此时体内总钠量为 16×120=1 920mEq,此时虽然血清钠下降,而体内总钠量增加。因此,体内出现低钠血症时,根据基础疾病的不同,体液中的总钠量有时是增加的,而有时却是减少的。应该注意鉴别。

2. 低钠血症

A. 低钠血症的病理生理

正常情况下,血清钠浓度降低时,在除外各种特殊情况下,主要表现为血浆渗透压(或张力)下降,血浆渗透压降低主要抑制口渴感,水分摄取量减少,同时,抗利尿激素分泌减少,肾脏自由水重吸收减少,自由水的排泄增加,使血清钠浓度升高,维持血浆渗透压。因此,低钠血症的产生和维持主要是由于病理生理情况下,患者的口渴感异常或者肾脏的自由水排泄障碍(稀释功能不全)引起。例如,病态性口渴感异常亢进,精神病状态强迫性多饮等心理疾病,马拉松时大量低渗水分摄入。此时如果饮水量超过肾脏自由水排泄的最大能力时(每天 20L),就会出现低钠血症。低钠血症的病理生理原因最常见于肾脏的稀释能力受损伤,如间质性肾炎、药物损伤破坏了肾小管亨利祥功能,使自由水排泄减少,加上摄入过多就会出现低钠血症。前面已经讲述,肾小管亨利祥的稀释机制包括三个必要因素:亨利祥升支的尿流必须充足,溶质重吸收功能正常,集合管不受异常的 ADH 作用。这三个因素异常就会引起低钠血症(表25)。

表 25　低钠血症的病理生理

低钠血症的病理生理		损伤原因	常见疾病
有效渗透物质（Na、K）缺乏			长期腹泻、呕吐、绝食、渗透性利尿
水分过多	口渴感异常（多饮）	饮水量超过自由水排泄能力	心理因素多饮 剧烈长时运动多饮
	尿液稀释功能下降（自由水排泄障碍）	肾小管自由水生成减少	有效循环血浆容量下降（心功能不全、肝功能不全、脱水），极度营养不良，偏食，肾脏病
		ADH 使用不当	SIADH，有效循环血浆容量下降，甲状腺功能低下，糖皮质激素缺乏

B. 低钠血症的鉴别诊断

如前所述,低钠血症多数都伴有血浆低渗透压或低张力,因此,低钠血症临床上代表血浆低渗透压。有一些例外情况即低钠血症伴有血浆高渗透压或等渗透压如表 26 所示,因此,在诊断鉴别诊断主要是除外高张性低钠血症和等张性低钠血症。

表 26 给出各种低钠血症时的计算血浆渗透压和测定的血浆渗透压值以及血浆张力的区别,高血糖症和使用甘露醇时出现高渗透性低钠血症,此时,血浆张力和血浆渗透压都升高,假性低钠血症时,血浆张力和测定的血浆渗透压都正常,而血清钠浓度则降低,此时计算的血浆渗透压为低值。肾功能不全或者酒精中毒时,非渗透性物质如尿素氮和酒精在体内蓄积,此时低钠血症测定的血浆渗透压正常,但是血浆张力降低。

(1) 高张性低钠血症（hypertonic hyponatremia）

临床上静脉使用甘露醇或甘油三酯等高张液体,以及糖尿病时血糖浓度过高,这些物质为渗透性物质,在体内蓄积后,引起细胞内外液之间出现渗透压差,细胞内水分在渗透压差作用下,向细胞外移动,造成血清钠稀释性降低。一般血糖浓度每升高 100mg/dl,血清钠便降低 1.6mEq/L,最近研究发现,如果血清葡萄糖浓度超过 400mg/dl,则这种评估的准确性较

表 26　各种原因低钠血症时血清钠浓度、渗透压、张力的关系

序号	疾病	血清钠/ （mEq/L）	血清葡萄糖/ （mg/dl）	计算血浆渗透压/ （mmol/kgH_2O）	测定血浆渗透压/ （mmol/kgH_2O）	张力/ （mmol/kgH_2O）
1	正常	140	90	290	285	285
2	高血糖（75mmol/L）	120	1 350	320H	315H	315H ⎫ ⎬高张性
3	甘露醇（75mmol/L）	120	90	250L	320H	320H ⎭
4	假性低钠血症	120	90	250L	285	285
5	肾功能不全 （BUN 45mmol/L）	120	90	290	245L	245L ⎫ ⎬低张性
6	酒精中毒	120	90	250L	245L	245L ⎭

简易渗透压计算公式:血浆渗透压 $=2×[Na]+[$ 葡萄糖 $(mg/dl)]/18+[BUN(mg/dl)]/2.8=2×[Na]+[$ 葡萄糖 $(mmol/L)]+[BUN(mmol/L)]$

H,升高;L,降低。葡萄糖 75mmol/L=1 350mg/dl,BUN 45mmol/L=126mg/dl。

差,目前认为,如果血清葡萄糖浓度每升高 100mg/dl,估计血清钠便降低 2.4mEq/L。这种评估较接近实际情况。如表 26 例 2 及 3 所代表的情形。

(2) 等张性低钠血症(isotonic hyponatremia)

等张性低钠血症也称为假性低钠血症(pseudohyponatremia),主要是由于体内胆固醇、甘油三酯或副蛋白成分增加,后者主要见于多发性骨髓瘤、免疫球蛋白病等。像中性脂肪这些疏水性物质在血液内蓄积,本身是渗透性物质,因此,在测定血清钠浓度时,即使在体液水分中钠浓度正常,如果加上中性脂肪,所测的钠浓度就会降低,如图 28 所示。而张力却正常。

(3) 低张性低钠血症(hypotonic hyponatremia)

几乎所有低钠血症都属于低张性低钠血症,其主要原因是体内钠和或钾缺乏,自由水过多,或者两方面共同作用结果。和钠、钾及水分体内正常情况相比,低钠血症时,钠或钾有时会降低,有时也会升高,水分同样有时升高,有时减少,取决于钠或钾与水分的相对值,见表 27。如前述血浆张力和钠、钾计算关系,钾离子严重缺乏时,可以成为低钠血症的原因,在治疗时应特别注意。

(4) 低张性低钠血症的鉴别诊断

低钠血症如果根据细胞外液量来分类,其鉴别诊断非常容易(图 29)。

诊断低钠血症首先应该排除高张性低钠血症(如注射甘露醇或甘油)、高血糖,其次排除假性低钠血症如高甘油三酯血症、副蛋白成分增加等情况。然后,评价细胞外液量,细胞外液量增加见于水肿、胸腹水,以及肾功能不全、心功能不全、肝功能不全和肾病综合征水负荷过重。细胞外液量减少见于摄入不足(如饥饿、营养不良),腹泻、呕吐、烧伤等消化道和皮肤渠

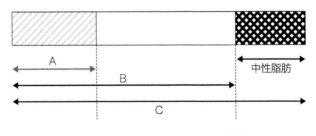

A = Na　　B = 水　　C = 水 + 中性脂肪
A÷B = 140mEq/L,　A÷C = 120mEq/L

图28 假性低钠血症的病理机制

表 27　低钠血症时,自由水与体内钠总量关系

	体内钠+钾总量(钠总量)	体液总量(细胞外液量)
1	↓↓	↓
2	↓	0
3	0	↑
4	↑	↑↑

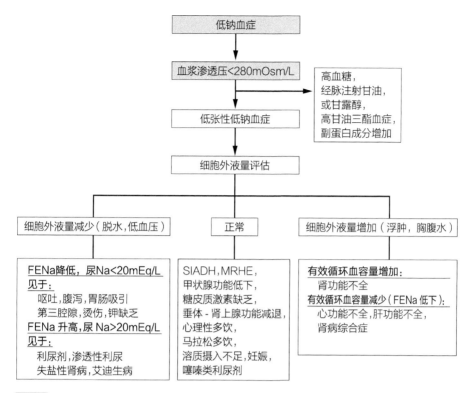

图 29 低钠血症的鉴别诊断。 MRHE，老年性盐皮质激素反应性低下所致低钠血症

道丢失钠和钾，从肾脏丢失水分（如利尿剂、渗透性利尿和肾上腺皮质功能不全）等情况，表现为低血压、直立性低血压、心动过速和皮肤干燥。如果细胞外液量没有增多或减少，应该考虑细胞外液量正常的低钠血症，然而，细胞外液量的判断非常困难，而且，细胞外液量正常的低钠血症临床上比较少见，一般见于 SIADH 和老年人盐皮质激素反应性低下性低钠血症（mineralocorticoid responsive hyponatriemia of the elderly，MRHE）（见知识点老年人低钠血症病因学新概念：盐皮质激素反应低下性低钠血症）、甲状腺功能低下、糖皮质激素缺乏和垂体-肾上腺功能低下等。其他原因如多饮（神经性和长时间剧烈运动如马拉松）、使用噻嗪类利尿剂、溶质摄入不足（啤酒中毒）以及妊娠，此时，细胞外液量不一定正常，有时会过剩，有时会减少，但是单靠临床一般情况鉴别比较困难，可以根据病史、临床检查、服药物情况，同时测定 ADH（SIADH），肾素活性、醛固酮水平（MRHE），促甲状腺素、游离甲状腺素（甲状腺功能低下），肾上腺素、促肾上腺皮质激素（垂体肾上腺轴功能不全），血中 BUN（溶质摄入不足）等，综合判断。

知识点	**马拉松低钠血症**

最近发现，马拉松比赛后，有些运动员会出现明显低钠血症，2002 年参加波士顿马拉松比赛的运动员共 488 人，比赛结束时抽血检查发现有 62 人（13%）血钠低于 135mEq/L，3 人（0.3%）表现为重度低钠血症，血钠浓度在 120mEq/L 以下。在马拉松赛跑中突然死亡的选手，也高度怀疑死因与低钠

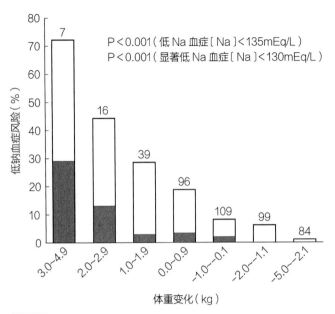

图30　体重增减量（横轴）与低钠血症发生率（纵轴）的关系

血症有关。很早观察就发现，马拉松选手在比赛后会出现低钠血症和低钠血症引起的脑细胞水肿及非心源性肺水肿。

目前，关于马拉松选手在比赛后出现低钠血症的确切原因尚不清楚，可能与比赛时大量出汗、体内钠流失，和在比赛时大量饮用水的综合性因素有关，但是，哪一方面占主要地位尚有争论。Noakes 等 2005 年的研究报道，马拉松选手出现低钠血症的频度与赛后体重增加成正相关，即赛后体重增加越多，出现低钠血症危险性越高（图30）。因为汗液本身为低张液体，所以出汗丢失的钠量很少，在比赛中，运动员补充的水分多为极低张液体，会造成稀释性低钠血症，另外，运动员在剧烈运动时，脂肪和碳水化合物大量分解产生热量（代谢），在分解过程中也会产生大量水分（代谢水），这些原因都会使身体内自由水过剩，引起稀释性低钠血症[1]。

但是有一些现象难以解释，首先，理论上讲，马拉松选手赛中大量饮用低张溶液，肾脏发挥最大稀释功能，尿液应该为低渗透压，但是，马拉松选手在赛中或赛后排的尿液并非都是低渗尿。其次，有些选手即使赛后体重增加很多，也不会出现低钠血症。Noakes 等研究认为，马拉松选手在赛中除了摄入大量自由水分外，①ADH 分泌相对亢进，所以，尿液不能充分稀释，导致自由水排泄障碍；②在运动时，体液内渗透压（张力）形成物质 Na 和 K 与骨骼及蛋白质结合紧密，不能解离到体液中，起不到渗透作用，也是造成低钠血症的原因。

---

[1] Noakes TD, Sharwood K, Speedy D, et al. Three independent biological mechanisms cause exercise-associated hyponatremia: Evidence from 2,135 weighed competitive athletic performances. *Proc Nat Acad Sci.* 2005;102（51）:18550-18555

过去,在马拉松比赛前为了预防大量出汗和脱水,经常建议选手赛前多饮水,因此,多数选手摄入的水分超过比赛时身体的需要量。目前,建议选手在比赛过程中,感到口干时再饮水,可以有效预防赛后低钠血症的发生。

内分泌异常引起的低钠血症

知识点

内分泌功能障碍引起的低钠血症常见于甲状腺功能低下、下垂体功能低下和肾上腺皮质功能低下。

甲状腺功能低下时,如果症状不严重,没有黏液性水肿等症状,一般不会出现低钠血症,但是,如果出现重度甲状腺功能低下,就会出现心排血量减少和肾脏的有效循环血浆量下降,血流动力学异常。有效循环血浆容量下降刺激 ADH 分泌,ADH 分泌亢进,直接作用肾脏集合管促进自由水重吸收,引起稀释性低钠血症(Chen Y-C,et al. Am J Physiol Renal Physiol. 2005;289:F672-F678)。

垂体功能低下和肾上腺皮质功能不全可分为糖皮质激素缺乏和盐皮质激素缺乏两种状态。垂体功能低下多合并甲状腺功能低下,但是,这种情况下,甲状腺功能低下多不严重,因此不会因为甲状腺功能低下本身引起低钠血症。糖皮质激素缺乏时,由于低血浆渗透压的刺激和 ADH 分泌的抑制因素减弱,造成 ADH 不适当分泌增多,另外,推测糖皮质激素本身或/和促肾上腺皮质激素(adrenocorticotropic hormone,ACTH)对 ADH 的分泌调节异常,也使得 ADH 的分泌及其作用调节失调(Wang W,et al. Am J Physiol Renal Physiol. 2006;290:F1135-F1142)。盐皮质激素缺乏引起的低钠血症主要是由于有效循环血浆容量下降,刺激 ADH 分泌增加,肾脏自由水重吸收增加。在老年人,可能考虑存在盐皮质激素缺乏的 MRHE(知识点"老年人低钠血症病因学新概念:盐皮质激素反应低下性低钠血症")。

水肿性疾病(肝功能不全、心功能不全)及妊娠等引起的低钠血症(图 31)

知识点

肝硬化(肝功能不全)、心功能不全和妊娠等情况都会出现低钠血症,发病机制是在没有血浆渗透压低下情况下,ADH 分泌和作用不能受到有效地抑制,即不依赖渗透压的 ADH 分泌(non-osmotic ADH stimulation)。心功能不全时,心排血量减少引起有效循环血浆量低下,而肝硬化和妊娠时,体内一氧化氮(NO)产生亢进,NO 引起末梢血管扩张,循环血浆量相对减少,动脉内膜的压力受体受到刺激,引起 ADH 分泌亢进,肾脏对自由水重吸收增加。

C. 低张性低钠血症的症状

低张性低钠血症时,由于细胞内液渗透压相对较高,细胞外液的水分向细胞内移动,细胞内水肿,尤其是脑细胞水肿导致颅内压升高,引起严重的精神和神经症状,慢性低张性低

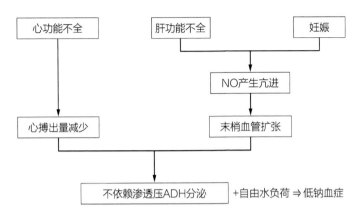

图31 水肿性疾病和妊娠时低钠血症机制

钠血症(通常数日)时,脑细胞会发挥代偿机制,使得脑细胞内渗透性物质减少,细胞内液容量慢慢恢复正常,即使血钠浓度降低到 120mEq/L,也不会出现症状。因此,有症状的低张性低钠血症都是急性发生的,如 2 天之内,血钠降低速度在 0.5mEq/(L·h)以上时,就会出现神经系统症状如头痛、恶心、呕吐、乏力、嗜睡、痉挛甚至昏睡等水中肿毒症状。

知识点

低钠血症时脑细胞的保护机制

低张性低钠血症时,脑细胞周围的渗透压降低,水分就会向脑细胞内流动,造成细胞内水肿,细胞体积增大,颅内高压,如果出现速度快,来不及代偿就会引起严重的神经系统症状,甚至威胁生命。但是,如果是慢性发生的低钠血症,脑细胞就会根据周围环境的低渗透压状态,释放出肌醇、山梨醇、三甲基甘氨酸等渗透性物质(osmolyte),同时转移出细胞内多余的水分,保持细胞容积在细胞外液低渗状态下稳定不变。当高钠血症时,则情况正好相反,当急性高钠血症时,首先脑细胞水分移出细胞外,引起细胞萎缩,此时细胞的代偿反应是合成渗透性物质,使细胞内渗透压升高,水分就从细胞外液进入脑细胞内,从而保持血浆高渗情况下细胞容积稳定。脑细胞对脑细胞周围渗透压(张力)变化的代偿反应需要 2 天才能充分发挥。因此,血液张力变化剧烈时,脑细胞将来不及代偿,因此,急性高钠血症或低钠血症应该早期积极给予治疗。

另外,慢性低钠血症时,脑细胞内渗透性物质排除细胞外,脑细胞内变成和周围环境相等低渗状态,当进行低钠血症治疗时,细胞外液的渗透压急速上升,而脑细胞由于血脑屏障的作用,则上升较缓慢,相对周围环境仍然为低渗透压状态,脑细胞内水分就会很快流向细胞外,造成脑细胞急性脱水(图32)。脑细胞脱水主要影响代偿能力较弱的脑桥中部,引起非炎症性脱髓鞘改变。临床上称为脑桥中央髓鞘溶解(central pontine myelinolysis)(见知识点"渗透压性脱髓鞘综合征和脑桥中央髓鞘溶解:病理和临床")。

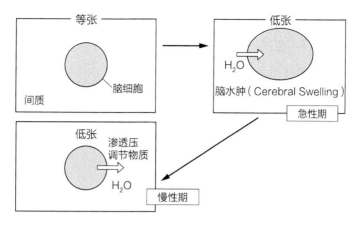

图32 脑细胞对低张性刺激的防御机制

D. 低钠血症的治疗准备

如前述,低钠血症的鉴别和分类主要以体液量为依据,因此测定尿钠排泄、有效循环血浆容量评估、相关激素检查来协助诊断和鉴别诊断。但在临床实际工作中,体液量和有效循环血浆容量的判断与评估非常困难(Chung HM, et al. Am J Med. 1987; 83: 905-908)。然而,激素水平检查结果通常需要数天以上。但是,症状严重的低钠血症常常需要尽早快速治疗,不能因为鉴别诊断而耽误时间,因此,一般是边检查边根据临床综合判断来治疗。

低钠血症临床处理时,首先必须要考虑以下四种情况。

---

① 低钠血症有无临床症状?

　区分有症状(symptomatic)和无症状(asymptomatic)低钠血症

② 低钠血症发病的经过、时间?

　急性(2天以内)或慢性3天以上,如果不清楚就应当按慢性治疗

③ 目前低钠血症是否有进展?

　尿中 Na+K>血清 Na(+K)表示自由水排泄障碍,低钠血症有进展

　尿中 Na+K<血清 Na(+K)表示自由水排泄正常,低钠血症有改善

④ 是否存在低钠血症引起脑水肿危险因素?

　低钠血症纠正后,是否存在导致脑细胞水肿和脑桥中央髓鞘溶解的危险因素

---

(1) 低钠血症是否伴有临床症状

症状性低钠血症主要是指急性发病、慢性发病和是否伴有脑细胞水肿症状,低钠血症如果有临床症状就要及早治疗,低钠血症的临床症状与血钠的降低程度无显著相关,例如,2天内血钠降低至 120mEq/L,即急性低钠血症,就会出现低钠血症的症状,而慢性低钠血症即使血钠低至 110mEq/L,也不会出现低钠血症的症状。主要是由于脑细胞的代偿机制将细胞内的渗透性物质排除细胞,使得细胞内渗透压下降至与血液平衡的水平,就不会出现脑细胞水

肿。当低钠血症出现恶心、呕吐甚至意识不清时,就应该按照症状性低钠血症来积极治疗。

(2) 低钠血症发生的时间经过

急性低钠血症和慢性低钠血症的处理方式完全不同。而且对于判断治疗结果和预后非常重要,如低钠血症补充钠到什么程度最合适(即治疗后血清钠浓度的靶目标值)。这要根据低钠血症是急性和慢性来决定。急性低钠血症时,血清钠急速降低,血浆渗透压快速下降,导致脑细胞水肿,脑细胞的代偿反应要数天才能出现,因此,早期快速纠正低渗状态是治疗的根本。慢性低钠血症时,脑细胞的代偿机制已充分发挥,细胞内渗透压和细胞外液的渗透压都处于相同的低水平平衡状态,如果此时快速纠正细胞外液的渗透压,就会造成脑细胞内和细胞外出现渗透压差,在这种渗透压作用下,细胞内的水分就会转移到细胞外液,脑细胞脱水皱缩。最容易受损伤部位是脑桥,引起渗透压性脱髓鞘综合征,组织学上称为脑桥中央髓鞘溶解。

判断低钠血症是急性或者慢性,主要是通过发病的经过、低钠血症的原因等临床过程来鉴别。还要考虑低钠血症的程度,如轻度低钠血症,血钠 120~125mEq/L 时,若有临床症状,则可能为急性低钠血症,如果血钠低于 110mEq/L 还没有临床症状,则认为是慢性低钠血症。但是,临床多数情况下很难区分两者。不能明确急性和慢性时,则一定按照慢性低钠血症的治疗原则进行处理(这是铁的原则)。因为激进治疗可能会引起渗透压性脱髓鞘综合征。

(3) 低钠血症是否有进展?

尿中 Na+K>血清 Na(+K)表示自由水排泄障碍,低钠血症有进展

尿中 Na+K<血清 Na(+K)表示自由水排泄正常,低钠血症有改善

判断低钠血症是否有进展应该测定尿中排泄的钠和钾浓度的总和,与血清中钠和钾浓度总和进行比较(血清中钾浓度常常忽略不计),就可以判断肾脏自由水排泄的情况。如果尿中排泄的钠和钾总和大于血清中的总和,说明尿液没有充分稀释,自由水排泄障碍,低钠血症可能还会继续进展,如果伴随着低钠血症的症状,则要争分夺秒进行干预,即使是现在无症状,可能很快就会出现症状。因为,此时经过静脉和口服所补充的液体,如果不考水分和电解质的比例,就会使低钠血症加重而出现症状,因此治疗时必须考虑补充液体中水分和电解质比例。当低钠血症稳定到慢性期,在治疗和管理上更应该考虑到水分和电解质的输入比例。

如果尿中排泄的钠和钾浓度之和小于血中钠和钾(浓度)的总和,则说明自由水排泄正常,此时即使没有任何治疗,低钠血症也会自然缓解。当然,如果出现低钠血症的症状,就要给予治疗,如果无症状则可以缓慢平稳治疗。治疗时,应该注意不要将血钠水平纠正得过快和过高,应该特别注意那些容易发生脑桥中央髓鞘溶解的患者,尽可能早期判断和预防(表28)。虽然尿排泄的钠和钾浓度之和比血钠钾浓度之和低,但是很接近,则通过肾脏自由水排泄,低钠血症的自然缓解需要一定时间,这一点在治疗时应该考虑到。如果有症状的低钠血症还是应该按正规治疗。

重度低钠血症,血清钠浓度<120mEq/L 时,如果尿排泄的钠和钾浓度显著增加,即>60mEq/L 时,应该考虑到是否有 ADH 分泌亢进的可能。

表 28　低钠血症时出现脑细胞水肿和脱髓鞘改变的危险因素

低钠血症时出现脑水肿的危险因素：
　　绝经前女性接受大手术后，服用噻嗪类利尿剂的高龄女性
　　精神性多饮患者，低氧血症者和小儿
低钠血症时出现神经脱髓鞘改变的危险因素：
　　大量饮酒、营养不良、低钾血症者
　　服用噻嗪类利尿剂的高龄女性，烧伤患者

（4）患者是否存在低钠血症引起脑细胞水肿的危险因素

低钠血症纠正后，是否存在导致脑细胞水肿和脑桥中央髓鞘溶解的危险因素？

有些患者在低钠血症时很容易出现脑细胞水肿，另外一些患者则在纠正低钠血症时出现渗透压性脱髓鞘综合征。这可能与纠正低钠血症时的速度和程度有关，纠正太快和过高，就容易引起上述病理改变。

知识点　**低钠血症时测定尿中钠和钾的重要性**

下面是美国肾脏病学会有关肾脏病专科医生的问答题目，其中有 20% 的医生答案错误。

病例：50 岁男性，肝硬化腹水，使用螺内酯治疗，脐疝气手术后，手术伤口大量腹水漏出，由于脱水和急性肾功能不全急诊就诊。检查血压 70/50mmHg，没有末梢水肿和腹水表现。

　　生化检查：血钠 103mEq/L，血钾 7.0mEq/L，血浆渗透压 260mOsm/L，BUN140mg/dl，血肌酐 2mg/dl。首先给予 3% 盐水 250ml 和 0.9% 生理盐水 3 000ml 静脉输入，4 小时后，患者血压升高到 110/60mmHg，尿量 100ml/h，在进行血液和尿液检查结果如下：

　　血钠 115mEq/L，尿渗透压 513mOsm/L，尿钠 2mEq/L，尿钾 4mEq/L。

问题：下一步治疗方案是什么？补液应以什么成分为主？

　　A. 3% 盐水　　B. 0.9% 生理盐水　　C. 0.9% 糖盐水　　D. 5% 葡萄糖溶液

正确答案：D

详解：本病例低钠血症持续时间不明，由于是晚期肝硬化患者，因此考虑为慢性低钠血症多见，经过治疗 4 小时血钠浓度上升 12mEq/L，即使没有症状，也应考虑可能血钠浓度纠正得太快，因此，A 答案显然不正确。第二次检查尿渗透压较高（513mOsm/L），而尿中钠和钾浓度和为 6mEq/L，显然为低张尿液排泄。而每小时尿液为 100ml，经口和静脉补液后，理论上自由水清除率应该为 6mEq/L × 0.1L/h ÷ 115mEq/L=0.005 2L/h=5.2ml/h。但是患者每小时排泄尿量为 100ml，因此，该患者实际上每小时排泄的自由水为 100−5.2=94.8ml，

每天排泄自由水总量为 2 300ml,此种情况下,即使不给任何治疗,血清钠浓度也会很快升高。例如,体重为 60kg 的个体,体液总量为 36L,血钠 115mEq/L,即可得出算式:$36 \times 115=(36-2.3) \times X$,可以算出 $X=123mEq/L$,即按上述方案治疗,血钠在一天之内可以上升到 123mEq/L。如果血钠在一天之内从 103mEq/L 上升到 123mEq/L,很可能会出现渗透压性脱髓鞘综合征。因此,最好能够使血钠浓度保持稳定在 115mEq/L 左右,如果以每小时输注 5% 葡萄糖 95ml,即可保持血钠维持在 115mEq/L 稳定水平。如果低钠血症仍然持续,尿中的钠和钾浓度仍然是低水平(即低张尿液),血钠可能很快升高。因此,本例患者有发生脑桥中央髓鞘溶解的危险,而且,有进展为症状性低钠血症的可能,要注意平衡各方面利弊来选择治疗方案。这个患者的特点是尿渗透压高,而尿钠和钾排泄较少,开始治疗时,可能误认为尿渗透压高而自由水排泄少的情况,选择了不正确的方案。

知识点

渗透压性脱髓鞘综合征和脑桥中央髓鞘溶解:病理和临床

数天以上的重度低钠血症(正确说法为低张)就会启动脑细胞的代偿功能,脑细胞内的渗透性物质就会向细胞外转移,而保持与细胞外液相对平衡的低张力状态,从而保持细胞容积不变。如果此时干预治疗,低钠血症纠正太快,细胞外液钠离子浓度急剧上升,造成细胞外液渗透压显著高于细胞内液,细胞内水分在渗透压差作用下,转移到细胞外液,脑细胞容积缩小,细胞脱水。病理改变像多发性硬化症的神经改变,但是不伴有炎症反应,称为非炎症性神经脱髓鞘改变。主要病变区域在脑桥,这里神经细胞对渗透压(张力)改变非常敏感,因为多数为脑桥正中心对称性病变,所以最常用的名称为:脑桥中央髓鞘溶解(central pontine myelinolysin,CPM),但是实际上,脑桥以外脱髓鞘病变(extrapontine myelinolysis)也时有发生,因此,最近将这种与渗透压有关的神经脱髓鞘病变统称为渗透压性脱髓鞘综合征(osmotic demyelination syndrome,ODS)。

ODS 除了发生在低钠血症时,在肝移植术后或酒精中毒时均有发生,ODS 的初期症状为语言障碍包括缄默症(mutism)和构音障碍(dysarathria),进而出现嗜睡(lethargy)、情感障碍(affective disorder),有些患者不表现为精神症状,最终患者出现昏迷(coma),最常见的强制性四肢麻痹(spastic quadriparesis)和假性球麻痹(pseudobulbar palsy)。脑桥以外病变包括认知障碍、锥体外系症状和共济失调等。

纠正低钠血症时,根据纠正的速度可能出现不同的预后过程,当低钠血症纠正太快时,低钠血症本身引起的精神症状可能很快消失,但是在 2~3 天后(一般 1~5 天)上述神经脱髓鞘病变症状可能重新出现。

预防 ODS 最重要的方法是在重度低钠血症时,第一天治疗应该保持血钠浓度低于正常低限的 8~12mEq/L,万一纠正超过以上限度,可以通过注射去氨加压素(1-deamino-8-D-arginine vasopressin,DDAVP)、摄入自由水或补充 5% 葡萄糖液使血钠浓度回降到接近目标水平,有报告,这种做法对预防 ODS 有一定效果(知识点"低钠血症过度纠正后怎么办:补充自由水再诱导低钠血症")。

E. 低钠血症治疗实践(总论)

在治疗低钠血症时,首先要判断低钠血症有无症状,是急性起病还是慢性起病,根据判断的结果,再决定治疗方案,如图 33 所示。

低钠血症治疗要点

① 低钠血症治疗时,要根据尿钠和钾排泄浓度之和与血清钠和钾浓度之和比较,判断自由水的排泄量,然后评估患者是否有 CPM 的危险因素,然后决定纠正低钠血症的方法、纠正速度和纠正的靶目标

② 输入 1L 液体通过以下计算式计算预期血钠上升水平

$\triangle[Na]=\{输液中[Na]+[K]-[Na]\}\div(总体液量+1)$

③ 3% 盐水开始输入量

如果患者有痉挛或昏睡 → 开始输入量为 2ml/(kg·h),每小时检查血钠浓度一次

如果患者没有痉挛或昏睡 → 开始输入量为 0.5ml/(kg·h)

---

① 选择补液成分和途径、调整补充速度、决定纠正目标

根据低钠血症是否有症状,是急性起病还是慢性起病,通过尿钠和钾排泄浓度与血钠和

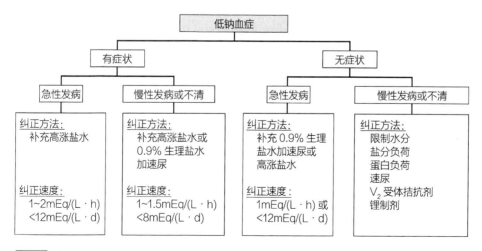

图33 低钠血症治疗图示

钾浓度比较来判断低钠血症是否有进展,以及患者是否存在发生 CPM 危险因素等综合指标来决定治疗方案。严格按照图 33 评估过程来进行诊断治疗。

②　如何判断低钠血症经过治疗后的预后

治疗低钠血症前,可以通过下列公式简单预测低钠血症的改善程度,根据预测结果来决定输液量和成分。

输注 1L 液体后,血清钠浓度变化可通过 Adrogue-Madias 公式来计算:

$$\triangle[Na]=\{输液中([Na]+[K])-血清[Na]\}\div(TBW+1)$$

例如:输注 3% 盐水 1L,含有钠 513mEq,如果血清钠浓度为 110mEq/L,体重为 60kg 患者即总体液量为 36L。治疗后血钠浓度的变化为 {(513+0)-110}÷(36+1)=10.89mEq/L。因此,如果预计每小时升高血钠浓度 2mEq/L,所需要输注 3% 盐水为 2÷10.89=0.18L/h=180mL/h。

最近研究报告 Adrogue-Madias 计算式在纠正高钠和低钠时,计算的补液量非常准确(Liamis G, et al. Nephrol Dial Transplant. 2006;21:1564-1569),该研究对脱水、SIADH、利尿剂以及精神性多饮引起的低钠血症和高钠血症患者,通过 Adrogue-Madias 计算式计算补液量来治疗,总共 200 例患者进行前瞻性研究,通过计算预测的钠浓度和实际检测达到的钠浓度非常接近,没有显著性差异,只有在精神性多饮患者,差异有显著性,即计算的准确性较差。因此,临床上可以根据 Adrogue-Madias 计算式来计算补充的液体量和成分。

在使用 Adrogue-Madias 计算式时,应该特别注意的是,这个计算式没有考虑到经口摄入的液体量和尿液排出的量,因此在临床应用时,要充分考虑从口服液体量和成分以及尿液的排泄量。Liamis 的研究也认为,在精神性多饮患者之所以计算的量和检测值有差别,可能和这些患者尿中排泄大量自由水有关。

如果考虑到尿液的排泄量,这个计算式就应该进行修改,具体如下。

如前所述,理论上血清钠浓度可以通过以下计算式来计算:

$$血清[Na]\eqsim[体内钠总量+钾总量]\div总体液量$$

体内有效渗透物质总量等于血清钠浓度乘以体液总量,除去 24 小时尿中排泄的钠和钾后,剩余的体内有效渗透物质总量为血清[Na]×TBW-(尿[Na]+[K])×V(尿量),而总的体液量也因尿量的排泄而减少即等于 TBW-尿量。因此,可以导出上述计算式。

$$血清[Na]=\{血清[Na]\times TBW-(尿[Na]+[K])\times V\}\div(TBW-V)$$

例如患者体重为 60kg,血钠浓度为 110mEq/L,使用呋塞米治疗,尿量为 2L/24h,尿中钠和钾浓度分别为 60 和 20mEq/L,因此,排泄 2L 尿液后,血钠浓度应该为 [110×36-(60+20)]÷(36-2)=111.8mEq/L,因此,在此种情况下,由于尿液排泄自由水估计血清钠浓度可自然上升 1.8mEq/L。

知识点	**Adrogue-Madias 公式的由来**

如前所述,血清钠浓度(血清[Na])等于体内总钠和钾量之和再除以体液总量(TBW),即血清[Na]=(Na+K)÷TBW。

治疗时输注体内的溶液中钠浓度=[Na],钾浓度=[K],输注的量为 V(单位 L),体内总溶质量就等于体内总 Na 量+V×([Na]+[K]),而体液总量为 TBW+V,因此,当溶液输入体内后,体液的 Na 浓度=体内总钠量+体内总钾量+V×([Na]+[K])÷(TBW+V),如果 V 为 1 的话,则 Na 浓度={体内总钠量+体内总钾量+([Na]+[K]}÷(TBW+1),此时计算出的钠浓度减去原来钠浓度,即等于输注液体后钠浓度的变化。

$$\triangle[Na]=\{\text{体内总钠量}+\text{体内总钾量}+V\times([Na]+[K]\}\div$$
$$(TBW+1)-(Na+K)\div TBW$$
$$=\{([Na]+[K])-(Na+K)\div TBW\}\div(TBW+1)$$
$$=\{\text{输液中的钠和钾浓度之和减去原血清钠浓度}\}\div(TBW+1)$$

③ 高张盐水的配制和使用方法

高张盐水并不都是指 3% 的盐水,多数是根据经验,按照治疗的需要来配制,下面列举 3% 盐水的配制。

3% 盐水的配制
用 0.9% 生理盐水 100ml(即从 500ml 生理盐水瓶中抽出 100ml),然后加入 10% 盐水 120ml 即配制成 3% 盐水 520ml

3% 盐水中,Na 浓度为 510mEq/L,假如 60kg 体重患者,血钠浓度为 110mEq/L,如果输注 1L3% 盐水,血钠浓度将上升△Na(510−110)÷(60×0.6+1)=11mEq/L。如果每小时输注 3% 盐水 60ml,24 小时即可输入 1.5L,可以提高血钠浓度 16.5mEq/L,每小时提高血钠浓度 0.7mEq/L。

这个算式可以应用于各种体重和初始各种不同的钠浓度患者。也可以用以下的计算方法来概算。

低钠血症的补液治疗
3% 盐水按 1ml/(kg·h)速度输注,24 小时钠浓度可提高约 0.7mEq/L。
3% 盐水按 0.5ml/(kg·h)速度输入(60kg 体重为 30ml/h)开始,以后,按照检测的血钠浓度的变化来调整输注速度,最大输注速度一般不超过 2ml/(kg·h)。
然而,如果有痉挛或昏迷等危重并发症时,输注速度可以从 2ml/(kg·h)开始,以后每小时检测血钠浓度,根据治疗反应来调整输注速度。

知识点　**输注 0.9% 生理盐水会加重低钠血症吗？**

　　低钠血症即是指血浆低张状态，但是要除外一些例外情况，生理盐水一般为等张液体，如果输注生理盐水，从理论上可以改善低钠血症，但是在实际应用时，输注生理盐水后，反而使低钠血症加重，例如，SIADH 病例尿中钠和钾的浓度和为 154mEq/L，如果此时输注生理盐水，则生理盐水的钠浓度为 154mEq/L，等于体内自由水排泄没有增加，低钠血症不会改善甚至会加重。因此，通常将检查尿中排泄的钠和钾浓度之和作为纠正低钠血症的监测指标。

知识点　**为什么在低钠血症时可以使用呋塞米？**

　　人体在使用呋塞米后，尿液钠浓度相当于生理盐水的一半，即 60~90mEq/L，为低渗尿液，如果尿液的渗透压低于血浆渗透压，则这样的尿液可以视为等张水和自由水的和，尿液排泄自由水就意味着血浆钠浓度上升。例如，如果在使用呋塞米时，肾脏排泄出钠浓度为 77mEq/L 的尿液 1L，相当于 154mEq/L 等张液 500ml 和自由水 500ml 之和，而自由水从血液中排泄，血钠浓度就会相应上升。

F. 低钠血症治疗各论

(1) 急性低钠血症

　　有急性症状的低钠血症需要紧急治疗，对于有 CPM 危险因素也要积极给予治疗，此时应该使用 3% 盐水和呋塞米，血钠纠正的速度一般在 1~2mEq/(L·h)，治疗的靶目标是低钠血症的症状完全消失，根据低钠血症的程度，一般血清钠浓度升高 6~8mEq/L（最高不超过 12mEq/L），血清钠浓度在当天最好维持在 120mEq/L 左右较为安全。

(2) 慢性或过程不明的低钠血症

　　慢性低钠血症的治疗原则和急性低钠血症一样，如果只有呕吐而没有明显的意识障碍症状，则首先检测尿中钠和钾浓度之和，与血清钠浓度相比如果显著低，则低钠血症就会逐渐好转，特别是酒精中毒、营养低下、低钾血症和服用噻嗪类利尿剂的患者，同时又有 CPM 危险因素，低钠血症纠正的速度和程度都应缓慢。此时，可以用 0.9% 生理盐水加呋塞米合用来代替 3% 盐水。如果不能使用呋塞米，则输注高涨盐水来纠正低钠血症。低钠血症纠正速度应该控制在 1mEq/(L·h) 以内，当日血钠浓度升高不超过 8mEq/L，以后血钠升高控制在 6mEq/L 以内。

(3) 急性没有症状的低钠血症

　　急性低钠血症但是无任何低钠血症相关的症状，则有充裕的时间进行诊断和评估，再进行治疗。可以仔细查找低钠血症的原因，检测尿钠和钾浓度之和与血清钠浓度对比，如果显著高于血清钠浓度，则需要积极治疗，另外，如果是绝经前女性在手术后、精神性多饮或服用噻嗪类利尿剂的高龄女性等患者，很容易因为低钠血症引起脑水肿等严重并发症，因此必须积极治疗。可以使用 0.9% 生理盐水和呋塞米合用或者输注 3% 高张盐水。急性低钠血症一般发生 CPM 的可能性较小，倘若有 CPM 危险因素时，则注意不要过度和过快纠正血钠。一般建议血钠的纠正速度控制在 1mEq/(L·h) 以内，当日血钠提高的总量不超过 12mEq/L，以后每天纠正血钠控制在 6mEq/L。

(4) 慢性或过程不明且无症状的低钠血症

慢性低钠血症、过程不明低钠血症或者说有慢性低钠血症的可能时，如果没有低钠血症的症状，则在治疗上要仔细权衡利弊，选择方案时应该特别慎重。对于慢性无症状低钠血症的治疗要区分血容量过多和过少两种情况，分别采取不同方案治疗。

a) 脱水伴有低钠血症 (低容量性低钠血症)

脱水伴有低钠血症多数是指细胞外液量减少，同时伴有低钠血症，主要是由于各种疾病引起的经过肠道、皮肤或肾脏的体液丢失，此时，补充 0.9% 生理盐水就可纠正低钠血症，根据低钠血症的病因不同，同时可能伴有钾的丢失，在临床上很容易被忽视，应该引起注意。此时，有必要适当补充钾离子，另外，根据原发病不同，如肾上腺皮质功能不全时，可以同时补充糖皮质激素治疗。

b) 水负荷过多伴低钠血症 (高容量性低钠血症)

水负荷过多伴有低钠血症多数是在水肿性疾病情况下发生，此时可以使用利尿剂促进低张的自由水从肾脏排出，也可以通过限制自由水摄入 (每天限制在 0.5~1L)、停止低张液体输入，限制自由水的摄入非常重要。

c) 体液量正常伴低钠血症 (等容量性低钠血症)

体液量正常伴低钠血症可以见于各种疾病情况，如果是应用噻嗪类利尿剂引起的就停止使用药物，若与甲状腺功能低下及肾上腺皮质功能低下有关，则可以适当补充激素治疗，精神性多饮引起的可以进行心理治疗等。SIADH 的治疗前面已经讲述，0.9% 生理盐水治疗可能使低钠血症恶化，轻度的低钠血症可以通过限制水分摄入治疗，如果限制水分治疗没有效果，可以增加钠的摄入量。也可以使用利尿剂来增加溶质的蓄积和自由水的排泄，从而使血液张力增加。但是，这种情况下，应该注意患者体重的变化，因为心功能不全患者钠的摄入过多会引起水潴留，而加重心衰，而老年患者在使用呋塞米时，可能引起脱水，血容量不足。另外，可以使用口服尿素治疗，尿素可以增加尿中溶质，引起渗透性利尿，促进自由水排泄，每天可以使用 30~60g，可以用高蛋白和高盐 (即在普通饮食基础上追加 3~9g 食盐) 饮食来代替尿素。如果不能经口摄入的话，可以经胃管输注或静脉输注高营养物质，可以通过 24 尿液来计算蛋白质摄入量。Maroni 计算式：每日蛋白质摄入量=6.25 × { 尿 BUN(g/d)+0.03 × 体重 (kg)}+每天尿蛋白排泄量。根据尿液的渗透压可以判断溶质摄入是否充足，一般维持尿液的平均渗透压在 10mOsm/kg 以上。因为尿排泄的液溶质降低可能反应溶质摄入减少，从中可以分析出低钠血症原因。也可以使用锂剂 (900~1 200mg/d) 或地美环素 (300~900mg/d) 治疗，但这两种药物可以导致多尿和肾脏损害，另外前者可引起精神症状，后者可以引起光过敏，因此，目前临床上已经很少使用。最近，ADH V_2 受体拮抗剂已进入临床试验，将来可能成为治疗低钠血症的主要药物。

| 知识点 | **在治疗低钠血症时,怎样确定水分的摄入量?** |

治疗低钠血症时,常常要限制水分摄入,但是,如何决定水分的摄入量非常困难,有时会因为摄入量不准确而引起一些副作用,一般的治疗方案是每天水分摄入量 500~1 000ml。现在介绍一种推算限制水分摄入的计算式。通过计算尿液渗透压而不是张力来推算水分摄入量。粗略估算成人每天溶质的排泄量为 10mOsm/kg,如果为 60kg 体重,则每日溶质排泄量为 600mOsm,正常肾脏对尿液的最大稀释能力为(用尿液渗透压表示)50mOsm/kgH$_2$O,以此可以推算肾脏自由水排泄量每天最多可以达到 600 ÷ 50=12L。然而,在 SIADH 患者,在异常的 ADH 作用下,肾脏最大稀释能力为 500mOsm/kgH$_2$O,因此自由水最大排泄量为 600 ÷ 500=1.2L,所以,如果每天自由水摄入超过 1.2L(饮水加食物),就可以低钠血症恶化。可以利用以下计算式来计算水分摄入量。

每日水分限制目标(食物加饮料)=[体重(kg)× 10(mOsm)]÷ U osm

G. 实际病例讨论

63 岁女性患者,体重 70kg,既往没有肾功能不全、心脏病和肝功能不全史,由于精神异常在 1 个月前入住精神病科治疗,服用多种抗精神病药物治疗,现在一直在服用。入院时血钠浓度 142mEq/L,以后再没有检查血钠,本次肾脏内科就诊前一天查血钠浓度 126mEq/L。肾内科就诊时,患者意识低下,头部 CT 检查阴性,傍晚时查血钠为 105mEq/L,紧急收住肾内科治疗。

问诊时患者神志尚清楚,嗜睡,定向力障碍,记不住别人的名字,体检心肺无异常,神经系统除了腱反射低下外均无异常,胸片心肺正常。血糖浓度 115mg/dl(约 6.38mmol/L),血液生化检查除了血钠低下外,肾功能、肝功能及血钾浓度均正常,因为既往没有高脂血症和无长期酗酒历史,所以,推测该患者不可能为高渗性和等渗性低钠血症(因为急诊不能检测血渗透压)。然而,患者在一天之内血钠从 126mEq/L 降低到 105mEq/L,下降了 21mEq/L,因此高度怀疑为急性低钠血症,接诊时患者每天小便量为 1L 左右。根据患者有精神病史,现正在服用抗精神病药物,因此最可能的情况是精神性多饮,患者没有前述的脑桥中央髓鞘溶解的危险因素,但是存在脑细胞水肿的危险性。

急诊尿生化检查结果显示,尿钠 69mEq/L 和尿钾 11mEq/L,尿钠和钾浓度和小于血清钠浓度(105mEq/L),因此,如果禁止摄入自由水和低张输液的话,血清钠可以慢慢自动恢复正常,但是患者有急性低钠血症的精神症状如意识障碍,而且尿液的渗透压又不是非常低,即尿中排泄自由水少,因此血钠靠自然回复会花很长时间,因此可以考虑输注 3% 盐水来加快纠正血钠的速度(12 小时纠正 10mEq/L)。

3% 盐水钠浓度为 463mEq/L,按照 80ml/h 的速度开始输注治疗,在没有考虑尿液的排泄对纠正血钠速度的影响情况下,则预测每小时能纠正钠浓度为 $(463-105)\div(70kg\times0.6+1)\times0.08=0.67mEq/(L\cdot h)$,3 小时后血清钠浓度应该上升到 110mEq/L。但实际上该患者由于排泄低渗尿尿液,血钠浓度可部分自动回复,因此每小时可以纠正钠浓度约为 1mEq/L,患者意识状态慢慢好转,但没有完全回复,此时,共输注高张盐水 750ml,到第 12 小时,检测血钠浓度为 127mEq/L,超过预期纠正目标。

本例患者在开始治疗时没有考虑到自排低渗尿对血钠纠正的影响,因此,比预期纠正血钠的速度快。如果到第 3 小时,停止输注高张盐水,靠自身排泄低渗尿液使血钠慢慢升高,到 12 小时血钠大概升高到 120mEq/L,接近预测血钠纠正的靶目标。

因此本例患者的治疗过程有许多地方需要检讨,在精神性多饮引起的低钠血症时,由于意识障碍和限制饮水,自由水的摄入已经停止,即低钠血症的病因已经去除,理论上低钠血症可以自然恢复,因此当意识状态恢复后,就应该停止积极治疗,靠身体自身调节恢复。而且这里患者尿液张力明显低于血清张力,且没有抑制抗利尿激素分泌的因素存在,另外,在该例患者中,应该高度怀疑抗精神病药物引起 SIADH 的存在,有必要检测血液 ADH 水平。

知识点　纠正急性低钠血症不会引起神经脱髓鞘综合征的疾病

① 因为肾功能不全透析治疗引起的低钠血症

透析患者重度低钠血症主要是由于透析液中钠浓度异常引起,这种急性低钠血症纠正后很少引起脑桥中央髓鞘溶解(CPM),主要是因为尿素可以自由通过普通细胞膜,没有渗透作用,也不产生张力,即是非渗透性物质。但是,尿素分子不能自由通过血脑屏障,因此在脑细胞和细胞外液之间,尿素就可以作为有效渗透物质。当透析治疗时,细胞外液中的尿素浓度降低,脑细胞外液尿素氮浓度也慢慢降低,因此细胞外液中的渗透压也随之下降,此时纠正低血钠引起的血浆渗透压升高就被尿素氮降低抵消,因此,保护了脑细胞因渗透压引起的脱髓鞘改变。

② 精神性多饮患者在终止饮水后自然缓解的患者

精神性多饮引起的重度低钠血症患者,停止饮水后,大量自由水从尿液排泄可以使血钠自然缓慢升高,此时,不会引起神经细胞脱髓鞘性改变,另外,大概也因为是急性低钠血症缘故,故在纠正低钠血症时,一般不会发生 CPM。

知识点　低钠血症纠正过度怎么办:补充自由水再诱导低钠血症

低钠血症在治疗过程中,尿中钠加钾浓度如果明显低于血清钠浓度,按照预想的低钠血症的治疗方案来进行治疗,一般在精神性多饮患者、尿崩症过度使用合成右旋血管加压素(DDAVP)、药物性低钠血症已经停用相关药物、肾上腺皮质功能不全接受糖皮质激素治疗时以及高龄患者在使用噻嗪类利尿剂后引起的低钠血症,都遵循上述方案治疗,需要注意的是,这些情况都存在着 CPM 高危险因素,应该积极预防。

前面已经讲述,急性低钠血症是指一天之内血钠下降 12mEq/L,慢性低钠血症是指在一天之内血钠下降 8mEq/L 以内,如果血钠下降速度超过上述数值,渗透压性神经脱髓鞘(脑桥中央髓鞘溶解)的发生率就会增高。典型患者是在低血钠纠正后,神经系统症状已经改善,但是数日后(1~5 天)中枢神经系统症状重新出现(如反射亢进、锥体外系症症状甚至昏迷等),这种情况就是低钠血症纠正后再复发。

低钠血症症状再复发的对应治疗是尽早(过度纠正数日内)重新诱导低钠血症,即将通过输液将血钠浓度调到上次低钠血症治疗前水平,对于再出现的精神症状有治疗作用,大鼠的动物实验显示,在低钠血症纠正过程中出现 CPM 引起的精神症状后,尽早再次诱导低钠血症对改善 CPM 有效,以后在人类也有研究报告,在过度纠正低钠血症引起精神症状后,采用 DDAVP、输注 5% 葡萄糖液体或大量饮水再次诱导低钠血症,中枢神经系统症状消失。CPM 一旦出现,预后非常差,死亡率高,没有特效治疗方法,因此,在临床上,所有有效的对症治疗都应该尝试。

茶歇

是否所有的慢性轻度低钠血症都需要积极治疗？

血清钠浓度低于 120mEq/L 的轻到中度低钠血症,如果没有任何低钠血症的临床症状,是否需要治疗,尚存在着争论。

研究发现,对于老年人,低钠血症是独立的生命预后危险因子,也是心功能不全患者预后的独立危险因子,同时低钠血症又可以促进肾功能不全进展。

然而,以上这些报告中,都没有明确低钠血症是疾病的原因还是结果,因为,严重的疾病本身就会引起低钠血症,在治疗时,也没有就单纯纠正低钠血症对生命预后影响进行研究,因此,对以上研究存在很多争论。最近,一项小样本前瞻对照研究 NYHA Ⅳ 级顽固性心功能不全患者,治疗组给予高张盐水来纠正低钠血症治疗,结果发现,接受高张盐水治疗组生存率较没有治疗组显著改善(图 34)。但是这样的研究报告非常少见,而本研究在设计上有缺陷,纳入研究的患者,纠正低血钠治疗的理由也不充分。还有临床上多数患者低钠血症的原因为医源性的,在处理低钠血症时,此点应该充分考虑到。最近,有一项有关低钠血症的研究报告,发现当患者血清钠在 125mEq/L 左右时,就会引起低钠血症相关的症状如步行困难或注意力涣散,同时还会合并严重合并症,严重影响生活质量和生存寿命,结论是低钠血症即使是轻中度,也应该干预治疗。

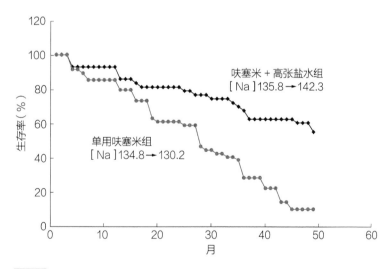

图 34　重度心功能不全合并低钠血症时,纠正低血钠可以改善预后
(Licata G, et al. Am Heart J. 2003;145:459-466)

3. 抗利尿激素分泌失调综合征

抗利尿激素分泌失调综合征(SIADH)是指内源性抗利尿激素(ADH)分泌异常增多,导致肾脏自由水排泄减少,造成体内水潴留、尿钠排泄增加和稀释性低钠血症,它是典型的细胞外液量几乎正常情况下的低张性低钠血症综合征,所说的细胞外液量正常,主要是由于 SIADH 时,细胞外液量扩张,引起肾素血管紧张素醛固酮系统抑制,尿钠排泄增加,参与调节体内钠平衡,从而维持体内总钠量和细胞外液量(有效循环血浆容量)接近正常。当细胞外液量扩张到一定程度时,可以抑制近端肾小管对钠的重吸收,使尿钠排出增加,同时心房肽释放增多也促进钠从尿中排出,这些调节的结果使得细胞外液量和体内总钠量接近正常。

正常情况下,ADH 分泌是受血浆渗透压(血浆张力)和有效循环血浆容量双重调节指,对于维持正常体液量非常重要。其他因素刺激或 ADH 分泌节律改变引起的 ADH 异常分泌就会引起低钠血症,便称为抗利尿激素分泌失调综合征,主要见于肿瘤、肺部疾病、中枢神经系统疾病和药物引起。

SIADH 的诊断基本上是排除诊断,即怀疑本病时,要排除其他疾病才能确定诊断,首先要排除脱水性疾病、水肿性疾病、肾功能不全等引起细胞外液量异常的疾病,同时也要排除内分泌疾病如甲状腺疾病、下丘脑和肾上腺疾病,也要排除精神性多饮患者和马拉松比赛后大量饮水等。

SIADH 的诊断

★细胞外液量正常,除外脱水、水肿和肾功能不全

★下垂体肾上腺皮质功能不全、甲状腺功能低下和神经性多饮除外

★低渗透压(低张力)血症(<280mOsm/L)

 (1) 尿钠浓度>40mEq/L

    (SIADH 时,能够保持钠在低水平上出入平衡,即钠的摄入量和尿钠的排泄量大致相等),例如每天摄入 5g=85mEq 钠,如果尿量为 1 700ml,则尿钠浓度为 50mEq/L)

 (2) 可以测定 ADH 浓度(正常情况下很难测出)

★辅助诊断条件

 低尿酸血症(细胞外液量低下或者增多伴随低钠血症时,多数表现为高尿酸血症)

SIADH 的病因

★肿瘤(肺小细胞癌、头颈部肿瘤、胰腺癌、前列腺癌、恶性淋巴瘤、网状细胞肉瘤、胸腺瘤、十二指肠癌等)

★中枢性疾病(外伤、肿瘤、感染、血管损伤、脑积液、吉兰-巴雷综合征和精神疾病)

★肺疾病(肺炎、COPD、呼吸功能不全、结核、重症哮喘、气胸等)

★药物

　ADH 类似物：血管加压素

　精神病药物：三环类抗抑郁药物、卡马西平、氯贝丁酯

　抗癌药物：长春新碱、环磷酰胺

　其他药物：ACEI（赖诺普利）、非甾体抗炎药、噻嗪类

★其他原因

　呕吐、疼痛、手术后应激状态、大肠镜检查、心导管术后、戒酒

SIADH 的治疗

　　SIADH 的主要治疗和后面的低钠血症治疗相同，SIADH 引起的低钠血症主要是以预防为主，包括限制摄入自由水和禁止输入低张液体（和尿液渗透压相比），治疗原则是限制自由水和限制输入低张液体。SIADH 时，通过体内各种机制可以有效地保持血浆容量，只要正常摄入盐分，就不会出现有效血浆容量减少，即不会引起任何症状。

　　临床上一般主张可以给予口服尿素治疗，也可以高蛋白饮食和高盐饮食（每天增加 3~12g 食盐），同时限制自由水的摄入，有关药物治疗因为副作用多，临床上很少使用。

知识点　**腺垂体功能不全和 SIADH**

　　腺垂体功能不全引起的低钠血症和肾上腺功能不全引起的低钠血症、脱水、低血压和高钾血症一样，临床上和 SIADH 引起的症状很难鉴别，主要鉴别点是脑垂体功能不全时，可以出现原因不明的通气过度，造成呼吸性碱中毒，并出现代偿性代谢性酸中毒血症，糖皮质激素是 ADH 阻滞剂，因此，在腺垂体功能不全时，使用糖皮质激素治疗，可以快速引起水利尿（假性尿崩症），但是此治疗可能会过度纠正低钠血症，因此应该注意观察。

知识点　**中枢神经系统疾病引起的低钠血症（脑性耗盐综合征）和 SIADH**

　　中枢神经系统疾病引起的钠代谢异常为中枢性尿崩症、SIADH 和脑性耗盐综合征（cerebral salt wasting，CSW）三种情形，呈现低钠血症的为后两者，CSW 是 1950 年由 Peters 等首次报道的疾病。中枢神经系统疾患引起的低钠血症主要见于蛛网膜下腔出血和脑外伤，主要是因为肾脏丢失大量钠盐所致，由于肾脏丢失钠盐，一般会引起细胞外液量减少，细胞外液量减少可以通过非渗透压刺激下丘脑分泌 ADH，从而出现 SIADH 同样症状。有报道认为 CSW 时的低钠血症主要是因为脑利尿钠肽（BNP）分泌亢进引起。特别是在蛛网膜下腔出血时，BNP 分泌亢进与尿钠排泄增加有明显关系。研究发现利尿钠肽具有不依赖 ADH，而作用于肾脏集合管水通道（AQP2）而使

其活化,从而引起 ADH 样的抗利尿作用,引起和 SIADH 一样的病症。有关 CSW 的病理生理问题尚有很多不统一观点,有人对 CSW 这一概念持怀疑态度,也有专家认为 CSW 病例和 SIADH 完全一样。

中枢神经系统疾病引起的 SIADH 主要见于蛛网膜下腔出血、脑外伤以及其他中枢神经系统感染,或由作用于中枢神经系统的药物引起,在 CSW 时,由于补液和饮水治疗,细胞外液量减少并不十分明显,因此,和 SIADH 鉴别非常困难。然而,CSW 主要表现为细胞外液量减少或者有减少倾向,治疗上主要是补液包括生理盐水和高张盐水,不限制自由水摄入,和 SIADH 治疗恰恰相反,因此,两者的鉴别非常重要。

CSW 和 SIADH 的鉴别要点除了细胞外液量以外,每天钠的摄取和排泄量处于负平衡和 BNP 产生亢进等都提示 CSW 的存在,如果排除 SIADH,怀疑 CSW 时,限制水分摄入必须慎重。检查有明显钠负平衡时,可以试用盐皮质激素醋酸氟氢松 0.1~0.3mg/d,观察治疗效果,进行鉴别。

知识点 **失钠性肾病**

细胞外液量减少(volume depletion)和低钠血症常引起失盐性肾病(salt losing nephropathy),此时常需要和肾小管损伤后引起的钠离子丢失相鉴别。肾小管损伤引起的低钠血症主要是由于钠利尿引起的,血容量不一定减少。实际上,急性白血病患者呈现结晶或结石尿,引起的肾小管功能障碍可能表现为失盐性肾病。

然而,实际上慢性肾衰竭情况下,肾脏保钠能力降低并不十分明显,因此,即使在有慢性肾功能不全患者,钠的摄入量即使增多,由于每个肾单位钠的排泄量也相应增加,重吸收相应减少,也不会造成钠负荷过重。然而,在入院或因为疾病,钠的摄入量突然间减少,疾病的肾脏启动钠的重吸收机制来得比较慢,每个肾单位的钠的排泄量仍在持续,因而就出现了钠的平衡,引起低钠血症。

知识点 **老年人低钠血症病因学新概念:盐皮质激素反应低下性低钠血症**

日本自治医科大学石川等提出老年性低钠血症的临床新概念,引起学界的广泛关注。主要是因为随着年龄的增大机体对肾素-醛固酮系统反应性低下,造成机体保钠功能不全,引起盐皮质激素反应性低钠血症的病理生理改变。而抗利尿激素代偿性分泌亢进。血生化检查为低钠血症、尿排钠量相对增加和低尿酸血症。此时和 SIADH 的鉴别非常困难。理论上,盐皮质激素反应性低钠血症只有轻微脱水,如果像 SIADH 一样限制水分摄入,就会引起脱水和低血压危险。临床上,老年人发生低钠血症的情况非常常见,大多数被诊断为 SIADH,然而,在临床上更常见的是盐皮质激素反应低下性低钠血症(mineralocorticoid responsive hyponatremia of the elderly, MRHE)。石川等报告临床上老年人低钠血症约有 1/4 为 MRHE，而 MRHE 患者禁止限制水分，在治疗上，如果没有高血压和重度冠状动脉硬化等禁忌证，可以使用氟氢可的松 0.1~0.3mg，然而，这类患者低钠血症的纠正非常缓慢，可以辅助高盐饮食治疗，注意常规监测体液量的动态变化，这在治疗和管理上非常重要。

茶歇

抗利尿激素受体拮抗药

目前发现抗利尿激素（ADH）或者血管加压素（vasopressin）有三种 G 蛋白受体，V_{1a} 受体主要分布在血管平滑肌、心肌细胞和血小板上，主要引起血管收缩、心肌肥大和血小板凝集，V_2 受体主要分布在肾小管尤其是集合管的血管侧，可以增强水分经过水通道（AQP2）在肾小管腔跨膜移动到血管侧，它还作用于血管引起血管扩张和分泌 von Willebrand 因子。

V_2 受体拮抗药物（表 29）可以引起水利尿作用，可以作为低钠血症的特效治疗药物，最初开发的多肽类药物生物利用度较低，没有在临床上应用。1989 年由日本大塚公司首先开发出非肽类 V_2 受体拮抗药莫扎伐普坦（mozavaptan，OPC31260），此后又由其他公司开发出各种 V_2 受体拮抗药物，见下表。这些药物在 SIADH、心功能不全和肝硬化引起低钠血症的治疗中，具有特效。最近，《新英格兰医学杂志》上发表了包括托伐普坦（tolvaptan）等 V_2 受体拮抗药物在临床上应用的良好效果。在慢性低钠血症治疗时，有时往往纠正血钠的速度太快，引起严重并发症，因此，应该在治疗中，控制血钠上升速度，一般经验是第一天上升5mEq/L，当停止药物后，钠浓度很快就会下降到原来水平，以后慢慢达到血钠平稳上升到平台期，这样出现中枢脱神经髓鞘病变的概率就会显著降低。因此，认为这种药物是纠正体液量正常或者过剩伴重度低钠血症最有希望的药物。另外一种药物考尼伐坦（conivaptan）是 V_{1a} 受体和 V_2 受体双重阻滞剂，因为 V_{1a} 受体受刺激会增加心脏负荷，因此，该药物可能在伴有心功能不全时使用，会有更多益处。

目前，在日本，莫扎伐普坦在肺癌引起的 NIADH 的治疗中，也获批为使用适应证，其他药物都在临床试验阶段。

最近，ADH 受体拮抗药物除了治疗低钠血症外，还被用于其他疾病的治疗，如伴有性功能障碍的尿崩症患者，并取得很好的疗效（表 30）。该病是由于肾脏集合管上皮细胞内 V_2 受体向细胞膜转运异常所致，而在使用 V_{2a} 受体拮抗药物和 V_2 受体拮抗药后，在集合管上皮细胞膜上发现 V_2 受体，说明该类药物有助于细胞内受体的运送。

表 29   抗利尿激素（ADH）V2 受体拮抗药物的种类

药名	结合 ADH 受体	给药途径	主要文献
莫扎伐普坦（mozavaptan）	V2	口服	*J Clin Invest.* 1993；92：2653-59
托伐普坦（tolbaptan）	V2	口服	*NEJM.* 2006；355：2099-112
考尼伐坦（conivaptan）	V1R+V2	静脉（口服）	*Circulation.* 2001；104：2417-23
利伐普坦（lixivaptan）	V2	口服	*Hepatology.* 2003；37：182-91
考尼伐坦（setavaptan）	V2	口服	*Clin J Am Soc Nephrol.* 2006；1：1154-60

表 30　抗利尿激素(ADH)受体拮抗药物的临床适应证

疾病状态		
细胞外液量减少伴低钠血症		禁忌
急性低钠血症		没有研究数据
慢性低钠血症	SIADH	有治疗作用
	心功能不全	有治疗作用,拮抗 V1a 受体对治疗有益
	肝硬化	有治疗作用,拮抗 V1a 受体对治疗不利
伴肾性尿崩症		阻滞 V1a 受体有治疗作用
常染色体显性遗传多囊肾病(ADPKD)		V2R 受体拮抗剂在临床试验中,动物实验显示有治疗作用 (*Nat Med.* 2003;9:1323-26)

　　另外,与常染色体显性遗传多囊肾病(autosomal dominant polycystic kidney disease, AKPKD)发生有关的细胞内信号传导分子 cAMP 可以被 V_2 受体拮抗药物所抑制,在动物实验中已有报道,PKD 动物模型在给予 V_2 受体拮抗药物治疗后,囊肿形成受到明显抑制,其二期临床试验正在进行中。

4. 高钠血症

A. 高钠血症的病理生理（表31）

与低钠血症相反，高钠血症时血浆渗透压（血浆张力）升高，血清渗透压一般在280mOsm/L以上，此时垂体受刺激ADH分泌增加，当血清渗透压高于295mOsm/L时，就会出现口渴感，主动摄入水分增加，肾脏自由水排出减少，血浆渗透压逐渐降低。因此，出现高钠血症必须有以下两个先决条件，首先，患者口渴感觉异常或受到抑制，或者没有自由水来源，其次是肾脏自由水再吸收异常即尿的浓缩功能减弱。前者多发生在老年人、婴幼儿以及意识障碍患者，或者身处沙漠等没有水源环境，后者见于ADH作用异常而引起尿崩症，或渗透性利尿引起强制性自由水从肾脏排泄。然而，单纯ADH作用异常引起自由水排泄增加，如果此时患者口渴感正常，又有可以饮用的自由水源，患者可以主动饮水以降低血液张力，也不至于引起高钠血症，如果没有自由水来源或者患者口渴感异常不能摄入自由水，但是如果ADH作用正常，就会促进肾脏吸收自由水，使尿液浓缩，自由水排泄减少，也会保持血浆渗透压。因此只有在自由水摄入不足和ADH作用低下两者同时存在情况下，才会出现高钠血症和血浆高渗状态。

有关高钠血症的发病率的研究报告很少，一般认为入院高钠血症多发生在老年人，而且多合并严重感染等基础疾病。一方面，入院患者中出现的高钠血症没有年龄倾向，基础疾病也是多种多样，多数患者有使用利尿剂历史。在门诊诊断的高钠血症有些像高龄患者一样口渴感异常，有些是因为不能自由摄入自由水，也有因为感染发热引起皮肤不显性蒸发或者大量出汗造成水分丢失。另一方面，入院以后出现高钠血症多数由于疾病状态引起水分摄入不足，利尿剂或者发热引起水分丢失，而以上都是因为输液量不充分，自由水补充不够引起的医源性高钠血症。

表31　高钠血症的病理生理

人体预防高钠血症机制		损伤的原因	易感人群
口渴感-饮水	高钠刺激口渴中枢引起摄水量增加	由于身体状况不能获得足够的自由水	老年人、婴幼儿、意识障碍者、疾病造成饮水困难，输液不充分（自由水）
尿液浓缩	肾脏髓质高渗透压形成	亨利袢钠的再吸收障碍	渗透性利尿（高糖、高热量输液、甘露醇输注），利尿剂使用和肾功能不全
	ADH作用	ADH作用低下	ADH分泌障碍（中枢性尿崩症），ADH作用低下（肾性尿崩症、高钙血症、低钾血症和肾功能不全）

B. 高钠血症的鉴别诊断

高钠血症时，血浆渗透压（张力）非常高，鉴别诊断时和低钠血症一样，主要是评估细胞外液量是增加还是减少，图35介绍了高钠血症的鉴别诊断实施步骤。

这里各种场合都和经口或静脉的自由水摄入不足、口渴感异常、意识障碍、活动困难、高

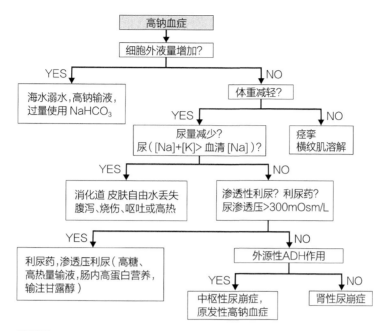

图35　高钠血症的诊断步骤

龄者、婴幼儿,以及输液的质和量不适当有关。

　　表 32 给出了高钠血症时,水分和体内钠加钾总量的关系,从 4 个方面来考虑,其中例 3 和例 4 的出现概率非常低,首先使用排除法来进行鉴别诊断。通过评估细胞外液量和体重变化来判断总液体量,例 4 总液体量(细胞外液量)增加,主要见于海水溺水、高钠输液或过量输注碳酸氢钠;例 3 总液体量(体重)未发生变化,主要是水分从细胞外向细胞内转移所致,见于横纹肌溶解或痉挛时细胞外水分向细胞内移动。

　　排除例 3 和例 4 之后,要评估尿量有无减少,通过测定尿液中电解质来评价尿中自由水的排泄情况,如果尿量减少,尿中自由水排泄下降,说明尿液在 ADH 作用下的浓缩功能正常,很可能是肾脏以外如消化道和皮肤的自由水丢失,应该仔细询问有无腹泻、呕吐或者消化道引流,以及皮肤有无烧烫伤或者大量出汗等。

　　相反,如果尿量不减少,尿中自由水排泄增多,则意味着尿浓缩功能减退,或者 ADH 的抗利尿作用低下,这方面的鉴别主要是寻找有无渗透性利尿或者药物,例如糖尿病、利尿剂、输注甘露醇、高热量输液以及经肠道营养支持,应该检查尿液包括渗透压>300mOsm/L、尿

表 32　高钠血症时体内水分和体内总 Na 的关系

	体内 Na+K 量(Na 总量)	体液总量(体重)
例 1	↓	↓↓
例 2	0	↓
例 3	↑	0
例 4	↑↑	↑

表 33   引起尿崩症的原发病

中枢性	肾性
遗传性（AD/AR/XR）特发性	遗传性（V_2 受体、AQP2）
脑外科手术后（经蝶鞍）	高钙血症、低钾血症
脑部外伤、脑动脉瘤	锂剂
缺氧性脑病、缺血性脑病	顺铂
肿瘤（转移瘤、鼻咽管瘤）	妊娠
神经肉瘤	Sjögren 综合征、镰型红细胞贫血
脑膜炎、脑炎	淀粉样变性
神经性厌食	肾功能损害（间质性肾炎、肾血管栓塞）

糖,如果没有异常,则应该考虑尿崩症或者原发性高钠血症。尿崩症分为中枢性和肾性两种,表 33 给出了两者鉴别的要点,主要是通过使用外源性 ADH 治疗,如果对治疗有反应,则为中枢性,否则为肾性。具体可以进行水负荷试验和高钠负荷试验,来观察对 ADH 的反应,试验细节在“多尿性疾病”部分叙述。原发性高钠血症时,对 ADH 治疗反应不变,但是,刺激 ADH 分泌的血浆渗透压的阈值从 280mOsm/L 大幅提高,此时一般不会出现进行性高钠血症,一般不需要针对高钠血症进行治疗。

C. 高钠血症的症状

中等度高钠血症,尤其是慢性高钠血症缺乏特异性的临床症状,一般只有烦躁不安、烦闷不乐、嗜睡,严重时可有昏迷。然而,如果是急性高钠血症,血钠水平高于 160mEq/L,血浆渗透压快速升高,就会引起体细胞脱水皱缩,尤其是影响脑细胞时,就会出现高热、过度通气、易激惹、肌肉痉挛、昏睡直至昏迷,还可以并发脑出血和蛛网膜下腔出血,此时,要实施紧急抢救。中枢性尿崩症患者特别喜欢饮冷水,其他原因的尿崩症没有这一特点,有助于临床鉴别。

D. 高钠血症的治疗
(1) 治疗的基本原则(图 36)

高钠血症尤其是慢性低钠血症时,快速纠正会引起中枢神经脱髓鞘病变,特别是脑细胞更容易受损,主要是因为脑循环的特点,血脑屏障作用使得脑细胞内外液交换相对其他体细胞慢,在慢性高钠血症时,脑细胞内外液中钠浓度和渗透压处于高渗平衡状态,当快速纠正血钠时,细胞外液渗透压迅速降低,水分就会向脑细胞内移动,导致脑细胞水肿,这在儿科患者常有发生。脑细胞水肿后,造成颅内压升高,严重时出现痉挛和永久性脑神经损害,有时甚至可以引起死亡,临床上应给予足够重视。

高钠血症的治疗应该按照以下原则:

a) 高钠血症的症状有无

有症状高钠血症应该紧急治疗,主要原则是逐渐降低血钠水平,减轻直至消除症状。一般推荐血钠降低速度为 1~2mEq/(L·h),或者每天允许降低血钠不大于 12mEq/L。

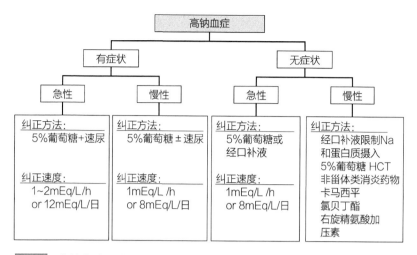

图36　高钠血症治疗的示意图

b) 急或慢性高钠血症

急性高钠血症早期积极治疗,尽快纠正血钠,慢性(发病2天以上)高钠血症时,由于细胞内钠浓度和渗透压都较高,快速纠正血钠浓度较危险,如果不能确定发病到住院时间,即不能确定是急性或者慢性时,应该按照慢性高钠血症治疗。高度怀疑是慢性有症状高钠血症时,一般按照 $1\sim2$ mEq/(L·h)速度降低血钠,如果无症状,则血钠降低速度为 1mEq/(L·h) 以下。

(2) 治疗方法

高钠血症基本治疗方法是使用5%葡萄糖注射液,蒸馏水渗透压为0,静脉输注时容易引起溶血,必要时可在中心静脉导管缓慢输注,但建议尽量避免使用蒸馏水。5%葡萄糖为等张液体,静脉输注后与血液渗透压相同,一般不会对红细胞造成损伤,而且葡萄糖进入体内细胞代谢产生水分,和输注自由水起到同样效果。

然而,5%葡萄糖如果以300ml/min以上速度输注,超过体内对葡萄糖代谢的最大负荷,会引起高血糖和渗透性利尿,必须加以注意。高钠血症一般都伴随着尿自由水排泄增多,尿中的电解质含量较低,此时适当使用包括袢利尿剂在内的利尿剂物,可以提高尿中钠和钾的排泄量,从而减少尿自由水排泄,因此,对高钠血症具有治疗作用。ADH作用异常情况下,可以使用合成的DDAVP(右旋精氨酸加压素)等ADH类似物来治疗。

(3) 缺水程度预测、高钠治疗的预测

体内缺水程度预测可以采用以下公式计算:

$$缺水量=目前体重\times0.6\times\left(\frac{[Na]}{140}-1\right)$$

例如:体重 60kg 患者,血清[Na]160mEq/L,其身体内缺乏的水分为:

$36 \times (1-140 \div 160)=4.5L$,如果输注 1L 水分,血清 Na 浓度变化为:

$$\triangle[Na]=\{(输液[Na]+K)-血清[Na]\} \div (TBW+1)$$

如果期间尿量为 V(单位 L),去除尿中所排泄的 Na 后,实际纠正后血钠浓度为:

$$\{ 血清[Na] \times TBW-(尿[Na]+[K]) \times V \} \div (TBW-V)$$

如果为体重 60kg 患者,血清[Na]160mEq/L,输注 5% 葡萄糖液 1L,血清[Na]的变化为:$\{(0+0)-160\} \div (36+1)=4.32mEq/L$,如果预计每小时血钠降低 1mEq/L,则每小时应该输注 5% 葡萄糖液 230ml。但是,如果使用利尿剂-呋塞米,治疗期间尿量为 1L,尿中 Na 和 K 浓度分别为 60mEq/L 和 20mEq/L,则最后达到的血钠浓度=$\{160 \times 36-(60+20)\} \div (36-1)=162.3mEq/L$,如果不使用呋塞米,尿中钠和钾排泄就会减少,则尿[Na]和[K]分别为 20mEq/L,则治疗后血[Na]164mEq/L,因此,使用利尿剂对纠正高钠血症是有益的。

(4) 尿崩症的治疗

- 中枢性尿崩症:右旋精氨酸加压素(DDAVP) 2.5~20μg 分 1~2 次注射(根据体重、尿量、尿比重和血清[Na]来调节用量
- 中枢性或者肾性尿崩症
  * 钠 Na 和蛋白质摄入量限制
    加用噻嗪类利尿剂 25-50mg 分 2 次,加或不加钙剂
  * 氯贝特(Clofibrate) 1 500mg 分 3 次服用
  * 卡马西平(Carbamazepine) 200-600mg 分 2 次服用
  * 非甾体抗炎药(NSAIDs)(COX-2 阻滞剂)

肾性尿崩症时使用噻嗪类利尿剂-氢氯噻嗪,相对于其排泄水分作用外,其对近端肾小管对水分再吸收的促进作用,和增加尿中 Na 和 K 排泄,总的结果使自由水排泄减少,有利于纠正高钠血症。

而袢利尿剂-呋塞米等主要是破坏肾髓质高深状态的形成,尿浓缩功能受到抑制,因此不能减少自由水排泄,反而会起到相反的作用。

中枢性尿崩症时,使用 DDAVP 滴鼻液或喷剂治疗,其治疗剂量的调节需要住院观察尿量、尿比重和血清钠浓度的变化,而门诊患者则可根据体重,一般建议在治疗时,保持体重稳定不变。如果体重减少说明药物剂量不足,自由水排泄增多。

5. 多尿性疾病

A. 多尿的鉴别诊断

多尿症的鉴别要点

（1）多尿症是水利尿还是溶质利尿？
（2）多尿症是正常还是异常？

所谓多尿的定义是不清晰的,多数是指每天尿量在 3 000ml 以上,下图 37 给出多尿鉴别诊断流程,但是在多尿症的鉴别诊断时首先应该提出以上两个问题,即多尿是溶质利尿还是水利尿或多尿症属于正常生理状况还是病理状况。水利尿（尿崩症或者精神性多饮）,与溶质利尿的鉴别主要靠检测尿渗透压（容量渗透摩尔浓度）和尿的总溶质排泄量。水利尿时,尿液渗透压大幅下降,比如血浆渗透压为 300mOsm/L 时,尿液渗透压多在 150mOsm/L 以下,而尿的溶质排泄量正常（$10mOsm/(kg \cdot d)$）。而溶质利尿时,尿液渗透压与血浆渗透压相同或者高于血浆渗透压,而溶质排泄量一般比正常时多。溶质利尿中,主要是盐利尿（salt diruersis）和其他渗透压性利尿相鉴别,此时检测尿中 Na 和 K 浓度之和是否与尿张力或者渗透压相等,盐利尿时,尿 Na 和 K 浓度之和与尿渗透压相等,而渗透压性利尿时,尿张力比渗透压显著降低。

如果体内有大量蓄积的钠从尿中排泄出体外时,或者失钠性肾病时,每天从尿中排泄的 Na 量就要高于食物中 Na 的摄入量。

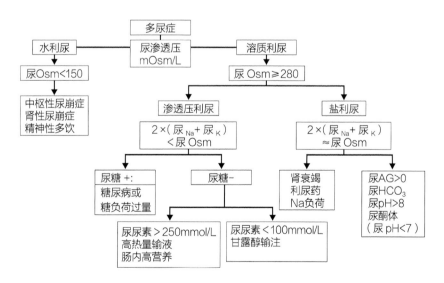

图37 多尿症鉴别诊断流程

> - 尿崩症:尿渗透压<<280mOsm/L(多数情况下,<150mOsm/L),
>   每日总溶质排泄量≈每日溶质的摄取量[10mOsm/kg × 体重(kg)左右]
> - 溶质利尿:尿渗透压>280mOsm/L
>   每日总溶质排泄量>>每日溶质的摄取量[10mOsm/kg × 体重(kg)左右]
> - 渗透压利尿:尿(Na+K)浓度 mEq/L × 2<<尿渗透压 mOsm/L
> - 盐利尿:尿(Na+K)浓度 mEq/L × 2 约等于尿渗透压 mOsm/L
>   适当的盐利尿:每日尿 Na+K 排泄量约等于每日 Na 的摄取量(经口或输液)
>   过度蓄积的钠离子排泄或者失盐性肾病:每日尿 Na+K 排泄量 >> 每日 Na 摄取量
>   (经口+输液)
>   每日溶质排泄量 mOsm/d=尿渗透压(mOsm/L)× 尿量(L/d)

B. 盐利尿

水利尿和溶质利尿一般都是不正常的利尿反应,而盐利尿时,多数是正常利尿反应。盐利尿时不正常情况有中枢性盐耗竭和失盐性肾病两种。前者在中枢性疾病引起低钠血症中叙述,而后者在失钠性肾病中说明,请参照有关章节。有关中枢性盐耗竭目前尚存在争论,一般认为颅内病变引起脑利钠肽(BNP)分泌增多,引起排钠利尿作用。而失盐性肾病多数见于慢性肾病尤其是间质性肾炎时,盐分摄入量突然减少,此时肾脏的保钠功能的发挥延迟,造成大量盐从尿中排出引起。异常的盐利尿发生概率非常低,正常的盐利尿典型例子是梗阻性肾病,梗阻解除后的利尿,此时,临床上为预防脱水,大量输注液体,但是,应该输入多少,排出多少,有时很难掌握平衡,容易造成液体失衡。研究发现梗阻性肾病时,肾脏集合管上皮细胞水通道蛋白(aquaporin)受体下调可能引起异常利尿作用,但是,在大多数情况下,肾功能不全蓄积在体内异常的水分都会经过正常利尿排出体外,不会引起病理生理异常,因此,在这种情况下,只要保持血压正常,尽量限制输液量即可恢复正常。

> 通常临床上见到的多尿原因都是因为盐利尿的结果,体内过多的水分(包括输液或输血)通过身体利尿反应排出体外。

C. 中枢性尿崩症、肾性尿崩症和精神性多饮

从上述图 37 的鉴别诊断流程可以看出,水利尿的鉴别诊断主要是肾性利尿、中枢性尿崩症和精神性多饮三者之间鉴别。鉴别方法可以参照图 38。首先,采取限制水分摄入或者高钠负荷,正常情况下,会出现血浆渗透压上升,尿液渗透压提高,而尿量减少等反应,而在严重的中枢性尿崩症(central diabetes insipidus,CDI)和肾性尿崩症(nephrogenic diabetes insipidus,NDI)时,血浆渗透压变化和肾脏利尿反应完全不会出现,在不严重时,可以出现部分反应如尿液渗透压轻微升高和尿量减少。在精神性多饮时,由于长期慢性多尿,对髓质高

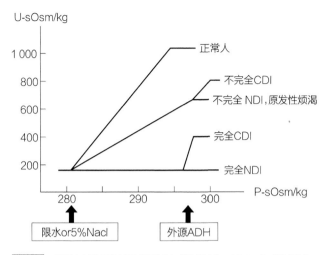

图 38　尿崩症鉴别诊断（限制水分试验和 ADH 负荷试验）

渗形成起重要作用的肾单位-亨利襻的钠主动重吸收功能下降,导致不能形成正常髓质渗透压梯度,因此大量饮水后,使髓质渗透压下降,但限制水分或盐负荷时,尿液渗透压根本就不升高。如果在血浆渗透压升高到 295mSom/kg H_2O 时,给予外源性 ADH(DDAVP),在中枢性尿崩症患者,血浆渗透压会进一步上升,而肾性尿崩症则没有反应。在正常人或精神性多饮患者,限制水分和盐负荷后,尿液已经发挥最大浓缩能力,尿渗透压已达到最高,此时不易进行外源性 ADH 试验。

　　其他鉴别要点包括:精神性多饮是由于大量饮水血钠稀释,一般血清钠浓度多在正常下限,而尿崩症时,一般都处于身体脱水状态,因此血清钠浓度一般多在正常高限。关于尿崩症的原发疾病参照表 33,肾性尿崩症有两种与肾脏 AVH V_2 受体异常有关的疾病需要注意,一是常染色体显性遗传或常染色体隐性遗传遗传性尿崩症,和肾性抗利尿综合征。

知识点

血液肿瘤化疗后多尿

　　血液肿瘤化疗前后多尿的情况很多,多数属于输液量过多,体内正常的盐利尿,其中也有一些病例和尿崩症或者失钠性肾病的发病及病理生理改变相似。当然由于肿瘤侵犯脑垂体引起尿崩症的情况很少见,多数情况下是由于化疗药物引起的肾小管损害,如顺铂等直接引起间质性肾炎,或者药物引起间质性肾炎的长期肾性低钾血症等导致肾性尿崩症或失钠性肾病。还有肿瘤细胞坏死崩解产生溶菌酶尿(lysozymuria)也可以引起肾小管损伤而导致尿崩症。

知识点

隐性尿崩症(垂体前叶功能减退和尿崩症合并存在时的特点)

　　垂体功能减退患者在补充糖皮质激素治疗时,可以突然出现多尿的尿崩症表现,这种情况多数是垂体前叶和后叶同时受到损伤所致,此时虽然抗利尿激素（ADH）分泌减少，但是由于糖皮质激素缺乏，致使心播出量和血压下降，两者共同作用使肾脏血流量减少，刺激 ADH 分泌等共同作用，使得日常情况下不会出现尿崩症表现，尿量维持在低水平，所以称为隐性尿崩症（masked diabetes insipidus）。但是由于糖皮质激素是 ADH 分泌的强抑制因素，因此在补充糖皮质激素治疗时，就会使本已经减少的 ADH 分泌进一步受到抑制，导致尿崩症发生。

| 知识点 | **妊娠伴尿崩症** |

妊娠伴尿崩症

妊娠时，可以发生一过性尿崩症，推测可能是胎盘分泌的血管紧张素酶（vassopressinase）分解 ADH，使血液中 ADH 减少所致，这种血管紧张素酶只分解内源性 ADH，对外源性血管加压素没有分解作用，因此，此时使用外源性 DDAVP 治疗有效。

茶歇

ADH V$_2$ 受体异常的两种疾病：X 连锁常染色体隐性遗传性肾性尿崩症和肾性抗利尿激素分泌失调综合征

　　抗利尿激素分泌后，与肾脏集合管上皮细胞血管侧 ADH V$_2$ 受体结合，激活与之相连接 G 蛋白，通过 cAMP 蛋白激酶（cAMP-Protein kinase A）介导来传递信号，此时，在没有 ADH 作用下，细胞内水通道蛋白-2（AQP2）积聚到细胞管腔侧细胞膜，管腔侧水分通过 AQP2 再吸收进入细胞，然后再通过水通道蛋白-3（AQP3）转移到细胞间质内，见图 39。

　　以上机制损伤可以导致两种完全不同的疾病状态，即尿崩症和抗利尿综合征。肾性尿崩症一般都是因为药物如锂剂、两性霉素 B，高钙血症，低钾血症以及梗阻性肾病解除后引起的继发性病变，还有遗传性因素引起的，遗传性尿崩症中，几乎 90% 伴有 X 连锁遗传障碍，主要是遗传缺陷引起编码 ADH V$_2$ 受体的染色体不活化，使受体失去功能。而常染色体显性遗传和常染色体隐性遗传两种疾病都和集合管上皮细胞中水通道蛋白缺陷有关。

　　最近研究发现，有一种情况是由于 ADH V$_2$ 活性变异，从而导致一种叫作肾性抗利尿激素分泌失调综合征（nephrogenic syndrome of inappropriate antidiuresis，NSIAD）的疾病，NSIAD 的主要表现是低渗性低钠血症，体液总量正常，低尿酸血症，而此时内分泌功能正常。NSIAD 的临床诊断和鉴别诊断非常困难，血浆 ADH 测定对于诊断本病的价值不大，ADH 受体变异是一种配体非依赖性的活化，因此，目前开发的 ADHV$_2$ 受体激动剂对该病没有治疗效果，由于从婴幼儿开始发病，水分限制困难，因此治疗方法只有服用尿素氮提高血浆渗透压，或者用高盐和高蛋白饮食。

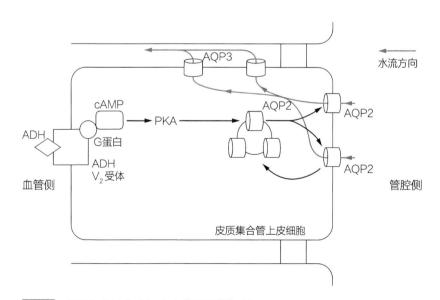

图 39　肾脏集合管上皮细胞水分再吸收机制

　　这种由于 ADH 受体或者水通道活性异常,或者 ADH 受体功能遗传性失活,除了引起体内电解质紊乱外,还可以由于皮质集合管钠通道活性亢进引起利德尔综合征(假性醛固酮增多症),钠通道活性降低引起常染色体隐性遗传性假性醛固酮增多症 Ⅰ 型,钙感受体功能亢进引起常染色体显性遗传性低钙血症,而钙感受体失功能引起家族性低尿钙高血钙症,新生儿重度甲状旁腺功能亢进等病变。

(张如意 刘云 译　冉建民 审)

参考文献

1) Koomans HA, Kortlandt W, Geers AB, et al. Lowered protein content of tissue fluid in patients with the nephritic syndrome: observations during disease and recovery. Nephron. 1985; 40: 391.

2) Vande Walle JG, Donckerwolcke RA, Koomans HA. Pathophysiology of edema formation in children with nephritic syndrome not due to minimal change disease. J Am Soc Nephrol. 1999; 10: 323.

3) Zhang H, et al. Collecting duct-specific deletion of peroxisome prolferator-activated receptor gamma blocks thiazolidinedione-induced fluid retention. Proc Natl Acad Sci USA. 2005; 102: 9406-11.

4) Stampfer M, Epstein SE, Beiser GD, et al. Hemodynamic effects of diuresis at rest and during intense exercise in patients with impaired cardiac function. Circulation. 1968; 37: 900.

5) Pockros PJ, Reynolds TB. Rapid diuresis in patients with ascites from chronic liver disease: the importance of peripheral edema. Gastroenterology. 1986; 90: 1827.

6) Minutolo R, Andreucci M, Balletta MM, et al. Effect of posture on sodium excretion and diuretic efficacy in nephritic syndrome. Am J Kidney Dis. 2000; 36: 719.

7) Murray MD, Deer MM, Ferguson JA, et al. Open-label randomized trial of torsemide compared with furosemide therapy for patients with heart failure. Am J Med. 2001; 111: 513.

8) Pitt B, Zannad F, Remme WJ, et al. The effect of spironolactone on morbidity and mortality in patients with severe heart failure. N Engl J Med. 1999; 341: 709.

9) Inoue M, Okajima K, Itoh K, et al. Mechanism of furosemide resitance in analbuminemic rats and hypoalbuminemic patients. Kidney Int. 1987; 32: 198.

10) Fliser D, Zurbruggen I, Mutschler E, et al. Coadministration of albumin and furosemide in patients with nephritic syndrome. Kidney Int. 1999; 55: 629.

11) Chalasani N, Gorski JC, Horlander JC Sr, et al. Effects of albumin/furosemide mixtures on responses to furosemide in hypoalbuminemic patients. J Am Soc Nephrol. 2001; 12: 1010.

12) Wilkes MM, Navickis RJ. Patient survival after human albumin administration: a meta-analysis of ramdomized controlled trials. Ann Intern Med. 2001; 135: 205.

13) Sort P, Navasa M, Arroyo V, et al. Effect of intravenous albumin on renal impairment and mortality in patients with cirrhosis and spontaneous bacterial peritonitis. N Engl J Med. 1999; 341: 403.

14) Yoshimura A, Ideura T, Iwasaki S, et al. Aggravation of minimal change nephritic syndrome by administration of human albumin. Clin Nephrol. 1992; 37: 109.

15) Gines P, Tito L, Arroyo V, et al. Randomized comparative study of therapeutic paracentesis with and without intravenous albumin. Gastroenterology. 1988; 94: 1493.

16) Murray MD, Deer MM, Ferguson JA, et al. Open-label randomized trial of torsemide compared with furosemide therapy for patients with heart failure. Am J Med. 2001; 111: 513.

17) Agarwal R, Gorski JC, Sundblad K, et al. Urinary protein binding does not affect response to furosemide in patients with nephritic syndrome. J Am Soc Nephrol. 2000; 11: 1100.

18) Mehta RL, Pascual MT, Soroko S, et al. Diuretics, mortality, and non-recovery of renal function in

acute renal failure. JAMA. 2002；288：2547.

19）Rudy DW, Voelker JR, Greene PK, et al. Ann Intern Med. 1991；115：360.

20）SHEP cooperative research group. Prevention of stroke by antihypertensive drug treatment in older persons with isolated systolic hypertension：final results of the Systolic Hypertension in the Elderly Program. JAMA. 1991；265：3255.

21）Major outcomes in high-risk hypertensive patients randomized to angiotensin-converting enzyme inhibitor or calcium channel blocker vs diuretic：The Antihypertensive and Lipid-Lowering treatment to prevent Heart Attack Trial（ALLHAT）. JAMA. 2002；288：2981.

22）Siscovick DS, Raghunathan TE, Psaty BM, et al. Diuretic therapy for hypertension and the risk of primary cardiac arrest. N Engl J Med. 1994；330：1852.

23）Carlsen JE, Kober L, Torp-Pedersen C, et al. Relation between dose of bendrofluazide, antihypertensive effect, and adverse biochemical effects. BMJ. 1990；300：975.

24）Reardon LC, et al. Arch Intern Med. 1998；158：26-32.

25）Franse LV, Pahor M, Di Bari M, et al. Hypokalemia associated with diuretic use and cardiovascular events in the Systolic Hypertension in the Elderly Program. Hypertension. 2000；35：1025-30.

26）Smith NL, Lemaitre RN, Heckbert SR, et al. Serum potassium and stroke risk among treated hypertensive adults. Am J Hypertens. 2003；16：806-13.

27）Mange K, Matsuura D, Cizman B, et al. Language guiding therapy：the case of dehydration versus volume depletion. Ann Intern Med. 1997；127：848.

28）Orient JM. Sapira's art and science of bedside diagnosis. 2nd ed. Lippincott Williams & Wilkins；2000. p.104-5.

29）Carvounis CP, Nisar S, Guro-Razuman S. Significance of the fractional excretion of urea in the differential diagnosis of acute renal failure. Kidney Int. 2002；62：2223-9.

30）Schierhout G, Roberts I. Fluid resuscitation with colloid or crystalloid solutions in critically ill patients：a systematic review of randomized trials.

31）Finfer S, et al. A comparison of albumin and saline for fluid vesuscitation in the intensive care unit. N Engl J Med. 2004；350：2247-56.

32）Wilkes MM, Navickis RJ. Patient survival after human albumin administration：a meta-analysis of ramdomized controlled trials. Ann Intern Med. 2001；135：205.

33）Hillier TA, Abbott RD, Barrett EJ. Hyponatremia：evaluating the correction factor for hyperglycemia. Am J Med. 1999；106：399.

34）Turdrin A, et al. Mind the Gap. N Engl J Med. 2003；349：1465-69.

35）Almond CSD, Shin AY, Fortescue EB et al. Hyponatremia among runners in the Boston marathon. N Engl J Med. 2005；352：1550-6.

36）Ayus JC, Varon J, Arieff AL. Hyponatremia, cerebral edema, noncardiogenic pulmonary edema in marathon runners. Ann Intern Med. 2000；132：711-4.

37）Narins RG. Hyponatremia-Review of a controversial case. Nephrol Dial Transplant. 2001；16（suppl 6）：36-7.

38）Adrogue HJ, Madias NE. Hyponatremia. N Engl J Med. 2000；342：1581.

39）Gheorghiade M, et al. Vasopressin V_2-receptor blockade with tolvaptan in patients with chronic heart failure. Results form a double-blind randomized trial. Circulation. 2003；107：2690-6.

40）Udelson JE, et al. Acute hemodynamic effects of conivaptan, a dual V（1a）and V（2）vasopressin receptor antagonist, in patients with advanced heart failure. Circulation. 2001；104：2417-23.

41）Oo TN, Smith CL, Swan SK. Does uremia protect against the demyelination associated with correction of hyponatremia during hemodialysis? A case report and literature review. Semin Dial. 2003；16：68.

42）Cheng JC, et al. Long-term neurologic outcome in psychogenic water drinkers with severe symptomatic hyponatremia：the effect of rapid correction. Am J Med. 1990；88：561-6.

43）Ishikawa S, Saito T, Fukagawa A, et al. Close association of urinary excretion of aquaporin-2 with appropriate and inappropriate arginine vasopressin-dependent antidiuresis in hyponatremia in elderly subjects. J Clin Endocrinl Metab. 2001; 86: 1665-71.

44）Palevsky PM, Bhagrath R, Greenberg A. Hypernatremia in hospitalized patients. Ann Intern Med. 1996; 124: 197.

45）Finberg L. Hypernatremic dehydration in infants. N Engl J Med. 1973; 289: 196-200.

46）Hogan GR, et al. Pathogenesis of seizwes occuring duning restoration of plasma tonicity to normal in auimals previously chronically hypernatremic. Pediatrics. 1969; 43: 54-64.

47）Rose BD. An unusual disorder of salt and water balance. Kidney Int. 1997; 51 (Suppl 59): S111.

48）Muggia FM, et al. Lysozymuria and renal tubular dysfunction in monocytic and myelomonocytic leukemia. Am J Med. 1969; 47: 351.

49）Hayslett JP, et al. Urinary muramidase and renal disease. Correlation with renal histology and implication for the mechanism of enzymuria. N Engl J Med. 1968; 279: 506.

50）Deen PM, Verdijk MA, Knoers NV, et al. Requirement of human renal water channel aquaporin-2 for vasopressin-dependent concentration of urine. Science. 1994; 264: 92.

51）Bichet DG, Arthus MF, Lonergan M, et al. X-linked nephrogenic diabetes insipidus in North America and the Hopewell hypothesis. J Clin Invest. 1993; 92: 1262.

52）Feldman BJ, Rosenthal SM, Vargas GA et al. Nephrogenic syndrome of inappropriate antidiuresis. N Engl J Med. 2005; 352: 1884-90.

53）Noakes TD, Sharwood K, Speedy D, et al. Three independent biological mechanisms cause exercise-associated hyponatremia: Evidence from 2,135 weighed competitive athletic performances. Proc Nat Acad Sci. 2005; 102(51): 18550-5.

54）Soupart A, Penninckx R, Crenier L, et al. Prevention of brain demyelination in rats after excessive correction of chronic hyponatremia by serum sodium lowering. Kidney Int. 1994; 45(1): 193-200.

55）Soupart A, Penninckx R, Stenuit A, et al. Reinduction of hyponatremia improves survival in rats with myelinolysis-related neurologic symptoms. J Neuropathol Exp Neurol. 1996; 55(5): 594-601.

56）Soupart A, Ngassa M, Decaux G. Therapeutic relowering of the serum sodium in a patient after excessive correction of hyponatremia. Clin Nephrol. 1999; 51(6): 383-6.

57）Oya S, Tsutsumi K, Ueki K, et al. Reinduction of hyponatremia to treat central pontine myelinolysis. Neurology. 2001; 57(10): 1931-2.

58）Terzian C, Frye EB, Piotrowski ZH. Admission hyponatremia in the elderly: factors influencing prognosis. J Gen Intern Med. 1994; 9(2): 89-91.

59）Klein L, O'Connor CM, Leimberger JD, et al. Lower serum sodium is associated with increased short-term mortality in hospitalized patients with worsening heart failure: results from the Outcomes of a Prospective Trial of Intravenous Milrinone for Exacerbations of Chronic Heart Failure (OPTIME-CHF) study. Circulation. 2005; 111(19): 2454-60.

60）Lee DS, Austin PC, Rouleau JL, et al. Predicting mortality among patients hospitalized for heart failure: derivation and validation of a clinical model. JAMA. 2003; 290(19): 2581-7.

61）Berendes E, Walter M, Cullen P, et al. Secretion of brain natriuretic peptide in patients with aneurysmal subarachnoid haemorrhage. Lancet. 1997; 349(9047): 245-9.

62）Schrier RW, Gross P, Gheorghiade M, et al. Tolvaptan, a selective oral vasopressin V2-receptor antagonist, for hyponatremia. N Engl J Med. 2006; 355(20): 2099-112.

63）Fujiwara TM, Bichet DG. Molecular biology of hereditary diabetes insipidus. J Am Soc Nephrol. 2005; 16(10): 2836-46.

64）Bernier V, Morello J-P, Zarruk A, et al. Pharmacologic chaperones as a potential treatment for X-linked nephrogenic diabetes insipidus. J Am Soc Nephrol. 2006; 17(1): 232-43.

65）Vincent H Gattone 2nd 1, Xiaofang Wang, Peter C Harris, et al. Inhibition of renal cystic disease development and progression by a vasopressin V2 receptor antagonist. Nat Med. 2003; 9(10): 1323-6.

第3章

钾离子代谢异常的诊断与治疗

一、钾离子代谢的生理

1. 体内钾离子的分布

　　钾离子是细胞内液的主要阳离子,体内总钾量的98%都分布在细胞内,也就是说有30~50mEq/kg体重的钾存在细胞内液,而细胞外液只有1mEq/kg体重的钾离子。体内总钾量和体内肌肉容量呈正比关系,因此,女性和体形消瘦的人体内钾总量较少,一般在20~40mEq/kg体重。细胞内液钾浓度为140mEq/L,而细胞外液钾离子浓度为4mEq/L,这个浓度差形成细胞的静止电位(Em)140：4=35,可以用如下计算式来表示。

$$Em=-61 \times \log \frac{1.5 \times [K]_{内}+0.01 \times [Na]_{外}}{1.5 \times [K]_{外}+0.01 \times [Na]_{内}}$$

$$\approx -61 \times \log \frac{1.5 \times [K]_{内}}{1.5 \times [K]_{外}}$$

　　细胞内外液钾离子浓度差的保持对细胞功能非常重要,形成这种浓度差主要是靠细胞膜上的Na/KATP酶的作用,这个过程是能量依赖性,如果有2个钾离子从细胞外移到细胞内,就有3个钠离子从细胞内转移到细胞外液,维持细胞内外液的离子浓度差稳定,就能保持细胞内为负电荷,细胞外液钾离子降低,细胞静电荷极化(负电荷增加),细胞外液钾离子浓度增加,细胞膜电荷去极化(负电荷减弱),如图40所示。

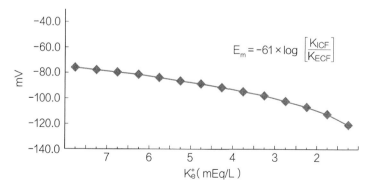

$$E_m = -61 \times \log \left[\frac{K_{ICF}}{K_{ECF}} \right]$$

图40　细胞外钾浓度 K_e^+ 与细胞静止膜电位 E_m。ECF,细胞外液; ICF,细胞内液

2. 体内钾离子代谢概况

人体一般每天摄入钾离子量为 1~2mEq/kg 体重(即 40~120mEq),进入体内的钾离子首先分布在细胞外液,人体内细胞外液钾的总量为 50~60mEq,如果同量的钾离子摄入体内并分布在细胞外液,则细胞外液钾离子浓度可能上升 2 倍,这是非常危险的,但是,实际上,如果肾脏功能正常,摄入体内的钾离子约 50% 在 4~5 小时内由肾脏以尿钾排出体外,因此不会造成危险。另外,人体细胞内液的钾离子总量约为 3 500mEq,即使每天摄入钾离子全部进入细胞内,也不会引起细胞内钾离子浓度波动,因此,体内钾离子急剧升高时,体内首先的代偿反应是细胞外钾离子向细胞内转移(这个调节速度以分和小时计),然后,再由肾脏慢慢排泄到体外(一般在数小时或以日计算)。而每天从汗液中排泄的钾量为 10mEq,从大便排泄的钾量约为 5~10mEq,但是在肾功能不全时,大便中排泄的钾量会增加。因此,人体排泄钾离子的主要途径是肾脏。

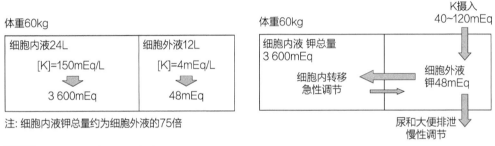

注: 细胞内液钾总量约为细胞外液的 75 倍

图 41 体内钾浓度的调节机制

3. 细胞内外液钾离子浓度的调节(钾离子的急性调节机制)

细胞内外液钾离子转移要依靠各种因子来调节,包括:①胰岛素;②β_2 受体激动剂儿茶酚胺(catecholamine);③H^+(proton;酸);④其他一些因子(图 42)。

(1) 胰岛素

不管是否有葡萄糖存在,胰岛素分身就可以使细胞外钾离子转移到细胞内,这个过程主要可能依靠细胞膜上的 Na-H 交换器,这个装置激活后,钾离子便被带到细胞内。首先,Na/H 交换器激活后,细胞内钠浓度上升,此时激活细胞膜上的 Na-K ATP 酶,此酶作用于细胞器,使细胞内钠离子主动移到细胞外,细胞外钾离子靠电荷引力被动转移到细胞内液。

(2) β_2 受体激动剂或甲状腺素

β_2 受体被体内激动剂激活后,细胞膜上的 Na-K ATP 酶活化,钾离子被主动转移到细胞内液,另外,甲状腺素和 β_2 激动剂有同样的激活 Na-K ATP 酶的功能,从而促进钾离子向细胞内转移(如甲状腺功能亢进时并发的周期性麻痹)。

(3) 酸钾平衡异常

代谢性碱中毒时,氢离子(H^+)从细胞内向细胞外移动,Na-H 交换器活化,然后,就

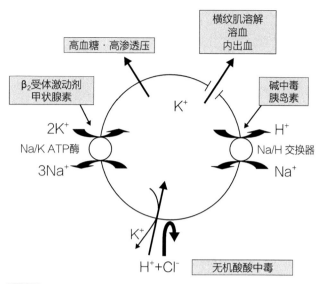

图 42　细胞内外液钾离子移动的调节因子

像胰岛素作用一样,继发性激活 Na-K ATP 酶,在此酶的作用,钾离子被动地转移到细胞内液。

而在代谢性酸中毒时,根据阴离子间隙正常或者升高的不同,分两个方面考虑。首先如果代谢性酸中毒而阴离子间隙正常,像乳酸酸中毒和酮症酸中毒等体内有机酸增多时,氢离子向细胞内转移,同等数量的有机酸阴离子也同时转移到细胞内,则细胞内钾离子不会转移到细胞外液。而在肾小管酸中毒和腹泻引起的无机酸代谢酸中毒中,细胞外液的阴离子主要是氯离子,不能随氢离子进入到细胞内,因此当氢离子转移到细胞内时,与氢离子同样数量的钾离子转移到细胞外,达到细胞内外阴阳离子平衡。因此,若氢离子影响钾离子分布的情况主要是无机酸酸中毒,此时阴离子间隙正常。

(4) 其他调节因子

细胞内外钾离子转移的其他情况有横纹肌溶解症和溶血(如内出血),此时,细胞大量破坏,细胞内大量钾离子释放出来到细胞外。此外,当高血糖引起血浆渗透压升高时,使用琥珀胆碱使肌肉持续去极化,以及钡剂中毒引起细胞膜对钾离子通透性下降,还有高钾性周期性麻痹,这些情况都使钾离子由细胞内向细胞外移动,从而引起高钾血症。

4. 肾脏对钾离子浓度的调节(钾离子的慢性调节机制)

肾脏是体内钾离子调节的主要器官,慢性钾离子代谢异常(如慢性高钾或慢性低钾)几乎都与肾脏对钾离子调节异常有关。

从肾小球滤过的钾离子几乎全部从近端肾小管重吸收回血,肾脏对钾离子的调节主要在肾脏集合管(皮质集合管)上的主细胞完成(图 43)。如果肾脏对钾离子调节正常,在体内钾缺乏时,尿中钾离子排泄量可以低到 15mEq(为了钠的再吸收,肾脏钾的排泄不可能达到

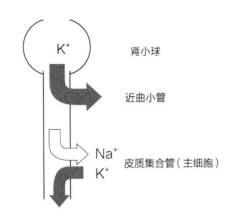

图43 肾小管中钾离子的吸收和排泄示意图

0,因此长期饥饿钾摄入不足,而肾脏又持续排钾,长时间就会引起体内低钾)。如果钾离子摄入过剩,则肾脏每天可以排泄 200mEq 的钾离子。

钾离子从集合管分排泄主要是依赖集合管管腔内的负电荷,这种负电荷的形成主要靠 2 种机制(图 44),首先是集合管上皮主细胞管腔内膜上发现阿米洛利(amiloride)敏感细胞钠通道[即上皮钠离子通道(epithelial sodium channel Na channel,ENaC)],它可以介导钠离子重吸收,其次,皮质集合管内原尿中非重吸收的阴离子的负电荷的存在,前者 Na 的再吸收主要依赖醛固酮的作用。在醛固酮的作用下,ENaC 高度开放,而且钠通道的数量也增加。而且,醛固酮还可以使皮质集合管上皮细胞血管侧钾离子通道 ROMK1 的数量增加,血管腔侧的 Na-K ATP 酶的活性也增加。由于醛固酮的主动作用机制,使得集合管管腔内钾离子浓度保持在 40mEq/L,比血液内钾离子浓度 4mEq/L 高 8~10 倍,形成较大的浓度差。关于集合管内的负电荷对钾离子排泄的影响,主要是碳酸氢根离子和酮酸阴离子如 β 羟丁酸等有机阴离

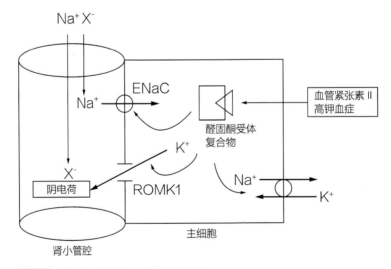

图44 皮质集合管钾离子排泄的机制

子,当发生代谢性碱中毒或者输注碳酸氢钠过多时,引起碳酸氢盐从尿中排泄,以及糖尿病酮症酸中毒利尿时,都会引起钾离子从尿中丢失,从而引起低钾血症。

醛固酮是由肾上腺皮质球状带分泌的激素,钾离子和血管紧张素Ⅱ可以刺激其分泌,而血管紧张素Ⅱ是在血中肾素的作用下由肝脏、肾脏和肺脏合成,肾素的合成与分泌受血浆容量和 β_1 受体激活来调节,当血浆容量减少,引起肾血管收缩,造成肾缺血,包括动脉硬化和肾动脉狭窄,都可以促进肾素的分泌。

调节皮质集合管钾离子排泄的三种重要因子

① 首先要有足够的 Na 经过肾小球滤出,到达集合管管腔内

　　例如:身体脱水时,尿流中钠离子减少,使用利尿剂和渗透压利尿时,尿流中的 Na 增多

② 肾小管管腔内保持阴电荷

　　例如:代谢性碱中毒时或碳酸氢盐负荷时,以及马尿酸等非重吸收性阴离子在尿流中增加

③ 醛固酮对肾小管上皮细胞作用

知识点

醛固酮受体和 11-β-羟基类固醇脱氢酶 2

醛固酮受体(盐皮质激素受体)的配体不但与醛固酮结合,而且也可以和皮质醇相结合,而皮质醇在血中的浓度比醛固酮高 100~1 000 倍,因此,平时醛固酮受体几乎都被皮质醇结合而饱和。在肾脏皮质集合管上皮主细胞的细胞质内,存在 11β 羟基类固醇脱氢酶 2(11βhydroxysteroid dehydrogenase type2,11βHSD2),这种酶可以使皮质醇转化为与醛固酮受体结合力较低的可的松,因此,在集合管上皮细胞内,有足够的醛固酮受体,醛固酮可以选择性地与其受体相结合(图 45)。

如果 11βHSD2 活性减弱,集合管上皮细胞内高浓度的皮质醇就会和醛固酮受体结合,引起醛固酮样的生理作用,出现 Na 的再吸收亢进、钾离子排泄增多和高血压,呈假性醛固酮增多症表现。这种 11βHSD2 活性减弱引起的假性醛固酮增多症又称为表观盐皮质激素过多(apparent mineralocorticoid excess,AME)。主要表现为低肾素血症、高血压和低钾性碱中毒,根据症状严重程度可分为 1 型和 2 型,仁丹或甘草等中草药可以抑制 11βHSD2 酶的活性,从而引起 AME 样的综合征。

在库欣综合征时,11βHSD2 活性升高,主要是因为此时体内皮质醇增多,使得此酶代偿性合成增加。而库欣综合征皮质醇增高程度高于 11βHSD2 活性的增加,因此,库欣综合征多表现为假性醛固酮增多症的症状。而在肝脏病、肾脏病和前兆子痫时,由于体内钠离子过多,引起代偿性

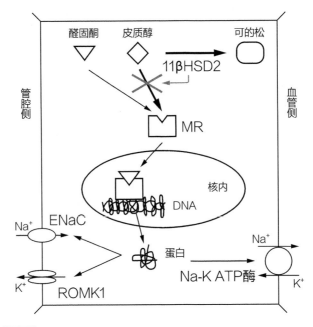

图45　11-β-羟基类固醇脱氢酶 2 保护醛固酮与其受体结合

11βHSD2 活性降低,而目前推测原发性高血压的原因之一即是 11βHSD2 活性,但是尚无确切的结论。

5. 钾离子代谢的检查(表 34)

检查肾脏对钾离子代谢平衡调节的最好的指标是 24 小时尿液钾离子排泄量,如果肾脏对钾离子调节正常,低钾血症时,每日肾脏钾离子排泄在 10mEq 以下,高钾血症时,肾脏钾离子排泄在 150mEq 以上。严重高钾血症时,肾脏对钾离子排泄量可以高达 400mEq 以上,如果不能留取 24 小时尿液,可以通过随机尿中 K/Cr 比值来评估,可以由此推断钾离子排泄量。但是,用这一比值来推算有时可能不正确。也可以通过随机尿钾离子浓度和钾离子分泌系数(fractional excretion of K,FE K)算出,但是,其计算结果受集合管水分重吸收量和钠离子重

表 34　钾离子代谢的检查

尿检查	优点	缺点	预测值
24 小时尿钾排泄	可以了解肾脏对钾离子平衡的调节	繁琐,机制不清楚	60~120mEq/d
尿 K/Cr 比值	同上	机制不明 用每日量来推算不确切	60~120mEq/gCr
随机尿[K]		理解困难	
FE K	计算简单	理解困难	10%~20%
TTKG	机制明了,半定量评价	多数是在假设情况下 Uosm<Posm 时,不能使用	低钾<2 高钾>7~10

Cr,肌酐;FE K,钾排泄分数;TTKG,跨小管腔钾离子浓度梯度;Uosm,尿渗透压;Posm,血浆渗透压。

表 35　TTKG 值的解释

	正常	异常
低钾血症（K<3.5mEq/L）	TTKG<2	TTKG>2 则表示肾性失钾、醛固酮增多（原发性醛固酮增多症）
高钾血症（K>4.5mEq/L）	TTKG>7~10	TTKG<7 则表示肾脏排钾减少、醛固酮减少（例如糖尿病引起的低肾素醛固酮减少症）

如果 Uosm<Posm，TTKG 的计算值将不能准确反映实际情况。

吸收量的影响较大，因此，单独用来评价钾离子代谢较困难，使用价值有限。跨小管腔钾离子浓度梯度（transtubular K gradient，TTKG）是评价醛固酮在肾脏集合管作用的指标（表 35）。这种浓度梯度的计算是在集合管对水分重吸收比例可以推算、钾离子在髓质集合管既不吸收也不分泌，以及皮质集合管内渗透压和血浆渗透压相等等假设基础上，来推算血液和肾小管内钾离子浓度差的。如果皮质集合管内尿渗透压和血浆渗透压相等，而钾离子在皮质集合管既不吸收也不分泌，最终尿液的渗透压和集合管内尿液渗透压的比值就与最终尿液内钾离子浓度和皮质集合管尿钾浓度相等。

$$尿[Osm]/集合管[Osm]=尿[K]/集合管[K]$$
$$\rightarrow 集合管[K]=尿[K]\times 集合管[Osm]\div 尿[Osm]$$
$$=尿[K]\times 血浆[Osm]\div 尿[Osm]$$

那么，
$$TTKG=集合管[Osm]\div 血浆[K]$$
$$=\frac{尿[K]}{血浆[K]}\div \frac{尿[Osm]}{血浆[Osm]}$$

在皮质集合管，血管内和管腔内钾离子浓度的比例主要是靠醛固酮的作用来维持的，如果醛固酮作用强，TTKG 值也大。在低钾血症时，醛固酮作用减弱，TTKG 便缩小，通常<2；而高钾血症时，醛固酮作用强，TTKG>7~10（见表 35）。特别值得注意的是，TTKG 的计算是假定髓质集合管存在着水分再吸收，因此在 Uosm>Posm 时，TTKG 的计算值将不能准确反映实际情况。

6. 钾离子代谢异常的症状和体征

钾离子是维持细胞静息膜电位的主要阳离子，因此，钾离子浓度变化决定细胞膜兴奋性。机体内最易受影响的细胞是肌肉细胞和心肌细胞。因此，钾离子异常的主要症状是骨骼肌和心肌的传导异常。

A. 钾离子和细胞静息膜电位和动作电位阈值（图 46）

细胞静息膜电位（resting membrane potential，RMP）$=-61mV\times \log\{[K]_内/[K]_外\}$，如果细胞外液钾离子降低，RMP 负电荷增加，细胞膜超去极化（hyperdeporization），如果钾离子增加，则负电荷减少，细胞膜去极化（deplorization）。正常情况下，细胞膜静电荷为 -86mV，动作电

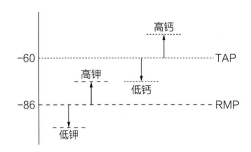

图 46 血清钾离子和钙离子异常与细胞静息膜电位及动作电位阈值的关系

位阈值(threshold of action potential)(即细胞膜去极化开始兴奋的电位)为−61mV。因此,高钾血症时,细胞静息膜电位接近动作电位阈值,细胞膜容易兴奋。细胞膜去极化时,膜的钠离子通道失活,细胞膜兴奋阈值增加,不易兴奋,而细胞膜超极化时,钠离子通道开放,大量钠离子内流,细胞兴奋性增高。另外,细胞外液钙离子是决定细胞动作电位阈值的一个重要因子,高钙血症时,细胞动作电位阈值变小(向正电荷方向移动),而低钙血症时,细胞膜动作电位变大(向负电荷方向移动)。因此,高钾血症时,注射钙离子诱发高钙血症,可以使静息电位和动作电位阈值的差维持在正常范围内。因此,诱导的高钙血症或者高钾血症都可以使细胞膜动作电位最大兴奋速度(Vmax)正常化。

B. 高钾血症的症状和体征

高钾血症引起神经肌肉症状一般都在血钾浓度高于 7~8mEq/L 以上时才出现,首先,肌肉无力从下肢远端肌肉开始,以后逐渐上升。而中枢神经以及支配呼吸肌的神经的症状可以到最后都没有表现。心电图异常主要表现在心脏的传导系统障碍,多数是因为窦房结或房室结的节律异常引起心动过缓。而在肾功能不全情况下,由于机体细胞已经适应长期持续的慢性高钾血症,因此,血钾浓度可能升到很高,也不会出现高钾症状和心电图改变。

C. 低钾血症的症状和体征

低钾血症时,一般都在血钾浓度低于 3mEq/L 以下时才会出现症状,肌肉乏力多出现在血钾浓度降到 2.5mEq/L 以下。缓慢性肌肉麻痹常常从下肢近端肌肉开始,逐渐向上发展,也可以出现肌肉溶解、肌紧张、肌肉痉挛和肌麻痹,甚至出现肠梗阻等。

钾离子代谢异常引起的心律失常主要是因为浦肯野纤维细胞自主性兴奋,心室细胞去极化延迟,常引起折返性室性心律失常,在发生心律失常时,如果使用地高辛或者合并碱中毒,此时的低钾血症即使是轻度,也需要积极治疗,因为低钾会诱发地高辛中毒,而碱中毒时表现为低钾时,因为此时血清钾离子有转移到细胞内倾向,体内细胞内外钾离子转移的代偿空间有限,虽然血清钾离子轻微降低,但是,此时体内总钾量都储存在细胞内,因此常需要积极补钾。在肝性脑病时,低钾血症可以促进血氨的生成,所以,临床上尽量避免低钾血症的发生。长期的低钾血症可以引起肾脏间质尤其是肾小管上皮细胞空泡变性。这种改变通常是可逆性的,但是一部分患者可能出现永久性上皮细胞损伤,逐渐出现肾间质纤维化,尿浓缩功能减退,严重时出现肾小管酸中毒和肾功能衰竭,这种改变称为低钾性肾病。下面还要阐述。

知识点	**低钾血症相关肾损害(低钾性肾病)**

慢性低钾血症(超过 1 个月),就会引起肾小管上皮细胞特别是近端肾小管空泡变性,此时如果及时补充钾离子,病变可以逆转。目前,利尿剂滥用或者高醛固酮血症(Batter/Gitelman 综合征)常引起长期持续低钾血症,这些情况容易引起以髓质为中心的肾间质纤维化,肾小管萎缩以及肾组织囊性变等不可逆损伤,此时,称为低钾性肾病。主要发病机制尚未完全明了,推测可能和低钾血症诱发肾小管局部铵离子产生增多,而且其他细胞增殖因子如胰岛素样生长因子 1(insulin-like growth factor 1,IGF-1)生成增多,还有肾素血管紧张素系统功能亢进等共同作用的结果。

知识点	**钾离子伴高血压(特别是低钾血症伴有高血压情况)**

钾离子摄入不足或者长期持续低钾血症常和高血压及脑梗死密切相关,确切的病理生理机制尚未清楚,可能与低钾血症时血管舒张因子的产生异常或/和低钾引起肾脏排泄钠离子异常有关。

低钾血症伴有高血压是继发性高血压的主要原因,最多见的是恶性高血压、肾血管性高血压和原发性醛固酮增多症。都是由于高醛固酮血症包括假性高醛固酮血症引起低钾血症,然后诱发高血压。可以通过血浆肾素活性测定和血醛固酮水平检查来鉴别诊断。

肾素、醛固酮产生亢进主要见于恶性高血压和肾血管性高血压(特别是单侧肾受累),也可以见于利尿剂使用,有时也见于大动脉狭窄和肾素细胞瘤等罕见疾病。

醛固酮增多症主要见于原发性,目前由于检查手段的进步和临床鉴别诊断水平的提高,原发性醛固酮增多症的发生率越来越高。另外,还有一些情况的低钾血症伴随继发性高血压,但不存在肾素和血管紧张素亢进,如:库欣综合征,利德尔综合征,长期使用中药甘草制剂、伴有甘草吸收的继发性 AME,11-β-羟基类固醇脱氢酶(11βHSD)基因缺陷引起的原发性 AME,先天性肾上腺皮质增生症(congenital adrenal hyperplasia),分泌 DOC 的肿瘤等,在低钾血症伴高血压时,都应该予以鉴别。

D. 血钾浓度异常时的心电图变化

高钾时心电图最早期改变是 T 波高尖(血钾>5.5~6.5),T 波波幅变窄,但是,左右对称为特点。Ⅱ、Ⅲ和 V2 导联是最容易改变的导联。当血钾浓度高于 6.5mg/dl(1.67mmol/L)时,P

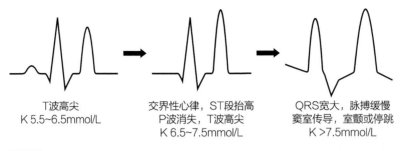

T波高尖
K 5.5~6.5mmol/L

交界性心律，ST段抬高
P波消失，T波高尖
K 6.5~7.5mmol/L

QRS宽大，脉搏缓慢
窦室传导，室颤或停跳
K >7.5mmol/L

图47　高钾血症心电图的动态变化

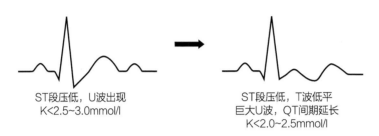

ST段压低，U波出现
K<2.5~3.0mmol/l

ST段压低，T波低平
巨大U波，QT间期延长
K<2.0~2.5mmol/l

图48　低钾血症心电图的动态变化

波出现低平，PR间期延长，逐渐P波消失，此时，会出现交界心律，甚至出现窦停搏或重度心动过缓。当血钾高于7.5mg/dl(1.92mmol/L)时，QRS波群增宽，高钾QRS波增宽的特点是整个波形从底部到尖端都增宽。随着QRS波继续增宽，T波融合，正弦波。进而出现心脏停搏、心室颤动等致死性心律失常。然而，有时候高钾也可以见到ST段上升，此时ST段上升与心肌梗死不同，它是ST波段起始部增高，后半部降低为特点下行性升高。高钾心电图的其他特点还有左束支或右束支或双支都发生阻滞。另外，在透析治疗的患者，高钾心电图变化可能不典型，诊断时必须注意鉴别(图47)。

　　低钾血症时，心电图显著的变化特点是U波出现，其他还有ST段压低，T波增宽变平坦。QT间期延长(K<2.5)。随着低钾血症的进一步加重，ST段更加压低，U波增大(图48)，进而出现室性期前收缩。在服用地高辛的患者，即使在轻微低钾血症时，也可出现这种心电图表现(ST段压低)。此外，地高辛强心效果增强时，可能出现房性心动过速伴有传导阻滞、房室结心律或房室传导阻滞等心电图表现，应该引起注意。

二、钾离子代谢异常

1. 高钾血症

A. 高钾血症原因

　　要阐述高钾血症原因，就应该重新对机体内钾离子代谢情况进行复习，前面图41所示，高钾血症产生的基本原因主要是：①钾离子摄入过多；②细胞内钾离子向细胞外转移；③钾离子排泄减少(表 36)。

(1) 钾离子摄入过多

单纯性钾离子摄入过多引起高钾血症罕见,一般常伴有机体内细胞内外液钾离子转移异常或者肾脏钾离子排泄减少,因此,临床上诊断时应该全面考虑。钾离子是机体细胞内液的主要阳离子,它对于保持细胞膜电位等功能非常重要,因此,在没有加工的生肉、蔬菜、水果以及贝壳类食物,含钾量非常高,而且,晒干的肉类等食物、干果、豆类食品和麦片等含钾量也较高。代盐主要是以钾盐代替钠盐食品,市售的低盐食品多是由钾盐代替钠盐,选择时应该特别注意。

(2) 细胞内钾离子向细胞外转移

体内细胞内外钾离子转移主要是因为血浆高渗状态(高血糖)、无机酸酸中毒和相对性胰岛素缺乏(绝食饥饿和糖尿病),其他如剧烈运动、横纹肌溶解、溶血(内出血)。在临床上,高血糖可以使高钾血症加重,应该引起足够重视,特别是在糖尿病患者,出现高钾血症时使用胰岛素治疗,应该注意观察血糖变化。代谢性酸中毒引起的高钾血症,血液 pH 下降 0.1,血钾浓度上升 0.2~1.7mEq/L(平均 0.6mEq/L)。特别是在腹泻、肾小管酸中毒引起无机酸酸中毒(AG 正常)时,血钾上升较为明显。而乳酸或酮症性酸中毒(AG 上升),以及呼吸性酸中毒时,引起临床高钾血症的机会较低。内出血尤其是消化道出血时,红细胞破坏,细胞内钾离子释放,可能引起难治性高钾血症,应该特别引起注意。

(3) 钾离子排泄量减少

肾脏钾离子排泄减少是所有临床高血钾的主要原因,而肾性高钾血症一般都是在肾小球滤过率低于 15ml/min 以下时才会出现。如果肾小球清除率大于 15ml/min 出现高钾血症,多数情况下是由于合并Ⅳ型(高血钾型)肾小管酸中毒(即糖尿病和系统性红斑狼疮引起肾素 - 醛固酮减少症,以及肾移植术后、系统性红斑狼疮和干燥综合征、间质性肾炎引起的远端肾小管钾离子分泌障碍),以及肾上腺皮质功能低下引起醛固酮减少症等因素共同作用引起。此外,临床上最容易忽略的是盐分限制时出现的高血钾,主要是因为肾小球滤过液流向远端肾小管的钠离子减少,造成该处钠/钾交换减少,上皮细胞钾离子向管腔内分泌障碍,而且远端小管管腔内负电荷形成和保持不良,也使这部分肾小管钾分泌障碍,从而引起钾排泄减少。例如:慢性肾功能不全患者平时高盐饮食,突然严格限制盐分的摄入就会引起高钾血症。

表 36　高钾血症的原因

钾摄入量过多	含钾高的食品如蔬菜、水果、肉类和贝壳类,代盐食品(低盐食品)和罐装食品
体内钾离子细胞内外转移	高渗透压和高血糖,无机酸中毒、相对胰岛素分泌不足(饥饿),体细胞坏死崩解
钾离子排泄减少	肾功能衰竭、盐分摄入量突然减少、醛固酮减少症(肾上腺皮质功能低下)、假性醛固酮减少症、高血钾型肾小管酸中毒(糖尿病、系统性红斑狼疮、干燥综合征、肾移植和间质性肾损伤)

茶歇

遗传性肾小管功能异常引起的高钾血症（假性醛固酮减少症）

假性醛固酮减少症主要表现是体内醛固酮水平不低，但是，醛固酮和受体结合低下，致使醛固酮作用减弱，从而出现和原发性醛固酮低下相同的临床表现如高钾血症和代谢性酸中毒，该遗传病分为Ⅰ型和Ⅱ型两种。

Ⅰ型又分为常染色体显性遗传缺陷和常染色体隐性遗传缺陷两种情况，前者比较少见，主要是由于编码盐皮质激素受体（mineralocorticoid receptor，MR）的基因异常，这种类型的临床症状和相关指标检查随着年龄的增长逐渐趋于正常化。而常染色体隐性遗传缺陷主要是由于编码皮质集合管上皮细胞（ENaC）的基因缺陷，使此处的钠通道不活化，这种异常持续存在。这种 ENaC 不活化变异状态和利德尔综合征时 ENaC 过度活化正相反。

Ⅱ型又称为 Gordon 综合征，主要表现为高血压、代谢性酸中毒和高钾血症，推测是由于远端肾小管对氯离子重吸收亢进（氯分流）引起。最近，在一个家族性假性醛固酮减少症患者研究中发现，这些人存在着编码远端肾小管上皮细胞 WNK 激酶 1 和 4 遗传基因缺陷，WNK1 主要存在于细胞质，而 WNK4 存在于上皮细胞紧密连接处。WNK4 异常主要使远曲小管的噻嗪类敏感的氯化钠协同转运体（thiazide sensitive NaCl cotransporter）功能亢进，临床症状和 Gitelman 综合征相同。实际上，使用噻嗪类药物治疗 Gordon 综合征的高血压，效果非常显著。研究结果推测 WNK1 可调节 WNK4 的功能。

知识点

使用盐皮质激素醋酸氟氢可的松鉴别高钾血症

如果存在高钾血症，同时 TTKG 降低<7，主要原因是肾间质损伤或者肾脏损伤不伴有醛固酮减少症，这种情况下，可以使用人工合成的醛固酮制剂氟氢可的松 0.05mg（Florynep®）在排尿后服用，数小时后才取血标本和尿标本，检测 TTKG，如果 TTKG 上升到 7 以上，说明肾脏对盐皮质激素反应性良好，此时诊断为不伴有醛固酮减少症的肾脏损害，如果用药后 TTKG 上升，就应该高度怀疑肾间质损害。

如果对氟氢可的松治疗有反应，就可以使用该药物治疗，如果无反应，即为氟氢可的松抵抗，则应该限制钾的摄入，同时使用肠道阳离子交换树脂或者透析治疗。

(4) 药物性高钾血症

住院患者约有 10% 会发生重度高钾血症(血钾>6mEq/L)和中度高钾血症(血钾>5.3mEq/L),其中约 35%~75% 为药物引起的,因此,住院患者药物引起的高钾血症的发生率很高,表 37 给出了临床常用的能引起高钾血症的药物及机制。

B. 机体对高钾血症的防御机制(图 49)

普通人循环血浆量约为 3L,食物摄取的钾离子首先进入血液循环,如果短期内摄入 9mEq 的钾离子,就会使血钾浓度上升 3mEq/L,但是实际上,由于身体内调节机制,急性大量钾离子摄入也不会出现血钾大幅上升,这主要依赖于胰岛素和交感神经 β 受体激活,使得钾离子通过细胞膜快速转移到细胞内液,如果是缓慢摄入钾离子,肾脏就会发挥其排钾功能,将多余的钾离子排出体外,从而使血钾浓度保持恒定。另外,慢性肾功能不全时,肾脏钾离子排泄明显减少,而大便中钾离子排泄则大幅增加,可以达到钾摄入量的 30%~50%。这主要是由于大肠上皮细胞的醛固酮受体在肾功能不全时被激活所致。但是,在糖尿病患者中,由

表 37　引起高钾血症的药物及机制

	药物	机制
钾摄入增加	含钾或补钾药物,代盐 高热量输液或管饲营养 长时间保存红细胞 青霉素钾盐	钾摄入过多
细胞内外钾转移	β 受体阻滞剂,地高辛	Na-K ATP 酶阻滞
	静脉用氨基酸	高渗透压
钾离子排泄减少	醛固酮拮抗剂-螺内酯和依普利酮利尿剂	拮抗醛固酮
	非甾体抗炎药(NSAID),血管紧张素转化酶抑制剂(ACEI),血管紧张素 Ⅱ 受体拮抗剂(ARB),环孢素,FK506	醛固酮合成减少 GFR 下降
	氨苯蝶啶,喷他脒,阿米洛利,甲磺酸萘莫司他,ST 合剂	钠通道阻滞
	肝素(低分子肝素?)	抑制醛固酮合成代谢

ST 合剂=磺胺甲基异噁唑(SMZ)-三甲氧基苄氨嘧啶(TMP)合剂。

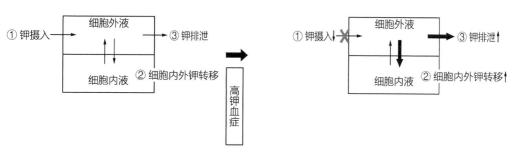

图49　**机体对高钾血症的防御反应**

于胰岛素相对或者绝对不足,交感神经系统调节功能异常等因素,使得患者对高钾血症的防御机制减弱,因此非常容易出现高钾血症。

C. 高钾血症的治疗方法

临床上,一旦遇到高钾血症患者,立即采取图50中所述的5个步骤进行治疗。

高钾血症的诊断和治疗时,必须提出以下几个问题

> (1) 高钾血症是否致命?
> (2) 是否可能是假性高钾血症?
> (3) 钾的摄入量是否过多?
> (4) 是否存在细胞内外液钾离子转移?
> (5) 尿钾的排泄是否减少?

(1) 高钾血症是否致命?

对高钾血症患者,首先要进行心电图检查,如果有异常(见图47),血钾浓度在6.0mEq/L以上,或者肾功能衰竭患者血钾在6.5~7.0mEq/L,应该马上采取有效治疗措施。具体治疗内容包括:静脉注射钙剂稳定心肌细胞膜,预防心律失常;静脉注射葡萄糖加胰岛素、β_2受体激动剂和碳酸氢钠,促进钾离子由细胞外转移到细胞内;通过大量补充不含钾的液体纠正脱水和促进利尿、加用利尿剂促进肾脏排钾、阳离子交换树脂经口或灌肠促进肠道排钾离子;必要时采取紧急透析治疗排钾(表38)。

表38 重度高钾血症治疗的基本原则

致命的高钾血症(血清钾>6mEq/L,心电图变化和心律失常)

(1) 超紧急处理(效果的出现时间要以秒至分钟计算)
　　心律失常的预防和治疗,心脏兴奋性的抑制
　　静脉注射钙离子(此时服用地高辛者注意)
(2) 紧急处理(效果的出现要以分钟至小时计算)
　　促进钾离子向细胞内转移
　　胰岛素,β受体阻滞剂,碳酸氢钠静脉注射
(3) 血液透析治疗准备
　　深静脉置管,透析设施的准备
(4) 一般紧急治疗(效果的出现要以小时至天计算)
　　促进钾离子排泄
　　利尿剂静脉注射,输注液体(促进肾排泄)
　　导泻药物,肠道阳离子交换树脂(促进肠道排泄)

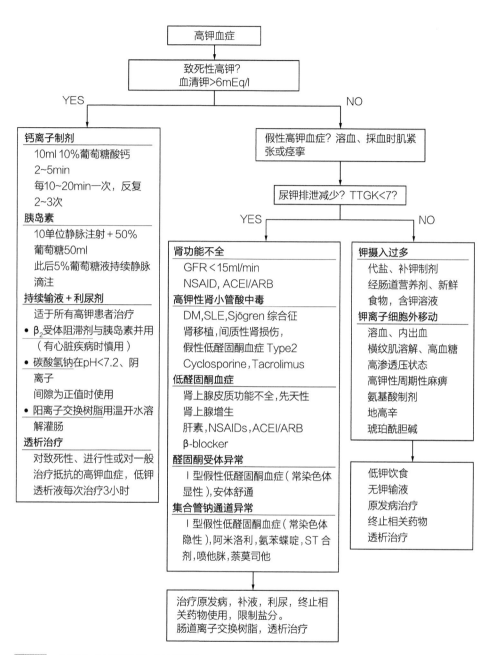

图 50　高钾血症诊断和治疗流程图

① 抑制心肌细胞膜的兴奋

- 钙离子

　　血中钙离子浓度升高,细胞膜动作电位阈值上升,与静息膜电位的差值增大,细胞膜不容易去极化,从而细胞的兴奋性受到抑制(如图46),可以使用钙盐包括葡萄糖酸钙、或醋酸钙等盐化钙,一般多使用葡萄糖酸钙,因为注射醋酸钙容易出现静脉炎。每次使用 10% 葡萄糖酸钙 10ml,在 10~20 分钟内静脉注射,一般在数分钟内就能从心电图上看到治疗效果,但是维持时间只有 30~60 分钟。如果一次注射后效果不明显,可以在 10~20 分钟后再次注射,一般重复注射 2~3 次,注意避免出现高钙血症。尤其是在服用地高辛的情况下,高钙血症可以诱发地高辛中毒,引起严重致死的心律失常,此时,10ml 葡萄糖酸钙应该在 30 分钟以上注射完,一般不再追加剂量。

② 促进钾离子向细胞内转移

- 胰岛素

　　胰岛素可以激活细胞膜的 Na-H 交换装置,促进钾离子向细胞内转移,对紧急治疗高钾血症非常有效。胰岛素的标准治疗方法是 10 单位常规胰岛素静脉滴注,为预防低血糖,可以用 2.5~5.0g 葡萄糖比 1 单位胰岛素进行静脉注射,即 10 单位常规胰岛素加在 50% 葡萄糖 50~100ml 进行静脉滴注,一般可以使血钾浓度降低 1mEq/L,一般在 10~20 分钟可以见到效果,并持续 4~6 小时。如果出现效果,但是高钾血症仍持续存在,应该在 1 到数小时后重复使用或者改用持续性静脉滴注。静脉注射胰岛素后应该特别注意发生低血糖反应,如果出现可以用 5%~10% 的葡萄糖液静脉持续滴注(40~60ml/min)。而糖尿病患者本来就存在高血糖,如果静脉注射高浓度葡萄糖,可能出现高血糖,而高血糖又有可能加重高钾血症,因此,应该适当减少葡萄糖的用量或者不是用葡萄糖,单纯胰岛素注射。在临床实践中,几乎所有的高钾血症患者都可以利用胰岛素加葡萄糖来临时降低血钾。

- β_2 受体激动剂

　　β_2 受体激动剂是临床上常用的降低血钾的药物,这种药物静脉注射容易诱发心律失常,临床上常用雾化器给药。β_2 受体激动剂降低血钾的作用和胰岛素作用相叠加,因此,临床上通常两种疗法并用。一般使用沙丁胺醇 10~20mg 溶于 5ml 盐水中,一次口服后可以使血清钾离子降低 0.6~1.0mEq/L,大约 30 分钟出现效果,可以持续数小时。也可以使用丙卡特罗(50μg)或者硫酸沙丁胺醇(2.5mg),然而,这些药物在治疗高血钾时的效果和副作用尚未完全阐明。而且 β_2 受体激动剂治疗高钾血症时会有个体差异,大约有 30%~40% 的高钾患者在使用此类药物后,血钾浓度只能降低 0.5mEq/L 或者更低,因此,效果通常不确切。一般不推荐单独使用此类药物治疗高血钾,建议和胰岛素合并使用加强效果。另外,使用这类会造成心动过速和高血糖等副作用,因此,有心律失常特别是冠心病和糖尿病患者,应该严格掌握适应证,谨慎使用。最近,还有报道在使用 β_2 受体激动剂后,经透析治疗清除钾离子的功率会大大降低。由于使用胰岛素几乎可以纠正所有高钾血症患者的血钾,因此,作者在临床上

很少使用 β₂ 受体激动剂来降血钾。

- **碳酸氢钠**

前面已经叙述,代谢性酸中毒引起高钾血症主要是无机酸酸中毒,因此,在腹泻和肾小管酸中毒时引起的高钾血症时,此时,阴离子间隙(AG)为正值,使用碳酸氢钠来降低血钾非常有效。肾功能不全时的代谢性酸中毒,AG 也为正值,如果血 pH 小于 7.2,可以使用碳酸氢盐。碳酸氢钠除了可以促进细胞外钾离子向细胞内移动外,还可以通过碳酸氢根离子的利尿作用促进皮质集合管钾离子的分泌,从而增加假的排泄。由于使用碳酸氢钠会增加机体的钠负荷,因此在心功能不全和肾功能不全时,应该谨慎使用。

③ **血液透析治疗高钾血症**

血液透析是治疗高钾血症的最快速最有效的方法,效果也最确切,而且透析液中的钾离子浓度可以随着需要进行调整,如常规透析液中钾离子浓度为 1.9~2.5mEq/L,可以调整到 1.0mEq/L。透析治疗第一个 1 小时,血清钾可以下降 1.0mEq/L,接着 2 小时可以再降低血钾 1mEq/L,共降低 2mEq/L。此后再延长透析治疗时间,如果不调整透析液钾离子浓度,多数情况下则血钾一般不会继续下降。腹膜透析治疗降低血钾效果不如血液透析,而且建立腹膜透析通道需要时间,因此,在治疗高钾血症时很少使用腹膜透析。

然而,采用血液透析治疗高钾血症要考虑诸多方面的因素,有时实施治疗会遇到困难。首先,进行血液透析治疗要准备血管通路,尤其没有永久性血管通路的患者,就要进行深静脉置管,还要有血液透析治疗的医生和护士,必要的透析机器设备,以上的准备至少要花 1~2 小时。在抢救危重和致命性高血钾时,应该充分考虑。还有血液透析是一种侵入性治疗方法,透析治疗过程本身和血管通路都会引起一些并发症,应该充分评估利弊。

判断高钾血症是否需要血液透析治疗,要根据患者的临床症状和实验室检查数据,一般在如下情况应该采用血液透析治疗。本身患者即为维持性血液透析患者,少尿甚至无尿,通过补液和利尿剂无法降低血钾;严重高钾血症引起心电图改变时(血钾浓度通常在 7~7.5mEq/L 以上);经过胰岛素等治疗后,血钾仍进行性升高。如果是慢性高钾血症,即使血钾水平>7mEq/L,如果没有心电图改变,且有足够的尿量排泄,一般不需要血液透析治疗。

④ **促进钾离子排泄**

- **利尿剂**

呋塞米(Lasix)是强有力的排钾利尿剂,高钾血症治疗的必选药物,使用利尿剂主要目的是促进钾离子分泌,但同时会引起利尿脱水危险,因此,使用同时要积极考虑输注等张液体和碳酸氢钠加以预防。但是,一般情况下,为降低血钾同时使用利尿剂和输注等张液体的意义不大,有一种情况就是高钾血症和高钙血症同时存在并需要治疗时,输液和利尿剂并用会起到更显著效果。

- **补充液体纠正脱水**

高钾血症伴有脱水时,尿量减少,不利于降低血钾,因此应该积极输注等张液体(通常是 0.9% 生理盐水)来纠正脱水,脱水纠正后,尿液就会增加,又可以促进皮质集合管上皮细胞分泌钾离子。然而,在慢性肾功能不全无尿时,输注液体就起不到增加钾排泄的效果。特别是在急性肾功能不全时,少尿甚至无尿时,输注液体会增加体液容量负荷,应该特别引起注意。

- **离子交换树脂、导泻药**

　　离子交换树脂有聚乙烯磺酸钙盐(市场有商品出售)和钠盐两种,当然,使用钠盐树脂可以导致钠负荷过重的副作用。以前还是用缓泻药经常与排钾树脂同时使用,但是,这种合并用药物无论经口或者灌肠都可能引起肠道(尤其大肠)穿孔的危险,尽量避免合用。而且,在肾功能衰竭的患者,一次性给药的效果可疑。经口给药的方法通常是:口服一定剂量的缓泻药,再用 200ml 温开水溶解一定剂量缓泻药经肛门保留灌肠。灌肠降钾一般起效时间为 1~2 小时,口服缓泻药的起效时间更慢,因此不适于紧急降钾治疗,因此缓泻药降钾多与其他方法并用。

- **氟氢可的松**

　　氟氢可的松(Florynep®)为盐皮质激素(fludrocorticoid),有保钠排钾作用,主要作用于远端肾小管和皮质集合管,促进该部位对钠离子重吸收,通过细胞膜钠钾交换,继发性促进钾离子排泄,主要副作用是钠水潴留和高血压。主要用于其他治疗方法无效或者不适于其他治疗方法的患者,血压不高甚至低血压,没有体液过剩表现,此时可以试用此药物。开始每天 0.05mg 开始,检测血压和体液量的变化来调整剂量。

(2) 假性高钾血症

采血时使用止血带或者或过度肌肉紧张时,凝集的血小板崩解或肌肉细胞内钾离子就会释放入血,都会引起假性高血钾。重度溶血时,可以出现血中乳酸脱氢酶和胆红素升高,白血病时,血小板($>750 \times 10^9$/L)和白细胞数($>75 \times 10^9$/L)都显著增加,此时,采集静脉血来检查血清钾,很可能造成红细胞在试管内崩解,而引起假性高钾血症。假性高钾血症的确切诊断应该在大腿等处的大静脉或者动脉采血,然后肝素抗凝,测定血浆中的钾离子,而不是利用血清来检测。正常情况下,血清钾离子浓度比血浆钾浓度高 0.2mEq/L。

(3) 尿钾排泄减少

除外假性高钾血症后,可以评估尿中钾离子排泄量,具体通过检查血清肌酐和肾小球清除率来评价肾脏功能,查找尿量减少的原因如急性肾功能不全、脱水和使用非甾体抗炎药(nonsteroidal anti-inflammatory drug,NSAID)等。如果没有肾功能不全和尿量减少,就应该检查 TTKG 来评价醛固酮的功能。高钾血症时,醛固酮分泌增多且功能亢进,TTKG 在 7~10 以上;如果 TTKG 在 7 以下,则说明醛固酮分泌减少或者作用减弱,此时则应该考虑是否为糖尿病、系统性红斑狼疮或 Sjögren 综合征(干燥综合征),以及肾移植等疾病时的间质性肾损伤引起,或者使用了以下抑制醛固酮药物(如 ACEI、ARB、β 受体阻滞剂、NSAID、螺内酯、含中药甘草的制剂以及肝素),此时要和原发性醛固酮减少症相鉴别。这种情况下,给予氟氢可的松(Florynep)半片口服,2 小时后重新测定 TTKG,如果 TTKG 上升,说明肾功能正常,应该诊断为原发性醛固酮减少症;如果 TTKG 不上升,则应该考虑肾小管和肾间质损害。肾性排钾减少时,在慢性期可以使用祥利尿剂-呋塞米、人工合成的具有盐皮质激素作用的 9-α-氟氢可的松以及中药甘草制剂。特别是在使用氟氢可的松后,TTKG 升高的病例,应该考虑使用该药物治疗。当肾脏排泄钾离子减少是由于药物引起的,就应该尽早减量甚至停用相关药物。

(4) 细胞内钾离子向外转移

导致细胞内钾离子向细胞外转移的常见疾病有高血糖、高渗透压、无机酸酸中毒,细胞崩解如溶血、内出血、横纹肌溶解症,以及过度运动,还有药物如 β 受体阻滞剂、地高辛、琥珀胆碱引起的钾离子细胞内外转移和高钾性周期性麻痹等,药物引起的高钾血症,应该尽快停用相关药物,高血糖引起的高钾血症则使用胰岛素,AG 值正常的代谢性酸中毒则使用碳酸氢钠。

(5) 钾离子摄入过多

钾离子摄入过多引起的高钾血症,应该仔细检查患者饮食生活和服用的药物,如果有输液或者管饲营养补充,就应该检查这些制剂中的钾离子含量,特别是限制盐分摄入时使用代盐中含有钾离子,使用含钾盐的抗生素等,特别是容易被忽视的是管饲营养液中的钾离子,在临床使用时应该特别注意。钾离子摄入过多时,应该改变输液和管饲营养剂的配方,并接受营养师的指导。对于高钾血症患者,每天钾离子的摄入量限制在 1~2g(40~50mEq) 以内。

D. 终末期肾脏病或透析患者高钾血症的治疗

肾功能不全患者的肾脏排泄功能低下,发生高钾的危险性大大增加,然而,肾脏对钾离子排泄具有很强的代偿能力,即钾离子重吸收减少,排泄增加。因此,只有在肾小球清除率小于 10~15ml/min 以下时,才会出现高钾血症。如果肾小球清除率在 10ml/min 以上出现高钾血症,多数是因为糖尿病或者系统性红斑狼疮出现肾间质病变引起钾排泄异常,或者使用 ACEI 及 NSAID 等药物的影响。慢性肾功能不全患者轻度高钾血症(血钾浓度 5mEq/L),身体可以通过促进钾离子排泄机制和细胞内外液钾离子转移来调节适应,如果血钾浓度高于 5mEq/L,就可能存在其他促进高钾的因子如钾离子摄入量增多或者一些引起高钾的药物作用。

但是,在终末期肾病时,肾脏排钾几乎为零,此时机体内通过自身调节使大便中钾的排泄量显著增加,正常时大便中钾的排泄量为摄入总量的 10%,而终末期肾病时可以增加到 30%~40%,大便中钾离子排泄量的重新调定主要是由于肾素-血管紧张素和醛固酮系统的作用。透析患者由于少尿或者无尿,在使用 ACEI 或 ARB 后,高钾血症的危险性就会增加,而且便秘时大便中钾的排泄量会减少,因此,透析患者如果出现高钾血症就要积极治疗,导泻药物可以增加大便中钾离子排泄,即使在无尿患者也可以使用氟氢可的松和甘草等具有醛固酮作用的药物促进大便排泄钾离子。终末期肾功能不全患者,机体内另一种重要的防止高钾血症的机制是胰岛素和碳水化合物的摄入,如果透析患者禁食,血清钾离子就会升高,此时输注葡萄糖或加胰岛素治疗可以使钾离子转移到细胞内液,从而使血钾降低。透析患者特别是糖尿病肾病透析患者,在手术前后禁食常会出现高钾血症,主要是因为碳水化合物摄入不足特别是在胰岛素分泌低下时,钾离子向细胞内转移的防御机制减弱所致,因此,对于非糖尿病透析患者,在手术前禁食时,应该按 50ml/min 的 10% 葡萄糖静脉输注,而对于糖尿病透析患者则应该在以上方案输注葡萄糖同时加 10 单位常规胰岛素。这样就可以预防围手术期的高钾血症。

知识点	**ACEI、ARB 以及醛固酮拮抗药物引起的高钾血症的治疗**(表 39)

在慢性肾功能不全 GFR10~30ml/min,甚至重度肾功能不全时,使用血管紧张素转换酶抑制剂(ACEI)和血管紧张素受体拮抗剂(ARB)可以保护肾功能,延缓病情进展。然而,随着肾脏功能进一步降低,使用这两类药物会增加高钾血症的危险。同样,醛固酮受体拮抗药物螺内酯也会增加高钾血症危险,特别是在与 ACEI 及 ARB 合用时,可以诱发致命性高钾血症。大规模试验证明,在使用 ACEI 时,引起重度高钾血症需要停用药物的比例约为 2%。研究发现,使用 ACEI 时出现高钾血症的危险因素是血清肌酐大于 1.6mg/dl(141μmol/L)(OR 4.6,95%CI 1.8~12.0)、使用长效 ACEI 高钾(OR 2.8,95%CI 1.1~6.0)、充血性心力衰竭(OR 2.6,95%CI 1.4~5.1)。而在此研究中,发现同时使用利尿剂可以使高钾血症危险性显著降低到 0.4。主要是因为使用利尿剂后,减轻体内钠负荷,理论上低钠使 RAA 系统活性增加,此时使用 ACEI 或 ARB,可以增加药物的效果,因此,推荐在使用 ACEI 和 ARB 时,同时并用利尿剂。最近,ALLHAT 等研究改变了为预防心血管并发症而使用利尿剂一些观点,今后的指南中,很有可能会推荐在使用 ACEI 或 ARB 时加用噻嗪类或袢利尿剂。然而,在肾小球滤过率低于 60ml/min 时,使用 ARB 发生高钾血症的频率比 ACEI 低,最近有报道,随着指南推荐在心功能不全时使用醛固酮受体拮抗剂,其引起高钾血症的危险性正在增加,应该引起高度重视。

表 39 肾功能不全患者服用 ACEI/ARB 时对高钾血症的预防和治疗策略

- 严格限制食物中钾离子摄入(营养指导)
- 限制引起高钾血症的药物如 NSAID 的合并使用
- 高钾血症患者应该除外肾动脉狭窄和心功能不全
- 预防脱水(鼓励主动饮水),避免过度限制钠盐摄入,避免便秘
- 合并利尿剂(噻嗪类和袢利尿剂)使用
- 相对于 ACEI,尽量选用 ARB
- 合并使用醛固酮拮抗剂-螺内酯,特别容易出现高钾血症
- 血清钾浓度持续>6mEq/L,应该减量甚至停用相关药物

2. 低钾血症

A. 高度低钾血症（血钾<2mEq/L）的处理

> （1）确认重度低钾血症有无紧急致命危险，如果有应该紧急处理
> （2）没有危险情况，主要补充钾离子
> （3）低钾血症的病因鉴别诊断
> （4）低钾血症本身及低钾血症的病因的长期治疗

一旦遇到重度低钾血症患者，和致命高钾血症处理一样，按上表中的四个步骤进行早起积极处理。

（1）重度低钾血症的紧急情况

重度低钾血症出现紧急情况应该及早治疗，一般认为下表中的三种情况应该作为低钾血症的紧急情况看待。

> a）心血管病变（心肌梗塞、心功能不全、服用地高辛）
> b）神经肌肉麻痹（特别是全部肌肉麻痹、呼吸机麻痹）
> c）肝功能不全

a）伴有心血管病变特别是心肌梗死或服用地高辛者

重度低钾血症时，经常会出现心室扑动或心室颤动等严重致命的心律失常（图 51），在服用地高辛患者，低钾血症很容易诱发地高辛中毒，表现为致死性心律失常。而有报道

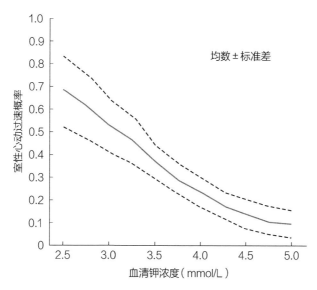

图 51 急性心肌梗死后患者血清钾浓度与心动过速发生的关系
（MacDonald,et al. J Am Coll Cardiol. 2004;43:155-161）

建议对于急性心肌梗死或者心功能不全患者,血清钾离子浓度应该保持在 4.5dmmol/L 以上,但实际临床工作中,如果钾离子浓度高于 4.5mmol/L,很容易出现高钾血症危险,应该特别注意。因此,临床医生应该充分认识到血清钾离子异常时,导致的紧急临床情况。临床上使用利尿剂经常会引起低钾血症,同时合用 ACEI 或 ARB,以及螺内酯等可以预防低钾血症的发生。

b) 伴有呼吸功能不全和肌肉乏力的患者

虽然发生率较低,但是重度低钾血症时(血钾<1.5mEq/L)一般会出现肌肉乏力甚至麻痹,曾有导致呼吸机麻痹的报道,特别是在原有呼吸功能不全的基础上,应该特别注意,此时,应该重点监测患者血氧饱和度,以及检测血气分析,判断是否存在通气功能障碍。

c) 伴有肝功能不全患者

低钾血症时,肾脏近端肾小管上皮细胞氨的生成亢进,因此在肝功能不全情况下,如果有肝性脑病,低钾会加重肝性脑病,甚至引起肝昏迷,因此,在肝功能不全时,血清钾浓度最好维持在 3mEq/L 以上。

(2) 重度低钾血症的治疗实践

重度低钾血症临床治疗时,应该遵循以下四条治疗原则和注意点。

---

a) 心电图监测:可以发现心率失常、判断治疗效果及判断是否治疗过度

b) 补钾的路径、速度和浓度:经中心静脉补钾浓度 40mEq/L 以下,速度 40mEq/h 以下

c) 补钾的制剂:以氯化钾盐为主

d) 除去导致钾离子向细胞内转移的因子:葡萄糖和碱制剂(β 受体激动剂、甲状腺素)不可一起给药!

低钾血症发生时,临床上对患者必须实施心电监护,及早发现危险的心律失常并监测其进展,同时通过心电监护既可以判断低钾血症的治疗效果,又可以避免治疗过度发生高钾血症。重度低钾血症治疗时,一般都需要静脉补钾,心电图监测非常重要。

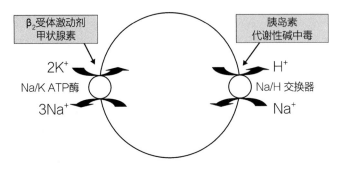

图52 钾离子向细胞内转移促进因子

　　氯化钾静脉注射剂经常会引起注射静脉的炎症，一般推荐经中心静脉输注，原则上输注的浓度在 40mEq/L 以下，输注速度在 40mEq/h。而对于致死性低钾血症，有报道输注速度可以高到 60mEq/h，浓度高达 80mEq/L。

　　精氨酸钾和磷酸二氢钾制剂中的钾离子很容易转移到细胞内，而在重度低钾血症时，首先考虑要纠正的是细胞外液钾浓度，虽然细胞内液经常会有钾不足，但是血清钾浓度低较少见，因此，一般临床上多使用不易转移到细胞内的氯化钾制剂。

　　胰岛素可以促进钾离子转移到细胞内，而输注葡萄糖又能促进体内胰岛素分泌，加快钾离子转移到细胞内，若含碱制剂在低钾血症没有充分纠正之前经脉输注，可以使低钾血症恶化，因此，在重度低钾血症时，禁忌使用胰岛素、葡萄糖和含碱制剂。同时尽可能避免使用肾上腺素 β_2 受体兴奋剂和甲状腺激素制剂。

（3）重度低钾血症的快速鉴别诊断

　　低钾血症的鉴别诊断应该遵照下表叙述的三项原则来考虑，图 54 给出了一个详细的低钾血症的鉴别路径，在临床实践中应该遵从这个路径进行鉴别诊断。

　　然而，在临床实践中，重度低钾血症需要紧急诊断和尽早治疗，有关血浆激素检查如肾素活性测定、血浆醛固酮浓度检查以及尿生化和血、尿渗透压测定需要很长时间才能得到结果，作为急诊诊断手段实用价值有限。因此在临床上应该紧急检查血气分析，获得血清钠、钾、氯和钙浓度，测定血压监测血流动力学改变，同时还要测定血镁浓度，根据下列要点和图 53 的简易方法，就可以初步诊断重度低钾血症，有利于紧急治疗，低镁血症有可能是低钾血症治疗抵抗性因子，尤其是血镁低于 1.5mg/dl 时，应该积极给予纠正。

> ＊由于饥饿摄入不足引起低钾血症需要数周以上时间
> ＊体型较小者，同样多的钾离子丢失，引起低钾血症的可能性更大
> ＊急性低钾血症发生（以分钟或者天来计算）的主要原因是钾离子向细胞内转移

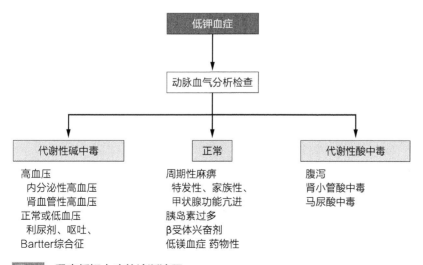

图 53　重度低钾血症的诊断流程

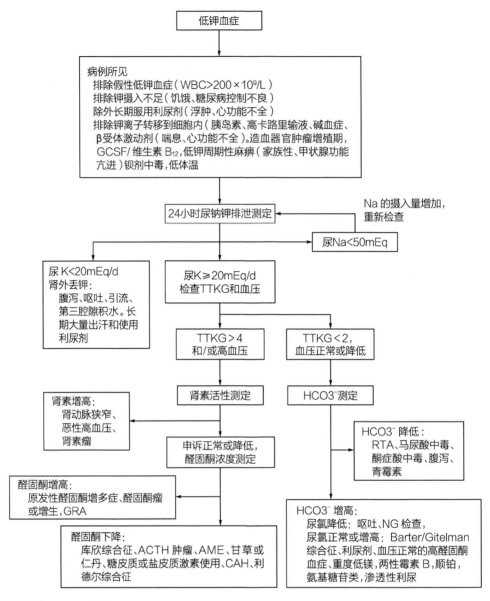

图 54 低钾血症诊断的流程

B. 慢性低钾血症的鉴别诊断

前面图 49 所示高钾血症发生的机制一样,低钾血症发生同样是由于以下三种原因:①钾摄入不足;②钾离子向细胞内转移;③钾离子排泄增多。另外,在诊断低钾血症之前,应该排除假性低钾血症。图 54 给出低钾血症诊断的详细流程,而下图 55 则是针对重度低钾血症的处理方法。

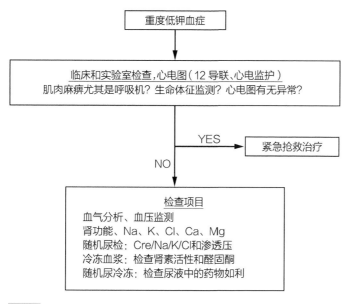

图 55　**重度低钾血症（血钾 < 2mEq/L）初诊时处理**

（1）假性低钾血症

首先，诊断低钾血症之前，应该排除假性低钾血症，如白血病等血液疾病时，白细胞增殖非常旺盛，有时幼稚细胞可以高达 200×10^9/L，此时如果抽血标本放置室温时间过长，试管内血浆中钾离子就会转移到白细胞内，就会使血清钾离子浓度降低，然而，实践中发现，这种变化一般只能使血钾降低 1mEq/L，因此，由此引起重度低钾血症假象机会很低。

（2）钾摄入不足

当食物中的钾摄入不足时，钾离子经肾脏的排泄也相应减少，但是，由于集合管内伴随钠离子再吸收时的钠钾交换，还是有一部分钾离子从这部分肾小管排泄到尿中，因此，每日肾脏最低排泄钾量为 5~15mEq［约 0.2mEq/(kg·d)］。因此，长时间（数周到数月）饥饿或者糖尿病患者血糖控制不良，就会引起低钾血症。然而，细胞内外钾离子浓度差是维持细胞静息膜电位（RMP）的关键因素，因此，当细胞外低钾发生时，为维持细胞内外钾离子浓度差，细胞内钾离子就会转移到细胞外，一般理论上，细胞外钾离子浓度每降低 1mEq/L，就有 300mEq 钾离子从细胞内转移到细胞外，总体液中钾离子缺乏即为 300mEq。如果在总体液量不减少的情况下，这样单纯的钾离子缺乏也会造成低钠血症，因为前面已经叙述，血清钠浓度 =｛总 Na 量 + 总 K 量｝÷ 总体液量。

（3）钾离子转移到细胞内

钾离子细胞内外转移的主要促进因子为胰岛素、葡萄糖、β_2 受体激动剂和代谢性碱中毒。胰岛素引起钾离子转移到细胞内与细胞摄取葡萄糖无关，而是胰岛素本身刺激钾离子转移。在非糖尿病患者，胰岛素刺激钾离子转移到细胞内主要与高热量输液有关，因为高热量输液中的葡萄糖刺激内源性胰岛素分泌增多。其他引起钾离子向细胞内转移的疾病有低钾性周期性麻痹(甲状腺功能亢进症伴随的周期性麻痹、常染色体显性遗传性钙通道异常);高碳水化合物摄入加上运动诱发;可以给予低碳水化合物饮食及 β_2 受体阻滞剂。造血细胞肿瘤增生、G-CSF、维生素 B_{12} 以及叶酸治疗后伴随的钾离子转移到细胞内;钡剂中毒(钾离子通道损伤),低体温(β_2 受体兴奋?)等引起的低钾血症等。

(4) 钾排泄增多

钾离子排泄增多主要是经过肾脏,此时留取 24 小时尿液,检查每天尿钾排泄量,此时如果尿钠排泄减少,尿钾排泄量很难解释。因此,只有在尿钠排泄量在每天 50mEq 以上时,可结合每日的钠负荷量进行分析。如果 24 小时尿钾排泄量小于 20mEq,则应该考虑肾外钾离子丢失如消化道和皮肤,以及在检查前服用利尿剂,如果 24 小时尿钾排泄大于 20mEq,则低钾血症的原因属于肾性丢钾。

肾外丢失钾离子主要是从消化道丢失,如腹泻、呕吐及消化道引流和滥用导泻药物,腹水等第三腔隙积液等。从皮肤丢失钾量很少,因为汗中钾含量很低,如果不是长期在高温和干燥环境作业,引起低钾的概率很低,但是,大面积烧伤除外,因为创面渗出液中含钾量较高,长期丢失会引起低钾血症。

肾脏丢失钾离子的鉴别诊断主要是检查 TTKG,低钾血症时,TTKG 降低(一般<2),如果此时 TTKG>4,应该高度怀疑肾素-血管紧张素-醛固酮系统功能亢进(RAAS),进一步应该检测血浆肾素活性和血醛固酮浓度。如果不能检测 TTKG 或血、尿渗透压,则应该测定系统血压,假如血压增高(尤其是舒张压),则应该考虑肾素-血管紧张素-醛固酮系统(renin-angiotensin-aldosterone system,RAAS)功能亢进。如果检测结果 TTKG<2,而同时伴有血压正常或者低血压,则应该通过血气分析测定血液碳酸氢根浓度,如果碳酸氢根降低,则应该考虑肾小管酸中毒(renal tubular acidosis,RTA)或糖尿病酮症酸中毒(diabetic ketoacidosis,DKA),如果碳酸氢根增高,则应该考虑 Bartter 综合征、Gitelman 综合征、使用利尿剂、渗透性利尿、呕吐(过食症或拒食症),重度低镁血症或者血压正常的高醛固酮血症等情况。一般呕吐引起的低钾血症,尿中氯排泄量减少,凭这点可以鉴别,过食症和拒食症的呕吐多见于青年女性,唾液腺型患者唾液淀粉酶增高,牙齿多有被腐蚀表现[见第 4 章知识点"利用尿中电解质排泄量来鉴别 Bartter/Gitelman 综合征和假性 Bartter 综合征,以及呕吐(拒食症和过食症)"]。RAAS 功能亢进时,TTKG>4 同时伴有高血压,应该检查血浆肾素活性和血醛固酮浓度,如果肾素活性增高,则为肾血管性高血压,如肾动脉狭窄或恶性高血压,还有少见的肾素瘤。如果肾素活性降低而醛固酮水平增高,则为原发性醛固酮增多症,包括肾上腺瘤或增生,糖皮质激素治疗敏感性醛固酮症(glucocorticoid remediable aldosteronism,GRA)。如果肾素活性和醛固酮水平都降低,则应该考虑:库欣病或库欣综合征,ACTH 肿瘤,服用中药甘草或仁丹等,临床上使用了盐皮质激素,表观盐皮质激素过多(AME),先天性肾上腺皮质增生症(congenital adrenal hyperplasia,CAH)如 11β 羟化酶缺乏、17α 羟化酶缺乏,以及利德尔综合征等疾病,临床上应该注意仔细鉴别。

(5) 药物引起的低钾血症

> **钾离子细胞内转移：**
> β₂ 受体激动剂(肾上腺素、抗组织胺药、气管扩张药物、茶碱类药物和咖啡因)，胰岛素。
>
> **促进钾离子排泄药物：**
> 利尿剂、仁丹(中药)、青霉素类抗生素、顺铂、两性霉素 B、氨基糖苷类抗生素和大剂量糖皮质激素。

| 知识点 | **肌肉乏力或麻痹伴有低钾血症的鉴别诊断** |

肌肉乏力或麻痹伴有低钾血症的鉴别诊断

　　刚刚通过医师资格考试的医师，遇到肌肉乏力或麻痹伴有低钾血症的患者，一般首先想到是低钾周期性麻痹。但是，表现为这种症状的其他少见和容易被忽略的疾病如甲状腺功能亢进伴有周期性麻痹，这个疾病在包括日本在内的亚洲人比较常见，因此，在诊断肌肉乏力或麻痹伴有低钾血症疾病时，应该给予排除这些特殊情况。

　　周期性麻痹鉴别诊断要点包括：①是否存在酸碱平衡紊乱；②尿中钾离子排泄量是否减少，TTKG 是否降低；③低钾血症的发生与进展是否迅速，以小时为单位的速度进展。如果疾病表现以上要点中的 2 条以上，就应该高度怀疑低钾性周期性麻痹。相反，如果有酸碱平衡异常，就应该考虑低钾周期性麻痹以外的疾病，包括肾小管酸中毒、马尿酸中毒、腹泻；如果有代谢性碱中毒，则应该考虑醛固酮增多症、Gitelman 综合征、Bartter 综合征、使用利尿剂或者长期呕吐等。

　　除了甲状腺功能亢进症伴有四肢周期性麻痹外，遗传性(家族性)Na/Ca通道异常，也有 Na 和 Ca 通道异常单独发病，日本人和亚洲人少见。高碳水化合物摄入或剧烈运动都会诱发低钾周期性麻痹发作，而甲状腺功能亢进症伴有周期性麻痹则不被上述情况诱发，这点可有助于鉴别，此外，甲状腺功能亢进症还有其他一些特殊表现：①甲状腺功能亢进本身表现如血 TSH浓度下降，游离 T_3 和 T_4 升高，血清胆固醇水平降低，心率增快和脉压增大；②症状包括心慌心悸、出汗增多；③常出现低磷血症等。

C. 慢性低钾血症的治疗

(1) 根据低钾血症病因治疗

> **钾离子摄入不足：**
> KCl+KHPO₄
> (升高 1mEq/L 血钾，需要 300mEq 钾离子)

> **钾离子转移到细胞内：**
>
> 纠正钾离子转移到细胞内的原因，同时补充钾离子
>
> **TTKG<2,血压正常或降低,代谢性碱中毒：**
>
> 呕吐、利尿剂、渗透压利尿、消化道引流:补充钾离子和镁离子
>
> Bartter/Gitelman 综合征:使用螺内酯、ACEI 或 ARB,补充钾离子
>
> 利尿剂、血压正常的高醛固酮血症、重度低镁,两性霉素 B,顺铂,氨基糖苷类,渗透性利尿
>
> **TTKG<2,血压正常或降低,代谢性酸中毒：**
>
> 肾小管酸中毒:枸橼酸钾或 KCl
>
> 腹泻:补充 KCl
>
> **TTKG>4 和或高血压：**
>
> 寻找原因并进行治疗,可以用螺内酯、氨苯碟定、ACEI 或 ARB,补充 KCl

TTKG,跨小管腔钾离子浓度梯度。

(2) 补钾制剂的灵活使用

氯化钾静脉注射后主要分布在细胞外液,而相对磷酸二钾盐、葡萄糖酸钾和枸橼酸钾等有机钾盐注射后很快就被细胞摄取而进入细胞内。

氯化钾主要适用于血压正常或者降低并伴有代谢性碱中毒情况下,此时,多数存在氯敏感异常。而磷酸二氢钾等主要适用于低钾血症伴有代谢性酸中毒情况下,也可用于长期饥

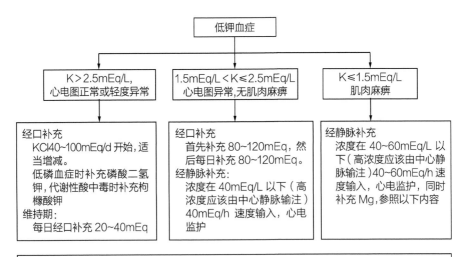

图 56 低钾血症时,补充钾离子的流程

饿或糖尿病时血糖控制不良时,此时细胞内钾离子和有机酸都缺乏,这类制剂对细胞外钾离子影响较小。另外,水果中含有丰富的有机酸钾离子,可以通过使用水果来补充钾,但是水果中含有糖分,容易导致钾离子转移到细胞内,因此和 KCl 相比,水果补钾的作用较弱。

> KCl:是最基本的补钾制剂,尤其是对氯敏感异常的代谢性碱中毒的病例,特别有效。
>
> 有机酸钾:主要用于细胞内钾离子缺乏(如饥饿和糖尿病)及代谢性酸中毒。

(3) 经口补钾? 经静脉补钾?

一般情况下,经口补钾的效果和静脉补钾相比,效果较慢,但实际上口服含钾制剂后,20~30 分钟后就可以观察到血钾浓度上升,因此,需要紧急补钾时,经口服补钾也是可以迅速起效的。另外,经口补钾的途径和生理上钾离子摄入途径相同,因此,一般不会引起副作用。而静脉补钾必须以低浓度进行补充,因此,一次性大量补充钾离子是不可取得。因此,对于血清钾离子浓度在 2~2.5mEq/L 以上的低钾血症,而且没有心电图异常和临床症状,推荐以口服补钾为主。

(4) 补钾的浓度和速度

经口服补钾时,每天 40~80mEq 开始,根据临床症状和血清钾的检查来增加或者减量,急性期口服 40~60mEq,可以使血钾上升 1~1.5mEq/L,口服 120~160mEq,预期血钾浓度可以上升 2.4~3.5mEq/L。然而,这一效果只是暂时的,之后由于细胞外钾离子向细胞内转移,血清钾会再度下降,因此,多数情况下,需要持续口服补充钾离子。

经末梢静脉补充高浓度钾制剂有诱发静脉炎的危险,因此,静脉注射加盐的浓度应该低于 20mEq/L,对于重度致死性低钾血症需要紧急升高血钾浓度时,一般推荐经中心静脉补充高浓度钾离子,有文献报道,经中心静脉补充钾的浓度可以高达 200mEq/L,推荐的安全静脉补钾浓度在 60~80mEq/L 之间,然而,如此高浓度钾经静脉输注,必须在持续的心电图监护下进行,而且要仔细观察患者对治疗的反应。经静脉输注钾离子的速度一般在 20mEq/h 以下,只有在严重致死性低钾血症时,出现心室颤动等血流动力学异常情况下,可以将静脉输注钾离子浓度提高到 40~60mEq/h,此时必须在心电图监护下,并准备好除颤等抢救设备。

茶歇

Bartter 综合征和 Gitelman 综合征

　　Bartter 综合征和 Gitelman 综合征主要表现为低钾血症、代谢性碱中毒和高肾素-醛固酮血症,也就是说这两种综合征都表现为原发性醛固酮增多症的症状,只不过前两者没有高血压和体液量增加、水肿表现。但是,表现为上述症状和特征的疾病很多,因此,可以作为一组综合征中的异质性疾病来描述(表 40)。

表 40　Bartter 综合征及其类似疾病的分类

表现	遗产因子异常	异常蛋白质	蛋白部位	分型
产前 Bartter 综合征	SLC2A1	NKCC2	TAL 管腔侧	Ⅰ 型 Bartter
	KCNJ1	ROMK	TAL 管腔侧	Ⅱ 型 Bartter
经典 Bartter 综合征	CLCNKB	CIC-Kb	TAL 血管侧	Ⅲ 型 Bartter
Gitelman 综合征	SLC12A3	TSC(NNCT)	DCT 管腔侧	
	CLCNKB	CIC-Kb	DCT 血管侧	
伴感觉性听力障碍及肾功能不全的 Bartter 综合征	BSND	Barttin	TAL 血管侧 内耳	Ⅳ 型 Bartter
常染色体显性遗传性低钙血症	CaSR	钙敏感受体(CaR)	TAL 血管侧	Ⅴ 型 Bartter 水分转移

TAL,肾小管髓袢升支粗段;DCT,远曲小管。

　　Bartter 综合征一般分为经典的 3 种类型,第 1 种类型是产前 Bartter 综合征或者称为高前列腺素 E 综合征,表现最严重,一般为羊水过多、早产,出生后表现为致死性盐分丢失。尿钙排泄增多,出现早期肾钙化(nephrocalcinosis)。第 2 种类型为从幼儿到少年发病,表现为大量盐分从尿中丢失,表现为低钙血症,伴有多尿多饮、脱水和肌力下降,致使生长发育障碍,也会出现高尿钙血症和肾钙化。第 3 种类型是从小儿到成年都可以发病的一种轻型病变,也称为 Gitelman 综合征,一般表现为轻度的持续的盐分丢失。Gitelman 综合征发病年龄较高(多为青少年至成年),表现为低尿钙症,经常出现低镁血症,生长发育迟缓,然而,此型通常在围产期和幼儿没有任何异常,这点和 Bartter 综合征其他型不同(图 57)。

　　Bettinelli 等通过临床研究总结鉴别 Bartter 和 Gitelman 的方法,即尿钙和尿肌酐(单位 mmol)比值小于 0.1(尿中钙<0.035g/gCr),血清镁离子低于 1.56mEq/L,FEMg>4% 可以作为鉴别 Gitelman 综合征与 Bartter 综合征的指标。然而,尿中钙和肌酐比值随着年龄而变化,幼儿时期较高,因此,在幼儿使用这个比值时来评价时要特别注意。

　　近些年,由于分子生物学研究的进展,有关 Bartter 和 Gitelman 综合征的遗传学研究越来越多,已经初步清楚这两种综合征的遗传基因缺陷。Lifton 研究小组对一组诊断 Gitelman 综合征患者进行家系调查和基因检测,发现这些患者的远端肾小管管腔侧 Thiazide 敏感 Na-Cl 转运装置(NCCT 或 TSC)的遗传基因(SLC12A3)变异,而同一研究小组在 Bartter 综合征家

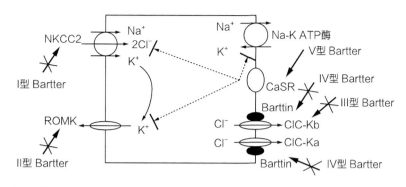

图 57　Bartter 综合征时亨利袢升支粗段氯化钠再吸收异常

系调查发现,这些患者亨利袢升支粗段管腔侧呋塞米敏感 Na-K-Cl 转运装置(NKCC2)遗传基因(*SLC12A1*)变异,而且和这个转运装置活性相关钾离子通道(ROMK)基因(*KCNJ1*)变异。如果这两个遗传基因同时变异,则表现为产前 Bartter 综合征,其中又可以细分为Ⅰ型和Ⅱ型,后来又在 Bartter 综合征家系中发现亨利袢升支粗段血管侧氯离子通道(ClC-Kb)基因(*CLCNKB*)变异,近年来又在这种病家系中发现 2 个遗传基因异常,其中一个是氯离子通道 ClC-Ka 和 ClC-Kb 中 β 亚组(subunit)编码 Barttin 的遗传基因(*BSND*)变异,称为Ⅳ型 Bartter 综合征。这种 Barttin 异常引起的 Bartter 综合征和经典的 ClC-Kb 变异的表现不同,主要表现为早期重症起病,和产前 Bartter 综合征相同,最后出现肾功能不全和感音性听力障碍。该基因编码的 Barttin 不仅涉及亨利袢升支粗段的 ClC-Kbβ 亚组,其他部位肾小管和内耳毛细胞(hair cell)氯转运通道也受该基因编码蛋白调节,因此,该型 Bartter 综合征表现为肾功能不全和听力障碍。目前,又有一个新的 Bartter 综合征遗传基因变异,称为Ⅴ型 Bartter 综合征,和Ⅰ至Ⅳ型的染色体隐性遗传特征不同,Ⅴ型为染色体显性遗传病,主要表现为细胞膜外钙离子敏感受体(calcium sensing receptor,CaSR)异常。CaSR 获得性变异后,会出现顽固性低钙血症,因此也称为常染色体显性遗传性低钙血症(autonomal dominant hypocalcemia,ADH)。CaSR 大量存在于亨利袢升支粗段血管侧,这部位肾小管管腔侧 NKCC2 和 ROMK 转运体异常,加上血管侧 Na-K ATP 酶功能障碍,就会导致氯化钠在肾小管重吸收异常。而 CaSR 基因活性变异后,就会引起定量的氯化钠从肾脏丢失,因此,目前认为 CaSR 变异会导致亨利袢升支粗段(thick ascending limb,TAL)和远曲小管(distal convoluted tubule,DCT)的氯化钠重吸收受到抑制。

通过遗传基因研究,阐明了 Bartter 综合征和 Gitelman 综合征在发病机制上的区别,例如,这些疾病的严重程度与 TAL 和 DCT 的氯化钠重吸收障碍的严重程度有关,即氯化钠重吸收受到抑制越严重,疾病的表现也越严重。对于尿中钙离子排泄,使用呋塞米可以抑制 TAL 部位氯化钠重吸收,同时可以使尿钙离子排泄增加,而使用噻嗪类利尿剂在抑制 DCT 部位氯化钠重吸收,同时减少尿钙排泄,这些现象和遗传基因研究的发现非常吻合。但是,这些基因异常和疾病的临床表现并非一对一的对应关系,有时候,一种表现可能有多种遗传缺陷,或者一种疾病表现为多种基因的异常。例如,编码 ROMK 的基因缺陷(Ⅱ型 Bartter 综合征)

和 Na-K-Cl 转运装置异常的 I 型相比,有时血清钾离子浓度有升高倾向;而 III 型即经典型 Bartter 综合征有些病例症状轻微,而且发病较迟,但在实际临床中,例外情况非常多见。III 型 Bartter 综合征表现为和 I、II 型同样严重且伴有肾脏损害的情况并不少见。表现为 III 型中 *CLC-KB* 基因缺陷的 Gitelman 综合征也不少见,主要是因为 ClC-Kb 不但存在于 TAL 细胞上,同时在 DCT 细胞上也有表达,而受 ClC-Kb 调控的 TAL 细胞氯离子通道,在其他细胞上也可能存在。因此,Bartter 综合征或者说其类似疾病无论是从基因型和表现型来看,都是一种杂合子遗传状态。

(冉建民 译、审)

参考文献

1) Suga SI, Phillips MI, Ray PE, et al. Hypokalemia induces renal injury and alterations in vasoactive mediators that favor salt sensitivity. Am J Physiol Renal Physiol. 2001; 281: F620-9.

2) Bonny O, Rossier BC. Disturbances of Na/K balance: Pseudohypoaldosteronism revisited. J Am Soc Nephrol. 2002; 13: 2399.

3) Wilson FH Disse-Nicodeme S, Choate KA, et al. Human hypertension caused by mutations in WNK kinases. Science 2001; 293: 1107-12.

4) Wilson FH, Kahle KT, Sabath E, et al. Molecular pathogenesis of inherited hypertension with hyperkalemia: the Na-Cl cotransporter is inhibited by wild type but not mutant WNK 4. Natl Acad Sci 2003; 100: 680-4.

5) Perazella MA. Drug-induced hyperkalemia: old culprits and new offenders. Am J Med. 2000; 109: 307.

6) Wong SL, Maltz HC. Albuterol for the treatment of hyperkalemia. Ann Pharmacol. 1999; 33: 103.

7) Allon M, Shanklin N. Nebulized albuterol for acute hyperkalemia in patients on hemodialysis. Ann Intern Med. 1989; 110: 426.

8) Blumberg A, Roser HW, Zehnder C, et al. Plasma potassium in patients with terminal renal failure during and after haemodialysis: relationship with dialytic potassium removal and total body potassium. Nephrol Dial Transplant. 1997; 12: 1629.

9) Gerstman BB, Kirkman R, Platt R. Intestinal necrosis associated with postoperative orally administered sodium polystyrene sulfonate in sorbitol. Am J Kidney Dis. 1992; 20: 159.

10) Gennari FJ, Segal AS. Hyperkalemia: an adaptive response in chronic renal insufficiency. Kidney Int. 2002; 62: 1.

11) Knoll GA, Sahgal A, Nair RC, et al. Renin-angiotensin system blockade and the risk of hyperkalemia in chronic hemodialysis patients. Am J Med. 2002; 112: 110.

12) Imbriano LJ, Durham JH, Maesaka JK. Treating interdialytic hyperkalemia with fludrocortisone. Semin Dial. 2003; 16: 5.

13) Allon M, Takeshian A, Shanklin N. Effect of insulin-plus-glucose infusion with or without epinephrine on fasting hyperkalemia. Kidney Int. 1993; 43: 212.

14) Ruggenenti P, Perna A, Remuzzi G. ACE inhibitors to prevent end-stage renal disease: when to start and why possibly never to stop: a post hoc analysis of the REIN trial results. J Am Soc Nephrol. 2001; 12: 2832.

15) Bozkurt B, et al. Complications of inappropriare use of spironolactone in heart failure: when an old medicine spirals out of new guidelines. J Am Coll Cardiol. 2003; 41: 211-214.

16) Juurlink DN, Mamdani MH, Lee DS, et al. Rates of Hyperkalemia after publication of the Randomised Aldactone Evaluation Study. N Engl J Med. 2004; 351: 543-51.

17) Reardon LC, Macpherson DS. Hyperkalemia in outpatients using angiotensin converting enzyme inhibitors: how much should we worry? Arch Intern Med. 1998; 158: 26.

18) Bakris GL, Siomos M, Richardson D, et al. ACE inhibition or angiotensin receptor blockade: impact on potassium in renal failure. Kidney Int. 2000; 58: 2084.

19) Juurlink DN, Mamdani MM, Lee DS, et al. <http://www.ncbi.nlm.nih.gov/entrez/query.fcgi?cmd =Retrieve&db=pubmed&dopt=Abstract&list uids=15295047&query hl=9>Rates of hyperkalemia after publication of the Randomized Aldactone Evaluation Study. N Engl J Med. 2004; 351 (6): 543-51.

20) Bettinelli A, Bianchetti MG, Girardin E, et al. Use of calcium excretion values to distinguish two forms of primary renal tubular hypokalemic alkalosis: Bartter and Gitelman syndromes. J Pediatr. 1992; 120 (1): 38-43.

21) Bettinelli A, Bianchetti MG, Borella P, et al. Genetic heterogeneity in tubular hypomagnesemia-hypokalemia with hypocalcuria (Gitelman's syndrome). Kidney Int. 1995; 47 (2): 547-51.

22) Bianchetti MG, Edefonti A, Bettinelli A. The biochemical diagnosis of Gitelman disease and the definition of "hypocalciuria". Pediatr Nephrol. 2003; 18 (5): 409-11.

23) Simon DB, Nelson-Williams C, Bia MJ, et al. Gitelman's variant of Bartter's syndrome, inherited hypokalaemic alkalosis, is caused by mutations in the thiazide-sensitive Na-Cl cotransporter. Nat Genet. 1996; 12 (1): 24-30.

24) Simon DB, Karet FE, Hamdan JM, et al. Bartter's syndrome, hypokalaemic alkalosis with hypercalciuria, is caused by mutations in the Na-K-2Cl cotransporter NKCC2. Nat Genet. 1996; 13 (2): 183-8.

25) Simon DB, Karet FE, Rodriguez-Soriano J, et al. Genetic heterogeneity of Bartter's syndrome revealed by mutations in the K+channel, ROMK. Nat Genet. 1996; 14 (2): 152-6.

26) Simon DB, Bindra RS, Mansfield TA, et al. Mutations in the chloride channel gene, CLCNKB, cause Bartter's syndrome type III. Nat Genet. 1997; 17 (2): 171-8.

27) Estevez R, Boettger T, Stein V, et al. Barttin is a Cl-channel beta-subunit crucial for renal Cl-reabsorption and inner ear K+secretion. Nature. 2001; 414 (6863): 558-61.

28) Birkenhager R, Otto E, Schurmann MJ, et al. Mutation of BSND causes Bartter syndrome with sensorineural deafness and kidney failure. Nat Genet. 2001; 29 (3): 310-4.

29) Waldegger S, Jeck N, Barth P, et al. Barttin increases surface expression and changes current properties of ClC-K channels. Pflugers Arch. 2002; 444 (3): 411-8.

30) Hebert SC. Bartter syndrome. Curr Opin Nephrol Hypertens. 2003; 12 (5): 527-32.

31) Vargas-Poussou R, Huang C, Hulin P, et al. Functional characterization of a calcium-sensing receptor mutation in severe autosomal dominant hypocalcemia with a Bartter-like syndrome. J Am Soc Nephrol. 2002; 13 (9): 2259-66.

32) Watanabe S, Fukumoto S, Chang H, et al. Association between activating mutations of calcium-sensing receptor and Bartter's syndrome. Lancet. 2002; 360 (9334): 692-4.

33) Macdonald JE, Struthers AD. What is the optimal serum potassium level in cardiovascular patients? J Am Coll Cardiol. 2004; 43(2): 155-61.

34) Parham WA, Mehdirad AA, Biermann KM, et al. Hyperkalemia revisited. Tex Heart Inst J. 2006; 33(1): 40-7.

第4章

酸碱平衡紊乱的诊断与治疗

一、酸碱平衡的生理机制

1. 什么是酸碱基

酸指的是可以提供 H^+(质子)的化合物,而碱基则是中和 H^+ 的化合物质,这两种物质是身体内各种生理功能和反应不可缺少的物质。

体液内的 H^+ 多与蛋白质阴离子残基结合存在,在 pH=7.4 情况下,体液内 $[H^+]=10^{-7.4}=10^{-7}\times0.4=40\times10^{-9}=40nmol/L$,这个浓度非常适合体内各种生理反应。实际上,人体细胞内 pH 为 7.0,体液内的 pH 变化可以使蛋白质的三维结构改变,从而导致蛋白质功能改变。可以想象如果将牛奶倒入柠檬汁中,会发生什么样变化,体内 pH 降低引起的变化相同。体重为 60kg 的个体,细胞外液量为 12L,其中 H^+ 总量约为 $40\times12=480nmol$,细胞内液量约为 24L,如果 pH 按 7.1 计算,H^+ 总量为 3 000nmol,因此,体内 H^+ 总量约为 4 000nmol。而肾脏每天排泄的 H^+ 离子约为 70mmol=70 000 000nmol,这比体液内 H^+ 总量多得多,因此,肾脏如何能迅速而持续地进行 H^+ 排泄,对维持身体内 pH 稳定非常重要。

人体每天从外界摄取酸性物质,体内细胞、组织和器官代谢会产生大量酸性物质(图 58),摄入体内的酸性物质,或者体内代谢产生的大量酸性物质,立即在细胞外液被碳酸氢盐

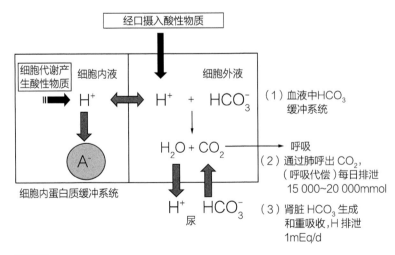

图 58 体内酸碱平衡示意图

缓冲系统或者细胞内蛋白质缓冲系统中和掉,因此不会引起体液 pH 急剧降低,从而维持稳定的代谢环境。同时,通过呼吸系统以二氧化碳(CO_2)的形式排泄酸,肾脏排泄不挥发酸(包括有机酸和所有不会产生 CO_2 的酸)。通过以上机制,维持体内酸碱环境稳定。

2. 人体内酸的产生

体内酸性物质主要来源于营养素的代谢废物,其中,每天摄入的碳水化合物和脂肪可产生 15 000~20 000mmol 的 CO_2 和水,如果呼吸功能正常,产生的 CO_2 被全部呼出体外,体内不会有过多挥发酸蓄积,15 000mmol 水分可以换算成 270g($15mol \times 18g/mol=270g$),从尿、皮肤或者呼吸排出体外。然而,如果呼吸功能不全,体内产生的 CO_2 就不能完全排出体外,在体液内 H_2O+CO_2 就会生成 $H^++HCO_3^-$,从而产生酸,此时会出现呼吸性酸中毒。

正常情况下,即没有组织低氧血症和胰岛素不足时,碳水化合物和脂肪在体内代谢也会产生乳酸和酮酸如图 59,但是,产生速度较慢,这些有机酸在组织内迅速代谢为 CO_2 和水,通过呼吸和肾脏排出体外,因此不会引起酸在体内蓄积,导致代谢性酸中毒。

而蛋白质主要由 20 种氨基酸构成,其中 13 种为中性氨基酸,其代谢产物为尿素、CO_2、水分和葡萄糖,通过呼吸系统,CO_2 排出体外,不会引起酸在体内蓄积。然而,含硫氨基酸(蛋氨酸、亮氨酸和异亮氨酸)和含阳性电荷氨基酸(精氨酸、赖氨酸和组氨酸),在体内代谢最终产生有机磷酸和硫酸(不挥发酸),经过肾脏排泄时,就会产生 H^+。而含负电荷的氨基酸如天冬氨酸和谷氨酰胺以及其他一些有机酸如枸橼酸等在体内代谢后产生 HCO_3^-,正好中和 H^+。体内蛋白质代谢每天大约产生 70mmol 的不挥发有机酸,如果按每千克体重计算,约为 $1mmol/(kg \cdot d)$。这些有机酸全部从肾脏排泄,其中约有 30mmol 有机磷酸以磷酸盐形式从肾脏排泄,其余则以铵离子(NH_4^+)的形式从肾脏排泄。正常情况下,体内有机酸产生量随着饮食和身体代谢状态而变化,机体则通过改变肾脏氨的产生量来调节,如果体内有机酸产生增多,则肾脏氨的生成可以增加到通常情况下的 10 倍,从而使体内酸的产生和排泄达到有机平衡。

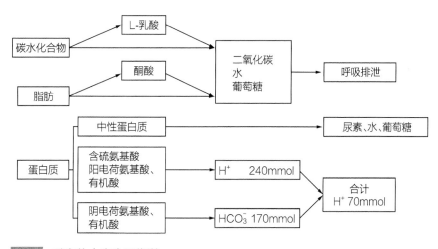

图 59 酸在体内产生和代谢

在疾病状态下,碳水化合物和脂肪也会代谢产生不挥发酸,例如,在组织低氧血症情况下如低血压休克、重度贫血和低氧血症时,或者维生素 B_1 缺乏,乳酸产生过多,而脂肪在胰岛素不足时,会产生酮酸,如果产生量超过代谢速度时,就会导致这些酸在体内堆积,引起代谢性酸中毒,如图 59。

> **小结**:每天体内代谢所产生的不挥发酸为 1mmol/kg(体重),都要经过肾脏排泄出体外,这些酸都是体内蛋白质代谢产生的,其中部分为以磷酸盐形式排泄,其余以铵离子形式排泄。根据体内酸产生的量,肾脏调节铵的产生量来平衡体内的酸碱度。

知识点

细胞内外液酸碱度(pH)一样吗?

细胞外液 pH 为 7.4,呈弱碱性,而细胞内液 pH 为 7.0,呈中性,这是因为细胞内液中许多蛋白酶活性的稳定,及其参与代谢都需要中性环境,因为蛋白质在酸性或碱性环境都会变性。细胞内液代谢废物大多呈酸性,这些酸性物质很快通过细胞膜上的各种排泄通道向外排到细胞外液,使得细胞内外酸碱度达到平衡状态(图 60)。

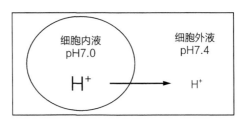

图 60　细胞内外液 H+平衡示意图。pH 差有助于细胞内生成的 H+快速转移到细胞外液

3. 什么是缓冲系统

如前所述,日常人体内每天产生不挥发酸 70mEq,如果这些酸性物质全部以氢离子形式存在的话,那么血液的 pH 将降低到 1,血液将变成强酸性环境。肾脏排泄酸需要时间,一般需要数小时或者天逐渐增加,而且每天尿液排泄酸的量有一个最大阈值,超过这一阈值排泄量不会再继续增加。

然而,实际上在体内不会出现 pH 剧烈波动情况,这主要依赖于体内存在着"缓冲物质的作用",这些缓冲物质暂时将产生的 H+中和掉。体内最重要的缓冲物质是碳酸氢根离子,但是,碳酸氢根离子在细胞外液的浓度只有 24mEq/L,总量也只有 24mEq/L × 12L=300mEq,而血液内的碳酸氢根总量约为 70mEq,满足不了中和每天体内代谢产生的酸量 70mEq,而人体每天根据摄入食物比例不同都会产生大量酸性物质,如蛋白质摄入过多,产生的酸就

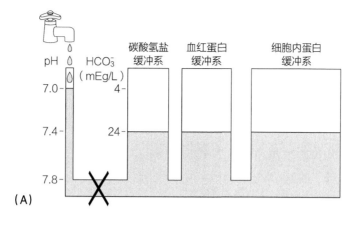

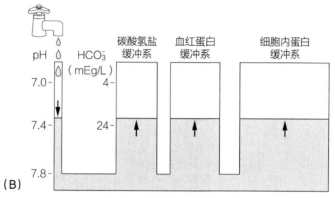

图 61 **体内缓冲系统概念图解（储水塔理论）。** 假如没有人体缓冲系统（A），体内产生的酸性代谢产物很快就会使体液 pH 大幅降低；有了各种缓冲系统的作用（B），即使有同样的酸性物质产生，血液 pH 也不会明显下降

会增加，而且，在疾病状态下，机体也会产生大量酸性物质，因此，机体需要大量的缓冲物质来中和酸，实际上，体内的血清蛋白、磷酸以及细胞内液的蛋白质（含组氨酸）都具有缓冲能力。

　　如图 61 所示，用储水塔模型来描述体内酸碱平衡及缓冲系统较容易理解，4 个储水塔底部相通，水从左侧管子滴入，4 个储水塔的水平面保持相同，如果将滴入的水换成酸，pH 和碳酸氢根就好比左侧所划刻度一样，每一个 pH 都对应一个碳酸氢根浓度，如 pH7.4，对应的碳酸氢根约为 24mEq/L，如果体内酸产生增多或者摄入的酸增加，这些酸就会通过底部相连通部分分布到其他水塔中去，由于细胞内液和血液中含有大量的缓冲物质如细胞内蛋白质缓冲系统和血清蛋白或磷酸，缓冲能力非常强，因此，即使是体内酸增加，在如此强大的缓冲系统作用下，也不会使体内 pH 发生巨大变化，体内酸碱平衡状况仍能保持良好。

知识点

具有缓冲作用的肝脏和骨骼

肝脏是调节碳酸氢根的重要器官

肝脏在产生尿素氮时，每天消耗约 1 000mmol 的碳酸氢根。因此推测肝脏在酸碱平衡失调时可能通过调节尿素氮合成来增加或减少碳酸氢根消耗。因此，在代谢性酸中毒时，肝脏的尿素氮产生减少，碳酸氢根消耗也相应减少，从而起到代偿作用。这种作用在大鼠体内试验中得到验证，而在人体内这种现象在酸碱平衡中到底起多大作用尚未完全清楚。而 Hosch 等在临床上发现体内尿素产生量与血清碳酸氢根浓度呈负相关关系，因此，目前有关肝脏在体内酸碱平衡代谢中的作用问题尚存在着矛盾，有许多问题尚未有确切结论。

$$2NH_4^+ + 2HCO_3^- \longrightarrow 尿素 + CO_2 + 3H_2O$$

骨的缓冲系统

很早以来就认为，在骨矿物质中，以磷酸为主的碱性物质是体内代谢性酸中毒的主要缓冲系统，而在代谢性酸中毒时，尿液中钙离子排泄增加，体内钙代谢呈现负平衡，这可能是由于体内酸性环境将骨表面的钙盐通过单纯的物理化学作用溶解入血所致。然而，在慢性代谢性酸中毒时，从细胞水平研究发现，骨骼中成骨细胞活性受到抑制，而破骨细胞的活性增加，总的结果是骨矿物质吸收增加，沉积减少。有趣的是，在呼吸性酸中毒，这种骨代谢变化非常少见。体内酸性物质主要来源于摄取的食物，因此，在控制高血压的得舒饮食（dietary approaches to stopping hypertension, DASH）中提倡以蔬菜和水果为主的食物，摄入后尿钙的排泄量减少，因此，这种以水果和蔬菜为主的碱性食品可能对骨骼保持有益。

4. 肾脏的排酸作用

如上所述，体内产生的不挥发酸经过肾脏需要很长时间，通常是以小时或者天来计算，因此，机体内一定存在着防止由于体内大量酸性物质产生而引起一过性血 pH 下降的机制，这就是机体内的缓冲系统。在细胞外液，这个缓冲系统主要是碳酸氢根，而在细胞内液则主要是蛋白质，这些缓冲物质将体内产生的 H^+ 暂时中和，保持血液 pH 在正常范围内波动。

$$H^+A^- + HCO_3^- \longrightarrow A^- + CO_2 + H_2O$$

上图所示，体内产生的不挥发酸首先将血中碳酸氢根消耗掉，被消耗的碳酸氢根通过肾脏或者肝脏的产生得以补充，另外，肾脏本身又可以排泄不挥发酸，因此，肾脏是碳酸氢根产生的重要场所，肾脏调节体内碳酸氢根的主要过程是：①近曲小管对碳酸氢根重吸收增加；②皮质集合管上皮细胞产生碳酸氢根增加（通过排泄 H^+）。

A. 近曲小管重吸收碳酸氢根

血液中碳酸氢根浓度为 24mEq/L,碳酸氢根经过肾脏时,100% 被肾小球滤过,如果肾小球滤过率为 100ml/min=144L/d,则每天滤过的碳酸氢根量约为 3 600mEq。而人体内细胞外液中含有的碳酸氢根约为 24×12=300mEq,如果被肾小球滤过的碳酸氢根全部被排出体外,则体内就会失去缓冲能力,因此,被滤过的碳酸氢根在肾脏的肾小管中被 100% 重吸收,才能保证体内的缓冲能力。肾脏近曲小管中碳酸氢根重吸收主要是通过细胞中 Na/H 交换的机制来进行的,如图 62 所示,在碳酸酐酶作用下,CO_2 和 H_2O 结合生成 H^+ 和 HCO_3^-,碳酸氢根重吸收入血,因此,在近曲小管,不存在酸的排泄。

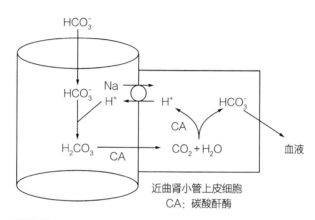

图 62　近曲小管 HCO_3^- 重吸收过程

知识点

近端肾小管酸中毒病理生理

近端肾小管上皮细胞碳酸氢根重吸收障碍引起的代谢性酸中毒称为 Ⅱ 型肾小管酸中毒(RTA),其发生机制是近曲小管上皮细胞 HCO_3^- 重吸收阈值下降。通常血液浓度为 24mEq/L 时,滤过的 HCO_3^- 可以完全吸收,而肾小管酸中毒时低于 24mEq 的阈值,肾小管对 HCO_3^- 重吸收停止,导致大量 HCO_3^- 从尿中排出。因此,即使补充大量 HCO_3^-,使血清中 HCO_3^- 浓度达到预期值,但尿液中排泄的 HCO_3^- 也相应增加,因此,为了纠正代谢性酸中毒而补充 HCO_3^- 没有临床意义。相反,当血清 HCO_3^- 降低到肾脏重吸收的阈值以下时,肾脏重吸收 HCO_3^- 相对正常化(即 100% 滤过液中 HCO_3^- 被重吸收),因此,一般 Ⅱ 型肾小管酸中毒都有一个固定程度(即肾小管重吸收 HCO_3^- 的阈值),不会进行性加重。

B. 皮质集合管 HCO_3^- 合成(同时排酸)

通常情况下,滤过液到达集合管时,当中的 HCO_3^- 几乎 100% 被重吸收入血,然而,皮质集合管上皮细胞中有一种闰细胞(A 型)可以通过 H^+ATP 酶的作用分泌 H^+。

值得注意的是不挥发酸从体内排泄不仅仅是通过皮质集合管分泌氢离子形式,氢离子从肾小管上皮细胞分泌使尿液 pH 下降,氢离子和磷酸及氨结合,生成可滴定酸及铵离子,然后从尿中排泄到体外。假如尿以氢离子形式将体内每天产生的 70mmol 酸排出体外,则尿液的 pH 将为强酸性,因此,在肾小管上皮细胞内一定存在着像磷酸和氨等缓冲物质,将氢离子结合成可滴定酸,从而使尿液 pH 维持在 5~8 左右。

(1) 可滴定酸(磷酸)的排泄

不挥发酸主要包括有机磷酸代谢产物为磷酸盐,约占每天不挥发酸排泄量的 50% 以上(40mEq),这个量在每天新陈代谢过程中几乎是固定的,因此,体内酸负荷增加时,磷酸盐就不能像氨产生增加那样来适应体内变化,体内适应酸负荷产生增加主要是靠肾小管产氨增加来调节。

$$HPO_4^{2-} + H^+ \longrightarrow H_2PO_4^-$$

(2) 铵离子排泄(图 63)

氨主要是在近端肾小管由氨基酸中的谷氨酰胺按以下反应生成。

$$谷氨酰胺 \longrightarrow 2HCO_3^- + 2NH_4^+ + ATP$$

铵离子在近端肾小管上皮细胞的 Na/H 交换装置的作用下,分泌到肾小管腔内,当管腔液流经髓袢升支段时,又通过上皮细胞 Na/H/2Cl 转运复合体的作用重新吸收细胞间液,并以 NH_3 形式储存在集合管髓质部分,而此时由 $NH_4^+ \longrightarrow NH_3 + H^+$ 反应所生成的 H^+ 正好和谷氨酰胺生成的碳酸氢根反应,因此并没有净酸性物质产生。当集合管内尿液 pH 降低时,上皮细胞内的 NH_3 分泌到管腔,与 H^+ 结合生成 NH_4^+。在酸负荷增多的情况下,谷氨酰胺分解酶——

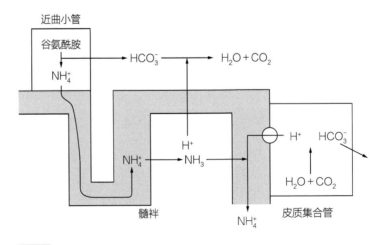

图63　铵离子排泄示意图

谷氨酰胺酶和磷酸丙酮酸羧基酶的活性增加,铵离子产生量可以增加到正常的 10 倍以上,因此排酸的能力也随之增加。

$$NH_3 + H^+ \longrightarrow NH_4^+$$

知识点

远端肾小管酸中毒病理生理

　　皮质集合管酸排泄的必需条件是:①近端肾小管合成氨;②皮质集合管分泌 H^+。这两部分出现任何异常都会引起远端肾小管酸中毒(Ⅰ型 RTA)。和近端肾小管酸中毒不同的是,远端肾小管酸中毒是进展性的,但对补充碳酸氢盐治疗有反应。由于远端肾小管酸中毒程度严重,可以引起骨质脱钙、蛋白质分解代谢亢进,高尿钙排泄导致肾结石和高钙肾病。另外,该型肾小管酸中毒都伴有低钾血症,因此,在积极纠正酸中毒时,应该补充钾离子。详见后述。

茶歇

尿液 pH 的解读

要理解尿液 pH,就应该充分了解其形成机制。首先,尿液 pH 可以低至 4~5 水平,这对于肾脏正常排泄酸性物质非常重要,可能在以前学习或者读书时曾经对此有所了解,但是,对能充分理解尿 pH 产生和调节机制的人可能很少。

人体内产生的酸性物质并不是直接以 H^+ 形式排出体外,一旦以氢离子形式排出的话,1 400ml 尿液要排泄每天产生的 70mEq 的酸,即相当于每升尿液中含有 50mEq 酸,尿液的 pH 将降低到 $1.3(=-\log 50 \times 10^3)$,如果这样的强酸从尿中排除,尿路就会被腐蚀掉。而实际上,尿液中的 H^+ 会和 HPO_4^{2-} 及 NH_3 结合生成 $H_2PO_4^-$ 和 NH_4^+ 而排出体外(这一过程被称为缓冲作用)。这一缓冲作用发挥的首要条件为集合管管腔液的 pH,pH 降越低,缓冲作用增强。

$$H^+ + A^- \rightleftharpoons HA \longrightarrow K=[H^+][A^-]/[HA] \longrightarrow pH=pK+\log[A^-]/[HA] \cdots\cdots 计算式 1$$

上式中 A^- 代表弱碱基或弱酸,K 代表平衡系数,为常数。pK 也为常数,从该算术式最右边部分可以看出,pH 越低,和 A^- 相比,HA 存在的比例就越大,A^- 结合 H^+ 就更容易,因此,有利于 $H^+ + A^-$ 结合向尿中排泄,上述计算式中,将各种缓冲物质代入即可得到以下计算公式。

$$pH=6.1+\log[HCO_3^-]/0.03 \times PCO_2=6.8+\log[HPO_4^{2-}]/[H_2PO_4^-]=9.0+\log[NH_3]/[NH_4^+]$$

$$\cdots\cdots 计算式 2$$

氨作为缓冲物质其缓冲系数为 9.0,而尿液 pH 在 4.5~8.5 之间波动,在这一范围内,NH_3 都是以 NH_4^+ 形式存在,因此,可以理解为 H^+ 在尿中都被 NH_3 结合成 NH_4^+ 排出体外。通常人的尿液 pH 都在 7 以下,这种环境下,HPO_4^{2-} 也有结合病排泄氢离子作用(图 64)。本来,HCO_3^- 也有结合 H^+ 能力,但是,由于当尿液到达集合管内时,几乎 100% 的 HCO_3^- 都被重吸收回血液,管腔液中几乎不存在 HCO_3^-,因此,HCO_3^- 几乎不参与肾脏排泄氢离子。

由上述可以看出,体内产生的酸性物质,并不是以氢离子形式排出体外,而是与体内氨

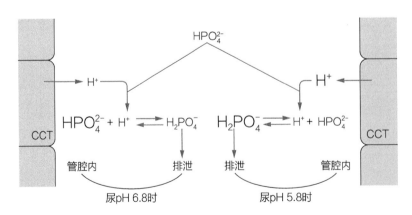

图 64　尿中氢离子排泄影响尿 pH

或可滴定酸根结合成铵离子和可滴定酸的形式而排出体外。尿液中游离氢离子浓度决定了 pH 高低,因此,尿液 pH 高低决定于体内代谢产生酸的量,也是决定肾脏排泄体内酸的重要影响因子。

尿液 pH 降低的机制如何? 如图 65 所示,尿液 pH 从远端肾小管开始急剧下降,到皮质集合管时降到最低,皮质集合管上皮细胞中的 α 印戒细胞上的质子泵即 H^+ATP 酶或 Na/H ATP 酶可以使细胞分泌 H^+,这种质子泵主要消耗 ATP 能量,逆浓度差分泌 H^+,这种逆浓度差分泌到管腔内 H^+ 主要是靠上皮细胞紧密连接机制使其不会被被动重吸收或扩散至间质,这对氢离子排泄非常重要。这种氢离子浓度差可以维持在数百倍以上,因此,肾小管上皮细胞内液 pH 在 7.1 情况下,由于上述机制,管腔液的 pH 可以降低 2.6($=\log400$),达到 4.5。

肾脏皮质集合管的重要功能是调节尿液 pH,那么调节集合管 H^+ 分泌的调节因子是什么? 当然,代谢性酸中毒时,H^+ 排泄机制开始启动,因为,在酸中毒时肾小管上皮细胞内液 pH 降低,从而促进 H^+ 分泌,此外,当醛固酮作用或肾小管上皮细胞膜低电位时,有效循环血容量减少,也可以促进 H^+ 分泌,另外,在 Na-K ATP 酶介导的低钾血症时,这两者都可以促进远端肾小管 H^+ 分泌。

- 尿液 pH 严重下降(<5.5)时,对肾脏酸排泄的调节影响非常重要。
- 酸排泄不是以 H^+ 形式,而主要是以 NH_4^+ 和 $H_2PO_4^-$ 形式排泄。
- 尿液 pH 的调节主要是在细胞内液 pH 和醛固酮的作用下,体内水分和钾离子平衡也参与尿液 pH 调节。

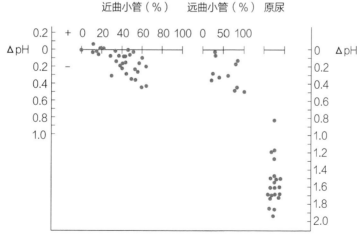

图 65　肾单位中各段肾小管 pH 变化

5. 肾脏排酸的调节机制

在充分理解肾脏对酸的排泄基础上，必须了解体内酸排泄的调节因子，肾脏酸排泄的调节因子包括：①细胞外液 pH；②有效循环血浆容量；③细胞外液钾离子浓度。

A. 细胞外液 pH

在酸中毒时，肾脏酸排泄一定增加，碱中毒时，肾脏酸排泄减少。主要是通过三种机制来完成，例如代谢性酸中毒时，细胞外液 pH 降低，可以通过以下机制来调节酸碱平衡。

a) 近端肾小管到亨利袢的小管上皮细胞 Na/H 交换器产生增多且活性亢进，从而有更多的 HCO_3^- 重吸收回血。

b) 肾小管上皮细胞摄取更多的谷氨酰胺且代谢亢进，使 NH_3 产生增多。

c) 皮质集合管上皮细胞的 H^+ATP 酶活性亢进，促使更多的 H^+ 分泌到管腔内。

B. 有效循环血浆容量下降

有效循环血浆容量下降，引起肾素-血管紧张素-醛固酮系统亢进，血管紧张素 II 作用于肾小管，使碳酸氢盐重吸收增加（Na/H 交换器产生增多且活性亢进），同时，NH_3 的产生也增多，而且醛固酮可以使皮质集合管 H^+ 分泌亢进（H^+ATP 酶活性亢进）。因此，在脱水、肝硬化和心功能不全等情况下，有效循环血浆容量下降，很容导致代谢性碱中毒。

C. 细胞外液钾离子浓度

细胞外液钾离子浓度降低时，会出现细胞内外钾离子和氢离子转移，即细胞内钾离子转移到细胞外，细胞外液氢离子转移到细胞内，从而导致细胞内液酸中毒。而细胞内液酸中毒就会促进近端肾小管碳酸氢盐重吸收增加，NH_3 产生亢进增加 H^+ 排泄增多。因此，低钾血症时经常伴有代谢性碱中毒。然而，在肝硬化晚期，NH_3 产生增加会诱发肝性脑病，因此，对有肝性脑病倾向患者，应该避免低钾血症和代谢性碱中毒。

增加酸排泄的因素（代谢性碱中毒的诱发因素）：
酸血症、有效循环血浆容量下降（脱水）、低钾血症
促使酸排泄减少的因素（诱发代谢性酸中毒的因素）：
代谢性碱中毒、有效循环血浆容量增加（水负荷过多）、高钾血症

三、血气分析的解读

1. 血气分析的基础知识

A. Henderson-Hasselbalch 公式

体液内碳酸氢根是身体最重要的缓冲系统，也是维持酸碱平衡稳定的重要因素，其在体内缓冲作用的反应过程如下：

$$H^+ + HCO_3^- \longleftrightarrow H_2CO_3 \longleftrightarrow CO_2 + H_2O$$

体内缓冲系统的关系可以用以下 Henderson-Hasselbalch 公式来表示：

$$pH = 6.1 + \log\left[HCO_3^-/H_2CO_3\right]$$

然而，这样的公式在临床上使用起来非常麻烦，因此我们将原始 Henderson-Hasselbalch 公式改变为以下公式，便于记忆。

$$pH = 6.1 + \log\left[HCO_3^-/(0.03 \times PCO_2)\right]$$

$$pH = 7.62 - \log\left[PCO_2/HCO_3^-\right]$$

$$[H^+] = 24 \times \frac{PCO_2}{[HCO_3^-]}$$

B. 从 pH 来推算 H⁺浓度

一般情况下，都是用液体的酸度来计算 pH 的，主要是先测定 H^+ 浓度，再用计算机的对数计算功能来计算 pH，$pH = 9 - \log[H^+]$，如果没有计算机的情况下，可以使用以下方法来估算 pH。

如表 41 所示，pH 小数点后 2 位数字恰好为 80，即当 pH 为 7.00 时，氢离子浓度为 80，以

表 41　用 pH 来估算 H⁺浓度(80 法则和 1.25 法则)

pH	80 法则	1.25 法则	H⁺实测值
7.00	80	97.66	100.00
7.05	75		89.13
7.10	70	78.13	79.43
7.15	65		70.79
7.20	60	62.50	63.10
7.25	55		56.23
7.30	50	50.00	50.12
7.35	45		44.67
7.40	**40**	**40.00**	**39.81**
7.45	35		35.48
7.50	30	32.00	31.62
7.55	25		28.18
7.60	20	25.60	25.12

后随着 pH 每升高 0.05,氢离子浓度就降低 5,这种估算关系容易记忆,临床工作中方便实用。但是,和实测值对比,其精确范围为 pH 在 7.20 到 7.50 之间,超出这一范围会导致精确度较差。而 1.25 估算法则是在 pH 为 7.40 时,氢离子浓度为 40,如果 pH 每上升 0.1,氢离子浓度为原来氢离子浓度除以 1.25,如 pH 为 7.50,则氢离子浓度为 40/1.25=32,而 pH 每下降 0.1,氢离子浓度为原来值再乘 1.25,从表中可以看出,1.25 法则比 80 法则精确度高,而且容易记忆,建议临床上使用 1.25 法则来推算。

知识点

静脉采血测定血气分析同样有用

血气分析检测时,一般需要采集动脉血,这给临床检查增加了难度,也给患者造成穿刺痛苦,而且有一定的出血等风险。美国等一些国家采用静脉血测定 CO_2 浓度来代替血液碳酸氢根指标,静脉血和动脉血同时采血测定血清指标,其结果差异见表 42。

动脉血和静脉血检测血气分析结果在反应体内酸碱度时,其程度有所不同,如反应代谢性酸中毒时,采集静脉血所测的结果反应的程度较重,因此,根据表 42,在临床应用时,采用静脉血测血气分析完全可以替代动脉采血。特别是在糖尿病肾病酮症酸中毒时,需要反复测定血气分析,了解动脉血和静脉血各指标差异后,就可以利用静脉血来检测血气分析。

表 42   动脉及静脉血气分析指标的差值

	动脉血-静脉血平均(95%CI)
pH	0.036(0.030~0.042)
HCO_3^-	−1.5mEq/L(1.3~1.7)
PCO_2	−6.5mmHg(5.0~7.0)

知识点

静脉血酸碱平衡失调的指标:[Na]-[Cl]

从静脉采血检查血气分析所得到酸碱平衡紊乱指标与动脉血结果有一定的差距尤其是渗透压和血液氧饱和度及二氧化碳分压,而且,在渗透压方面,动脉血和静脉血测定值之间有一定的差距。另外需要记住的是,[Na]-[Cl]的差值在预测酸碱平衡方面的作用。在代谢性酸中毒中,可以分为高氯性代谢性酸中毒(即阴离子间隙正常)和正常氯性代谢性酸中毒(阴离子间隙升高),血清氯浓度升高时,则表示阴离子间隙正常的代谢性酸中毒。阴离子间隙可以从以下计算式来推算出来。

$$AG=[Na]-[Cl]-[HCO_3^-] \Longleftrightarrow [Na]-[Cl]=AG+[HCO_3^-]$$

在这个计算式中,血清白蛋白浓度高低对 Na、氯和碳酸氢根没有影响,因此,白蛋白也不影响 AG 正常值范围(见后文阴离子间隙章节)。AG 正常值为 12,HCO_3^- 正常浓度为 24mEq/L。

$$[\,Na\,]-[\,Cl\,]=36$$

在临床实践中,关于[Na]−[Cl]值的高低,即高于 36 还是低于 36,应该仔细分析判断,然后进行相应处理。

(1)[Na]−[Cl]>36 时

当[Na]−[Cl]>36 时,即表示 AG 或 HCO_3^- 在血液内增高,如果是 HCO_3^- 浓度升高,即表示代谢性碱中毒或者是呼吸性酸中毒肾脏代偿后。如果是 AG 上升,而且有引起代谢性酸中毒的原因,则一定有同等量的 HCO_3^- 减少,因此,单纯 AG 上升一般不会引起[Na]−[Cl]>36,但事实上存在着 AG 不升高的代谢性酸中毒情况,如有些抗生素可以引起阴离子间隙升高(这种阴离子不能测出),但是,并不会引起酸中毒。因此,AG 不升高,并不表示没有酸中毒。

(2)[Na]−[Cl]<36 时

当[Na]−[Cl]<36 时,则即表示 AG 或 HCO_3^- 在血液内减少,HCO_3^- 浓度降低可能是不伴 AG 升高的代谢性酸中毒如腹泻或肾小管酸中毒,或者是呼吸性碱中毒肾脏代偿后的表现。AG 下降时,可能存在低白蛋白血症或者高 γ 球蛋白血症,应注意筛查。

2. 血气分析的术语及含义

(1) 酸血症(acidemia)

血液 pH 在 7.38~7.40 以下

(2) 碱血症(alkalemia)

血液 pH 在 7.40~7.42 以上

(3) 酸中毒(acidosis)

血液 pH 下降,主要是血 HCO_3^- 下降(代谢性)或者 PCO_2 升高(呼吸性)两种情况,假如酸中毒单独存在则为酸血症,如果同时存在碱中毒,则根据酸中毒或碱中毒各自严重程度,诊断为酸血症或者碱血症。

(4) 碱中毒(alkalosis)

血液 pH 升高,也就是血 HCO_3^- 升高(代谢性)或者 PCO_2 下降(呼吸性)两种情况,也存在酸血症伴有碱中毒情况,临床上应该注意鉴别。

(5) 阴离子间隙(anion gap,AG)

平衡状态下的溶液通常保持中性电荷,即阳离子和阴离子的和为 0,但是在测定时,有些离子是可以测定的,有些是不可以测定的,因此,不管测定值如何,在正常情况下,血液内阳离子和阴离子数总是相等的。一般临床检查到的阳离子主要为 Na^+、K^+、Ca^{2+} 和 Mg^{2+} 也可以测到,但是所占比例较小,一般在临床实践中忽略不计,通常测定的血液阴离子为 Cl^- 和 HCO_3^-。

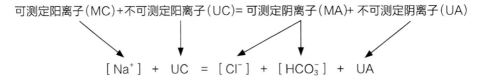

这里体液中不可测定的阳离子包括钾离子、钙离子、镁离子和氢离子。不可测定的阴离子包括白蛋白、磷酸盐（$HPO_4^{2-}/H_2PO_4^-$）、硫酸盐（SO_4^{2-}）、有机酸（乳酸等），各种不可测定的阴离子和阳离子浓度见下表。

通常不可测定阴离子（UA）和阳离子（UC）之间差为 12mEq/L

通常不可测定阴离子（UA）/(mEq/L)		阳离子（UC）/(mEq/L)	
蛋白	15	K^+	4.5
$HPO_4^{2-}/H_2PO_4^-$	2	Ca^{2+}	5
SO_4^{2-}	1	Mg^{2+}	1.5
有机酸	5	H+	0.004
合计	23	合计	11

从上述计算式可以导出：

$$AG=UA-UC=[Na^+]-([Cl^-]+[HCO_3^-])=12mEq/L$$

由上述算式可以理解阴离子间隙等于 UA-UC，通常为 12mEq/L，但是加上检验误差，一般正常值为 12±2mEq/L。

图 66 所示，在正常情况下，AG 范围相当于阴离子间隙值，尿毒症时由于肾脏排泄低下，体内不可测定的阴离子包括磷酸和硫酸盐增加，阴离子间隙增加，而糖尿病酮症酸中毒或乳酸性酸中毒时，各种不可测定阴离子增加，包括酮体如 β 羟丁酸和乳酸，阴离子间隙增加，此时，碳酸氢根按阴离子间隙增加的同等量消耗，因此碳酸氢根减少。

另外，腹泻和肾小管酸中毒时，AG 正常，此时并不是不可测定的阴离子在体内蓄积，而是氯离子增多，这种情况下，碳酸氢根消耗量和氯离子增多量相等，而不可测定的阴离子不变，不可测定的阳离子也没有变化，此时，AG 值范围正常，但是，阴离子间隙值减小，这种情况主要是因为氯离子在体内增加。

最后，在低白蛋白血症时，带负电荷的白蛋白减少，UA 降低，此时氯离子会增加代偿以维持体内电荷平衡，如果体内不可测定的阳离子增加（UC），则 AG 降低。

AG 升高代表着 UA 增加（如乳酸和酮酸在体内蓄积后，引起 AG 升高型代谢性酸中毒，参照表 43），UC 减少（如低 γ 球蛋白血症）。AG 减少则表示 UA 减少（如肝硬化低白蛋白血症）和 UC 增加（如多发性骨髓瘤或胶原病等高 γ 球蛋白血症，还有高钙血症），见表 44。尤其应该记住的是白蛋白浓度每降低 10g/L，AG 就降低 2.5mEq/L。

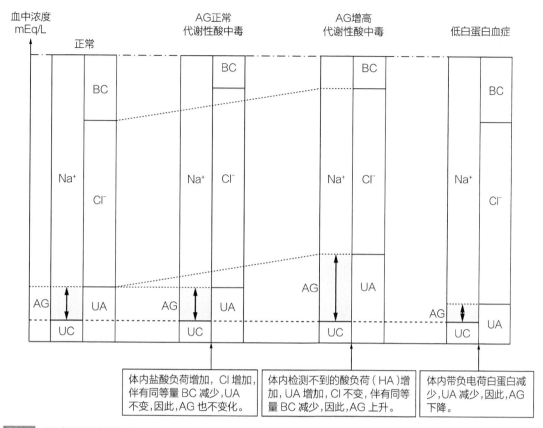

图 66 阴离子间隙的概念。UC, 不可测定阳离子；UA, 不可测定阴离子；AG, 阴离子间隙；BC, 碳酸氢根

表 43 阴离子间隙增加的代谢性酸中毒

	主要疾病	体内蓄积的阴离子
L-乳酸酸中毒	组织缺氧、休克和肝功能不全	L-乳酸
D-乳酸酸中毒	肠道菌群失调	D-乳酸
酮症酸中毒	胰岛功能不足、酒精中毒、绝食	β 羟丁酸
尿毒症	肾功能不全	磷酸（HPO_4^{2-}/$H_2PO_4^-$）和硫酸（SO_4^{2-}）
中毒	甲酸盐	蚁酸
		乙醇酸/草酸
	甲苯	马尿酸
		聚乙醛

表44 阴离子升高和下降的原因

AG 上升		AG 下降	
病因	疾病	病因	疾病
UC 减少	低 γ 球蛋白血症,低钾、低钙和低镁血症	UC 增加	高 γ 球蛋白血症(多发性骨髓瘤和胶原病),低钾、低钙和低镁血症,锂中毒
UA 增加	乳酸性酸中毒,酮症酸中毒,尿毒症,高磷血症,高渗性酮症昏迷,横纹肌溶解症,青霉素类药物,马尿酸	UA 减少	低白蛋白血症(白蛋白浓度降低 10g/L,AG 降低 2.5mEq/L)
检验误差	Na^+、Cl^-和 HCO_3^-测定误差	检验误差	

知识点

血浆渗透压间隙的概念

血浆渗透压主要是由小分子电解质如钠离子、钾离子、钙离子和镁离子等阳离子,及与阳离子等量的阴离子,以及尿素和葡萄糖等构成的。由于钠离子以外的阳离子以及伴随的阴离子浓度非常低,因此在计算渗透压时可忽略不计,如以下计算式:

$$血浆渗透压=2\times[Na^+]+[血糖(mg/dl)]\div 18+[BUN(mg/dl)]\div 2.8$$
$$=2\times[Na^+]+[血糖(mmol/L)]+[BUN(mmol/L)]$$

但是,实际渗透压测定值比通过上述计算式计算所得的数值要低,这就意味着血液内存在着不可测定的渗透压物质,一般这一差值在 10~15mmol/L 之间,如果这一差值超过上述范围,就说明血液内不可测定渗透性物质增多。多数情况下,这些渗透性物质是经口或者静脉进入体内的,如酒精类物质包括乙醇、甘露醇、甲醇和乙醇酸,而有些渗透物质如聚乙醛、甲酸盐和乙醇酸都可以引起代谢酸中毒。因此,对于原因不明的代谢性酸中毒,测定血浆渗透压可以推断体内有中毒物质存在。这是诊断中毒的重要手段。

(6) 校正的碳酸氢盐(corrected bicarbonate)

通过测定获得 AG 数值,在分析 AG 时,应该注意,AG 每上升 1mEq/L,粗略估计血液内碳酸氢盐就降低 1mEq/L,但在实际情况下也存在与上述规律不符合现象,应该注意。因此,当没有明确的引起 AG 升高的疾病存在时,应该测定校正的碳酸氢根值,即在测定的碳酸氢根值加上 AG 的增加值(△AGmEq/L)。

校正碳酸氢根=测定碳酸氢根+△AG

血液内碳酸氢根浓度为 24~26mEq/L,如果校正的碳酸氢根浓度仍小于 24mEq/L,即为 AG 升高的代谢性酸中毒,而如果校正的碳酸氢根浓度超过 26mEq/L,则高度怀疑代谢性碱中毒。

校正碳酸氢根浓度<24mEq/L ——→ AG 上升性代谢性酸中毒

校正碳酸氢根浓度>26mEq/L ——→ 合并代谢性碱中毒

(7) 酸碱平衡紊乱时的代偿变化

身体内出现酸中毒或碱中毒时,都会激发身体内的代偿反应。代谢性酸中毒时,会引起通气加速,二氧化碳排出增多,诱发呼吸性碱中毒(呼吸代偿),而呼吸性碱中毒时,肾脏排泄酸性物质减少,诱发代谢性酸中毒(肾脏代偿)。

体内酸碱平衡异常可以完全用下列平衡式来表示:

$$H^+ + HCO_2 \longleftrightarrow H_2O + CO_2$$

$$\downarrow$$

$$pH = 6.1 + \log\left[\frac{HCO_3}{0.03 \times PCO_2}\right]$$

人体内环境要维持平衡,首先体液内 pH 要维持稳定,由上式可以看出,只要 HCO_3^- 和 PCO_2 比例维持不变,pH 就会恒定,而血液内 HCO_3^- 浓度主要由肾脏调节,PCO_2 主要有肺脏调节,因此,体内 pH 主要是肾脏和肺脏功能之间相互反馈调节来维持稳定。

$$pH = 6.1 + \log\left[\frac{HCO_3}{0.03 \times PCO_2}\right] = 6.1 + \log\left[\frac{肾脏}{肺脏}\right]$$

体液内的 HCO_3^- 和 PCO_2 变化都朝着同方向,因此,代谢性酸中毒时,血液内 HCO_3^- 浓度降低,通过肺脏过度通气代偿,血液内 PCO_2 减少,而代谢性碱中毒时,血液内 HCO_3^- 浓度增加,通过肺脏减慢呼吸频率,通气减少代偿,血液内 PCO_2 增加。相反,当呼吸性酸中毒时,血液内 PCO_2 潴留,血液内 HCO_3^- 浓度增加(主要是肾脏增加氨排泄所致),当呼吸性碱中毒时,血液内 PCO_2 减少,血液内 HCO_3^- 浓度减少(主要是肾脏减少氨排泄所致)。

体内这种代偿机制的变化主要表现在 $[HCO_3^-] \longrightarrow PCO_2$ 为呼吸代偿,$PCO_2 \longrightarrow [HCO_3^-]$ 为肾脏代偿,呼吸代偿主要是呼吸中枢化学感受器感受到细胞内氢离子浓度轻微变化后,转变为电信号来调节通气频率。这种调节快速,一般以分钟为单位变化。肾脏代偿反应分为急性期和慢性期,急性期(以分钟为单位变化)主要是细胞内蛋白质等非碳酸氢根缓冲物质的调节作用,而慢性期(以日为单位变化)主要是肾小管上皮细胞氨的产生增加,氢离子排泄增加所致,肾脏完全代偿需要 3~5 天时间。在临床实际工作中,没有必要按急性变化和慢性期(12~24 小时)来区分代偿反应,只需记住慢性期的代偿性变化,而急性期变化一般占整个代偿变化的一半。

任何代偿反应的发生过程和机制不管疾病原因如何,基本一样,都可以通过表45所给的计算式来预先推算。反过来说,如果经过充分代偿反应也达不到预测的范围,此时可能是代偿器官出现病变,如代谢酸中毒时,如果机体不能代偿将 pH 维持在正常范围内,可能预示着存在着肺部疾病,也就是说,代谢性酸碱平衡紊乱和呼吸性酸碱平衡紊乱同时存在。在酸碱平衡失调时,如果机体充分代偿,血液 pH 是不会出现过度变化的,即 pH<7.20 或 pH>7.60。

也就是说,当血液 pH<7.20 或>7.60,一定是代谢性酸碱平衡失调和呼吸性酸碱平衡紊乱同时存在,或者同时存在酸中毒或者碱中毒(表 46)。

最后,酸碱平衡紊乱经过代偿变化后,pH 几乎很难正常化,因此,如果有酸碱平衡异常,而血液 pH 在 7.35~7.45 之间的正常范围,那么就预示着有代谢性和呼吸性酸碱平衡异常同时存在情况,一般一方为酸中毒,另一方则为碱中毒。

表 45 酸碱平衡紊乱体内代偿性变化

原发病	初始变化	代偿变化	代偿变化范围	代偿界限
代谢性酸中毒	$[HCO_3^-]\downarrow$	$PCO_2\downarrow$	$\triangle PCO_2=1.2\times\triangle[HCO_3^-]\pm5$ $PCO_2=1.5\times[HCO_3^-]+8\pm2$	PCO_2 15mmHg
代谢性碱中毒	$[HCO_3^-]\uparrow$	$PCO_2\uparrow$	$\triangle PCO_2=0.7\triangle[HCO_3^-]\pm5$	PCO_2 60mmHg
呼吸性酸中毒	$PCO_2\uparrow$	$[HCO_3^-]\uparrow$	慢性期 $\triangle[HCO_3^-]=0.35\times\triangle PCO_2\pm3$	$[HCO_3^-]$ 42mEq/L
呼吸性碱中毒	$PCO_2\downarrow$	$[HCO_3^-]\downarrow$	慢性期 $\triangle[HCO_3^-]=0.40\times\triangle PCO_2\pm3$	$[HCO_3^-]$ 12mEq/L

表 46 可疑混合性酸碱平衡紊乱的疾病状态

(1) AG 升高(=AG 上升性代谢性酸中毒),而计算所得校正碳酸氢根浓度显著超过 24mEq/L(存在代谢性碱中毒),或者 AG 正常型代谢性酸中毒,而校正碳酸氢根浓度不成比例下降。

(2) 和预测的代偿变化相差显著:例如在代谢性酸中毒时,而血中 PCO_2 比预测值显著增高,此时有可能合并呼吸性酸中毒。

(3) 在临床上,AG 异常,存在着明显的酸碱平衡紊乱情况,而此时血液 pH 却在正常范围内(7.35~7.45):虽然经过充分的代偿反应,但是血液 pH 仍不能达到正常范围,此时混合性酸碱平衡紊乱可能是代谢性酸中毒合并呼吸性碱中毒,或者代谢性碱中毒合并呼吸性酸中毒,虽然血液代谢异常可以相互抵消,如果同时存在的两种酸碱平衡代谢紊乱刚好程度相等,血液 pH 可能正常,但是,如果有一方超过另一方,血液 pH 就会异常。

(4) pH 严重异常,如 pH<7.20 或者>7.6 时:可能存在混合性酸碱平衡代谢紊乱。虽然经过充分代偿,血液 pH 仍然显著异常,则可能有代谢性酸中毒合并呼吸性酸中毒,或者代谢性碱中毒合并呼吸性碱中毒。此时,两种紊乱相互增强,加重 pH 异常。

如果机体能充分代偿,重度酸碱平衡紊乱是不会出现的,因此:

如果 pH<7.20,就意味着代谢性酸中毒合并呼吸性酸中毒;

如果 pH>7.60,则意味着代谢性碱中毒合并呼吸性碱中毒。

3. 血气分析解读的实际应用

> 第 1 步：根据疾病状态和严重程度，来预测酸碱平衡紊乱。
>
> 第 2 步：仔细阅读和正确解读血气分析结果，看是否正确。
>
> 第 3 步：区分是酸中毒还是碱中毒，看 [HCO_3^-] 和 PCO_2 结果是否有异常，如果正常，则进入第 5 步。
>
> 第 4 步：如果存在酸中毒或者碱中毒，要区分是呼吸性还是代谢性，或者两者都存在。
>
> 第 5 步：计算阴离子间隙，是否存在高 AG 性代谢性酸中毒。此时要计算校正碳酸氢根指标，看是否存在代谢性酸碱平衡紊乱。
>
> 第 6 步：检查代偿反应是否达到预测范围，检讨是否存在混合性酸碱平衡紊乱。

第 1 步：根据疾病预测酸碱平衡紊乱的程度

检查血气分析时一定要抽取动脉血，这是一种侵入性检查，有时会有一定危险，且患者要承受一定的痛苦。因此，血气分析结果要仔细解读，根据疾病进行分析，来预测酸碱平衡紊乱。表 47 给出了一些代表性疾病以及伴随的典型的酸碱平衡紊乱。

第 2 步：检查血气分析结果是否正确

血气分析中的数据包括 pH、PCO_2 和 [HCO_3^-]，其机器测定的结果不一定完全正确，有时会出现机器误差，可以通过 Henderson-Hasselbalch 公式来验证。该公式为 [H^+]=24 × (PCO_2/[HCO_3^-])，[H^+] 和 pH 之间的变换式系数为 1.25（见表 41），因此可以用 pH、PCO_2 和 HCO_3^- 这三个结果来检验结果的正确性。如果 pH=7.35，PCO_2=30mmHg，[HCO_3^-]=16mEq/L，可以将这些数值带入上述公式，即 [H^+]=24 ×(PCO_2/[HCO_3^-])=24 ×(30÷16)=45，45 是 40 及其 1.5 倍即 60 的中间值，按表 41 中 pH7.40 和 7.30 的中间值为 7.35，和测定的 pH 结果相等，因此认为测定的结果正确。

表 47　各种疾病状态下的原发性酸碱平衡失调

疾病	典型原发性酸中毒
休克	代谢性酸中毒（乳酸性酸中毒）
脱水	代谢性碱中毒
呕吐	代谢性碱中毒
腹泻	代谢性酸中毒（AG 正常）
心功能不全	代谢性碱中毒
晚期肝硬化	呼吸性碱中毒+代谢碱中毒
肾功能衰竭	代谢性酸中毒（早期 AG 正常，晚期 AG 增高）
败血症	呼吸性碱中毒+代谢性酸中毒（乳酸性）
利尿剂	代谢性碱中毒
呼吸功能不全	呼吸性酸中毒
肺栓塞	呼吸性碱中毒
妊娠	呼吸性碱中毒

第 3 步：检查确定是酸血症还是碱血症

如果血液 pH 在 7.38 以下即为酸血症，如果在 7.42 以上则为碱血症。如果血 pH 为 7.38~7.42 则为正常状态，然而，即使血 pH 在正常范围内也不能完全排除有酸碱平衡紊乱的可能，因为，如果同时存在酸中毒和碱中毒，且两者程度相同，则血液内 pH 可能在正常范围内。另外，机体还有快速的缓冲和代偿机制，可以调节血液 pH 在正常范围。

例如：血液内氢离子可以通过以下公式计算：$[H^+]=24 \times (PCO_2/[HCO_3^-])$，因此，只要血液内 PCO_2 和 $[HCO_3^-]$ 比值等于 40：24，则血液内 pH 就不会改变。例如呼吸性碱中毒时，PCO_2 为 20，而合并的代谢性酸中毒 $[HCO_3^-]$ 为 12，或者呼吸性酸中毒时 PCO_2 为 60，而合并代谢性碱中毒时 $[HCO_3^-]$ 为 36，两种情况下，将数值代入 $[H^+]=24 \times (PCO_2/[HCO_3^-])$，计算出的氢离子不变，血液 pH 也不会改变即维持在 7.40。

另外，即使血液 pH、PCO_2 和 $[HCO_3^-]$ 都在正常范围内，也不能排除酸碱平衡失调，此种情况下，可能是体内同时存在相同程度的代谢酸中毒和代谢性碱中毒，或者呼吸性酸中毒和呼吸性碱中毒。此时，临床上很难对酸碱平衡紊乱作出鉴别。如果是高 AG 代谢性酸中毒和代谢性碱中毒同时并存时，则容易鉴别。此时，可以进行第 4 步和第 5 步，通过计算 AG 值，如果 AG 增高，则为高 AG 代谢性酸中毒。

病例：60 岁女性，终末期肾功能不全（尿毒症），反复持续恶心和呕吐。检查结果如下：

　　pH 7.40　　PCO_2 40　　HCO_3^- 24　　Na 130　　Cl 90　　白蛋白（Alb）3.0

　　AG=130−90−24=16　　由于 Alb 为 3.0（血浆白蛋白每降低 10g/L，AG 降低 2.5），因此，AG 的正常值约为 10

　　因此，校正的 $[HCO_3^-]$=24+（16−10）=30，因此该患者为 AG 增高性代谢性酸中毒（主要是肾功能不全）和代谢性碱中毒（呕吐）合并存在。

检查血液 pH 即使正常，酸碱平衡失调也可能存在，当机体存在引起酸碱平衡紊乱的疾病，就应该检查 PCO_2、HCO_3^-、AG 来确定是否存在酸碱平衡失调。

第 4 步：确定酸碱平衡紊乱是代谢性还是呼吸性，还是两者同时存在

如果血液检查有代谢性酸中毒（pH 小于 7.35），要检查血液 HCO_3^- 浓度是否降低，如果降低则为代谢性酸中毒，再看 PCO_2 是否升高，如果升高则为呼吸性酸中毒，若检查结果 HCO_3^- 和 PCO_2 都没有异常，则应该考虑可能两者同时存在。而在血液存在着代谢性碱中毒时，要检查血液 HCO_3^- 浓度是否升高，如果升高则为代谢性碱中毒，再看 PCO_2 是否降低，如若降低则为呼吸性碱中毒，如果检查结果 HCO_3^- 和 PCO_2 都没有异常，则可能两者同时存在。

第 5 步：通过血气分析计算 AG 值，确定是否存在高 AG 的代谢性酸中毒，AG 值增高时，要计算校正 HCO_3^-，以确定是否合并存在代谢性酸碱平衡紊乱

通过 $AG=Na-(Cl^-+HCO_3^-)$ 计算 AG 值，如果 AG 升高，则意味着体内存在着 AG 增高性代谢性酸中毒，此时应该通过 $HCO_3^-=\Delta AG+[HCO_3^-]$ 计算校正 HCO_3^-，排除是否存在没有高 AG 代谢性酸中毒，即其他类型代谢性酸中毒（正 AG）或者代谢碱中毒。

第 6 步：主要检查现在的酸碱平衡紊乱是否在代偿范围以内，有无合并的酸碱平衡失调。

如第 4 步，如果不存在酸中毒，碱中毒是由代谢性因素抑或是呼吸性因素引起，如果明确，则应核对这种原发性酸碱平衡紊乱的机体代偿作用是否在预测的范围以内，如果代偿反应超出了预测的范围，则应考虑机体内存在另外一种原发性酸碱平衡紊乱。

病例：14 岁 1 型糖尿病男子因昏迷转运到急诊室

血液生化检查：Na 128　K 3.0　Cl 95　BS 945　Alb 40　pH 7.01　PCO_2 32　HCO_3^- 8

尿液检查：糖 3+　酮体 2+

本例患者由于代谢性酸中毒而存在着严重的酸血症，计算 AG 值超过 25，校正 HCO_3^- 浓度为 21，表现为轻度 AG 增高性代谢性酸中毒（主要考虑糖尿病史，尿酮体阳性），按照生化结果，预测呼吸代偿后血液 CO_2 分压的变化（降低）应该是：$\Delta PCO_2 = (1\sim1.3) \times \Delta[HCO_3^-] = (1\sim1.3) \times (25-8) = 17\sim22$，而实际上检查结果血液 ΔPCO_2 只降低 8，因此，应该考虑该患者合并呼吸性酸中毒。

本例患者如果机体可以完全代偿的话，是不会出现严重的酸血症或者碱血症的，反过来讲，如果出现高度的酸血症（pH<7.2），大多数情况下都会有代谢性酸中毒与呼吸性酸中毒同时存在。

> **血气分析解读练习**

病例：Sjögren 综合征患者，45 岁女性，因昏迷就诊急诊科，家属描述最近患者突然感觉乏力，并且进行性加重。

解读第 1 步：Sjögren 综合征为远端肾小管酸中毒的常见病因，乏力可能是因为低钾血症引起，血液生化检查和血气分析结果：Na 135　K 1.5　Cl 118　BUN 32　Scr 2.4　Alb 35　pH6.92　$PCO_2$40　HCO_3^- 8；尿液生化：pH 6.92　Na 85　K 40　Cl 55

解读第 2 步：根据 Henderson-Hasselbalch 公式计算 $[H^+] = 24 \times (PCO_2/[HCO_3^-]) = 24 \times 40/8 = 120$，按照表格 pH7.00 时，$[H^+]$ 应该为 100，而 pH 为 6.90 时，$[H^+]$ 浓度为 $100 \times 1.25 = 125$，该例患者计算所得 $[H^+]$ 浓度几乎在正常值。

解读第 3 步：而患者血液检查 pH 为 6.92，属于重度酸血症。

解读第 4 步：血液碳酸氢根浓度降低，酸血症是由于代谢性酸中毒引起。

解读第 5 步：$AG = Na - Cl - HCO_3^- = 135 - 118 - 8 = 9$，结合血浆白蛋白降低引起 AG 下降，校正后 AG 几乎在正常范围内，因此，该患者血液改变为 AG 正常的代谢性酸中毒，高度怀疑由远端肾小管引起的酸中毒。而尿液计算的 $AG = 85 + 40 - 55 = 70$，为高 AG，说明尿中 NH_4^+ 排泄量和酸血症无关，可能排泄减少，这一点支持肾小管酸中毒的诊断，而尿液的 pH 为 6.9，没有随酸血症而降低，说明远端肾小管排酸障碍，综上所述，该患者血液检查结果和远端肾小管引起的酸中毒一致。

解读第 6 步：酸中毒时呼吸代偿后，引起血液 PCO_2 降低的变化从下列计算式中计算：$\Delta PCO_2 = (1\sim1.3) \times \Delta[HCO_3^-] = (1\sim1.3) \times (25-8) = 17\sim22$，而血液检查实际 PCO_2

为 40,几乎没有变化,因此该患者合并重度呼吸性酸中毒,而且,实际测定血液 pH6.92 为重度酸血症,表示伴有严重的呼吸性酸中毒。呼吸性酸中毒主要是由于代谢性酸中毒引起意识障碍,引起中枢性呼吸功能不全,也可能因为重度低钾血症导致呼吸机麻痹引起呼吸功能不全,因此,紧急纠正低钾血症是重点治疗,事实上,如果先纠正酸中毒,在给予碳酸氢钠输注后,氢离子转移到细胞外,钾离子很快转移到细胞内,很可能短时间内加重低钾血症,非常危险。

三、 酸碱平衡紊乱的原因

1. 代谢性酸中毒

A. 代谢性酸中毒鉴别诊断(表 48)

代谢性酸中毒鉴别诊断要点首先从检查血液阴离子间隙(AG)值开始,此时应该用血浆白蛋白浓度来校正 AG,血清白蛋白浓度每降低 10g,AG 便降低 2.5mEq/L。如果 AG 至正常,则可以区分肾脏氢离子分泌障碍、肾小管上皮细胞 NH_3 产生减少和碳酸氢盐丢失增加等情况,如果 AG 增高,可以考虑乳酸酸中毒、酮症酸中毒以及肾功能不全等情况,也可以是因为其他酸在体内堆积如酒精,以及静脉输液引起的代谢性酸中毒,如大量输入生理盐水后,体液容量负荷急剧增加,而碳酸氢盐浓度因为体液稀释而降低,从而引起稀释性酸中毒(diluted acidosis)或者容量扩张性酸中毒(expansion acidosis),此种情况尤其在抢救休克时大量补液扩容极易出现。阳离子间隙([Cl]−[Na])高的氨基酸溶液及高磷血症治疗药物盐酸司维拉姆是利用氯离子交换树脂,其中含有的氯离子,使用后血液氯离子增加,引起高氯血症,引起 AG 正常的高氯性代谢性酸中毒,以上各种情况如果出现明显的代谢性酸中毒,一般都存在着基础疾病,常见的是慢性肾脏病。基础疾病的种类和严重程度不同,其表现也不尽相同。

表 48　代谢性酸中毒的鉴别诊断

	原因		疾病
正常 AG(高氯)性代谢性酸中毒	肾脏 H^+ 排泄障碍,NH_3 产生减少		远端肾小管酸中毒,高血钾型肾小管酸中毒,肾功能不全中晚期
	碳酸氢盐丢失	肾脏	近端肾小管酸中毒 服用乙酰唑胺
		消化道	腹泻、肠瘘或肠黏膜肿瘤
	尿中阴离子丢失		糖尿病酮症酸中毒(β-羟基丁酸),马尿酸中毒
	氯离子负荷		盐酸司维拉姆,大量输液(盐水),阳离子间隙高的氨基酸溶液
高 AG 性代谢性酸中毒	内源性酸产生增加		L-乳酸酸中毒(休克、痉挛、败血症),D-乳酸酸中毒(抗生素、短肠综合征),酮症酸中毒(糖尿病、酒精中毒、饥饿),终末期肾功能不全
	外源性酸摄入增加		乙醇,乙基葡萄糖

知识点

只有大量输注生理盐水溶液才引起代谢性酸中毒（容量扩张性酸中毒）吗?

短时间内大量输注生理盐水引起代谢性酸中毒被认为可能是一种误解,其理论机制是生理盐水中含有氯离子,其浓度比血液浓度高,也就是说生理盐水中阳离子间隙($[Cl]-[Na]$)比血清中高,部分氨基酸溶液中氯离子浓度比钠离子高,因此,被认为是一种潜在的酸性溶液,因此,大量氯离子输注入血后,可能促进肾脏排泄碳酸氢根,从而引起代谢性酸中毒。然而,生理盐水本身为中性溶液,为什么输入到体内变成酸性,氯离子本身是否可以使血中碳酸氢盐降低?

在临床实践研究中,除了生理盐水外,葡萄糖溶液和甘露醇溶液在快速输注后都会引起代谢性酸中毒,因此,这些液体输注引起的代谢性酸中毒主要原因可能不是因为单纯氯离子增加或者碳酸氢根离子丢失增多,可能主要是在这些液体快速输注后引起血容量急剧扩张,血液稀释,包括碳酸氢根离子的血液浓度因为稀释而降低,导致代谢性酸中毒。

知识点

代谢性酸中毒时尿液的 pH

机体代谢性酸中毒时,肾脏的主要代偿反应是增加尿中 H^+ 排泄,表现为 NH_4^+ 排泄增多,而此时,由于 HPO_4^{2-} 在体内存在的量少且恒定,因此,在代谢性酸中毒时,尿中 $H_2PO_4^-$ 的排泄量几乎并不增加,其结果是远端肾单位尿液 pH 降低(主要是 H^+ 分泌增加和肾小管上皮细胞间紧密连接氢离子反向弥散减少所致)和近端肾单位铵离子产生增加等两种主要代偿机制来调节。前者代偿结果是成人尿液 pH 可以降低到 5.3 以下,然而,在实际情况下,由于近端肾单位 NH_3 产生增加,从而消耗 H^+ 形成 NH_4^+ 排出体外,因此,实际上,酸中毒时排泄的尿液 pH 可以升高到 6.0 左右,但是,由于在代谢性酸中毒时,NH_4^+ 的产生和排出增加反应较迟,在急性代谢性酸中毒时,尿液 pH 往往都在 5.3 左右,慢性代谢酸中毒时,NH_4 的产生和排出增加,尿液 pH 将上升高于 5.3,这有助于临床鉴别急慢性酸中毒。而且,尿液 pH 还可以作为鉴别 NH_4^+ 排泄障碍性疾病,即原发性或继发性肾小管酸中毒,首先,NH_4^+ 排泄障碍性肾小管酸中毒的诊断,首先应该检查尿液的阴离子间隙(AG),这对诊断非常重要。

$$尿\ AG=Na^++K^+-Cl^-$$

尿液 AG 正常值在 80mEq/L 左右,代谢性酸中毒时,尿 NH_4 排泄增加,其余的阳离子排泄则减少,因此,尿 AG 值减小甚至呈负值。因此,代谢性酸中毒时,如果 AG 值正常,则表示 NH_4^+ 排泄减少。

尿 AG 值正常而怀疑 NH_4 排泄减少时,就应该考虑这种排泄低下是因为远端肾单位 H 离子排泄减少或者反向弥散增加所致,还是因为近端肾单位 NH_4^+ 排泄减少所致,则此时测定尿 pH 对诊断非常重要,前者尿液 pH 应该小于 5.3,而后者尿液 pH 通常在 6 左右。如果是合并存在近端肾单位 NH_4^+ 排泄减少的代谢性酸中毒,尿液 pH 在 5.3 以下,即使是慢性情况,尿 NH_4^+ 产生也不会增加,尿液 pH 也不会上升,此时,对疾病的鉴别非常重要。

> - 代谢性酸中毒时,急性情况下,尿液 pH 可以降低到 5.3 以下,慢性情况下,尿液 pH 可以在 5.3 以上。
> - 尿中 NH_4^+ 排泄低下时,尿 AG 值增高,可能是肾小管酸中毒,这种情况下,尿液 pH 测定在鉴别诊断中非常重要。

知识点

尿液阴离子间隙和尿液渗透压

正常情况下,尿液中排泄的阴离子和阳离子总量相等,其中主要阳离子是 Na^+、K^+ 和 NH_4^+,而阴离子主要是 Cl^-、磷酸和 HCO_3^-,而 HCO_3^- 除了在碱中毒情况下,几乎 100% 在近曲小管重吸收入血,而尿中磷酸和硫酸排泄量每天都相对固定不变,且量很少,因此,每天尿液中例子排泄量可以用以下等式表示:

$$Na^+ + K^+ + NH_4^+ = Cl^- + 80(单位都是 mEq/L)$$

从上述算式可以推算出尿液阴离子间隙(AG)为:

> 尿液 $AG = Na^+ + K^+ - Cl^- = 80 - NH_4^+$

在代谢性酸中毒时,近端肾单位 NH_3 代偿性产生亢进,可以结合更多 H^+,使得尿液 NH_4^+ 排泄增多,所以,此时尿液 AG 值降低。然而,在肾功能不全或远端肾小管酸中毒时,NH_4^+ 排泄下降,尿液 AG 值并不随代谢性酸中毒而改变,此时,AG 只可能增高,因此,尿 AG 值的测定对血 AG 增高的代谢性酸中毒之原因有价值,如肾功能不全或远端肾小管酸中毒与其他原因引起的代谢性酸中毒之间的鉴别可以用测定尿液 AG 值。然而,对于马尿酸中毒或酮症酸中毒的恢复期,尿液中不可测定的阴离子如酮酸或马尿酸增加,尿 AG 呈负值,此时,最好测定尿液渗透压间隙来确定。

> **正 AG 代谢性酸中毒时:**
> 尿 AG 值为负值多见于腹泻、酮症酸中毒恢复期和马尿酸中毒
> 尿 AG 值为正值时多见于肾功能不全和远端肾小管酸中毒

实际上,即使尿 AG 为正值,肾脏酸排泄障碍如肾小管酸中毒或肾功能不全等疾病的鉴别有时也非常困难,这主要是由于尿中无法检测的阴离子排泄增多的情况,像糖尿病酮症酸中毒时,尿中酮酸如 β-羟基丁酸,邻碘马

尿酸中毒时,马尿酸排泄增加,此时,出现的正常血 AG 值的代谢性酸中毒,此时,代谢性酸中毒情形和 RTA 表现一样,血 AG 值都在正常范围内,尿 AG 值为正值(主要是尿尿酸排泄增加),这时候,主要是通过检查尿液渗透压差来鉴别诊断。

尿液的渗透压通过以下公式来计算:

尿液渗透压 Uosm=2×([Na]+[K])+尿素氮(mg/dl)/2.8+葡萄糖(mg/dl)/18

=2×([Na]+[K])+尿素氮(mmol/L)+葡萄糖(mmol/L)

上述计算出来的尿渗透压和实际测定的尿渗透压之间的差值即为尿渗透压差主要是由于尿中铵离子及伴随着铵离子的阴离子形成的渗透压,糖尿病酮症酸中毒或者邻碘马尿酸中毒时,尿中酮酸或者马尿酸在尿中排泄增加,此时,尿液渗透压差可高达 100 以上。

B. 代谢性酸中毒各论

(1) 消化道丢失碳酸氢盐(腹泻、回肠造瘘和绒毛腺瘤)

病理生理:肠液中含有大量碳酸氢盐,属于碱性,当肠液丢失时,就会丢失碱液,从而引起 AG 正常的代谢性酸中毒。如果此时肾功能正常,通过肾脏产铵和排氢离子增加,可以通过碳酸酐酶作用,每天从肾脏产生 200mEq 碳酸氢根。因此,腹泻引起的代谢性酸中毒多数是轻度和一过性的,腹泻引起重度代谢性酸中毒时,多数是重症腹泻或者同时可能合并其他代谢性酸中毒。

治疗:如果不是重症酸中毒,其治疗主要是补液、纠正电解质紊乱和治疗原发病,而酸中毒本身一般不需要特殊治疗。但是如果是重度酸中毒,则需要紧急纠正。

(2) 近端肾小管酸中毒

原发疾病:引起近端肾小管酸中毒(proximal renal tubular acidosis,pRTA)的疾病多数为比较少见的疾病,一般不需要特别记忆,但是其中有几种情况建议熟悉:在成人中如多发性骨髓瘤、免疫球蛋白轻链增多引起肾小管功能障碍、使用乙酰唑胺(acetazolamide),和化疗药物异环磷酰胺(ifosfamide),儿童则是使用异环磷酰胺、Fanconi 综合征和遗传性疾病引起者多见(表 49)。

病理生理:见前文知识点"近端肾小管酸中毒病理生理"。

特征性改变是由近曲小管流向远曲小管及集合管滤过液中碳酸氢根增多,肾小管腔内呈阴性电荷,因此,钾离子向管腔内分泌增加,此种肾小管酸中毒多伴有低钾血症。此时,常伴有氨基酸或葡萄糖等其他物质重吸收障碍,呈现 Fanconi 综合征表现。患者虽然有高尿钙排泄,但很少出现尿道结石或肾结石,只有在伴有低磷血症的 Fanconi 综合征时才会出现佝偻病或骨软化症。

诊断:多发性骨髓瘤或者服用乙酰唑胺时,确定诊断时,可以给予碳酸氢钠,纠正血碳酸氢根浓度至正常水平,此时如果尿 pH>7.5、FE HCO$_3^-$>15% 即可确定诊断。

治疗:肾小管对碳酸氢钠重吸收有一定阈值,一般多呈轻度代谢性酸中毒且没有进展。

表 49　近端肾小管酸中毒病因

			疾病状态
原发性	遗传性	常染色体显性	原因不明
		常染色体隐性（常有眼病）	血管侧 $Na^+/3HCO_3^-$ 共同转运体（NBC-1）基因异常
	散发性		原因不明
继发性	药物毒性		乙酰唑胺、异环磷酰胺、氨基糖苷类、重金属、丙戊酸钠（valproate）,唑尼沙胺（zonisamide）
	Fanconi 综合征		多发性骨髓瘤,Wilson 病（肝豆状核变性）,Lowe 综合征（眼脑肾综合征）
	其他		淀粉样变性、肾移植术后、维生素 D 缺乏

治疗时需要服用大量碳酸氢钠（因为吸收入体内的碳酸氢钠很快会由尿液排出体外）。如果在成人没有骨量减少症状,无需特殊治疗,而在幼儿中存在着生长发育问题,每天需要补充碳酸氢钠 10~15mEq/kg,同时适当补充钙离子。

（3）远端肾小管酸中毒

病因:远端肾小管酸中毒多是继发性,其原发疾病一般较为明确,需要特别提出的是自身免疫性疾病如 Sjögren 综合征、慢性风湿性关节炎和系统性红斑狼疮,以及高尿钙征和高血钙症。其他还有给予异环磷酰胺、两性霉素 B、遗传因素等（表 50）。

病理生理:见前文知识点"远端肾小管酸中毒病理生理"。

表 50　远端肾小管酸中毒的病因

			疾病状态
原发性	遗传性	常染色体显性	血管侧 $Cl^-/3HCO_3^-$ 共同转运体（AE1）基因异常
		常染色体隐性	管腔侧 H^+ATP 酶基因异常（a4 或者 B1）,一般合并耳聋
			碳酸脱氢酶（CAII）基因异常（TypeII RTA 主要原因）
继发性	遗传性疾病合并		Wilson 病,镰状细胞病,埃勒斯-当洛斯综合征,X 连锁遗传性低磷血症
	药物性		两性霉素 B,锂中毒,ST 合剂,喷他脒等
	肾脏疾病		肾移植术后,反流性肾病,输尿管梗阻,髓质海绵肾
	自身免疫性疾病		Sjögren 综合征,慢性风湿性关节炎和系统性红斑狼疮,原发性胆汁淤积性肝硬化,慢性甲状腺炎,自身免疫型肝炎
	高血钙、高尿钙		甲状旁腺功能亢进,维生素 D 中毒,特发性或家族性高尿钙症
	异常血浆蛋白病		淀粉样变性,冷球蛋白血症,高 γ 球蛋白血症

ST 合剂=磺胺甲基异噁唑（SMZ）-三甲氧基苄氨嘧啶（TMP）合剂。

特征性病变为常出现重症酸中毒,酸血症引起骨质脱钙,常造成骨软化症和骨量减少,同时伴随着高尿钙症、肾结石和高血钙,常引起高钙肾病(nephrocalcinosis),而且,由于皮质集合管氢离子排泄减少,代偿性钾离子排泄增多,多数伴有低钾血症。

诊断:除了慢性肾脏病外,如果存在 Sjögren 综合征、慢性风湿性关节炎和系统性红斑狼疮等自身免疫性疾病,以及高尿钙症等,应该高度怀疑远端肾小管酸中毒,此时如果血液检查为正常 AG 值代谢性酸中毒,伴有低钾血症、骨容量减少和尿路结石,基本可以诊断。另外,如果血液为代谢性酸中毒,且尿液 pH>5.5,在补充碳酸氢钠后,血液碳酸氢根浓度正常,而尿液中 $FEHCO_3^-<3\%$ 以下,有助于远端肾小管酸中毒诊断。

治疗:远端肾小管酸中毒常常合并低钾血症,最好使用枸橼酸钾治疗,枸橼酸钾除了可以纠正酸中毒和低钾血症,还可以预防肾脏或尿路结石,防止骨质脱钙和骨量减少,一般纠正酸中毒需要每天服用 $1\sim2mEq/kg$ 的枸橼酸钾,如果为极重症酸中毒,应该静脉输注碳酸氢钠,然而,在给予静脉补碱时,应该首先纠正低钾血症,否则血钾会进一步减低,导致心律失常或者呼吸肌麻痹等严重并发症,此点必须引起注意。

(4) 高钾血症肾小管酸中毒

病因:原发性高血钾型肾小管酸中毒主要是假性醛固酮功能低下(Ⅰ型)和 Gordon 综合征(Ⅱ型),继发性者主要是慢性肾功能不全及狼疮性肾炎,主要表现为低肾素和低醛固酮症状,其他原因包括使用螺内酯类药物安体舒通,或肾上腺皮质功能不全和间质性肾炎等,见表51。

病理生理:Ⅳ型 RTA 可能没有血醛固酮减少,但是其生理作用或者功能可能低下。

特征性生理改变是高钾血症伴有轻到中度代谢性酸中毒,典型病例一半血碳酸氢根浓度在 17mEq/L 以上,产生代谢酸中毒的原因主要是高钾血症引起肾脏铵离子产生减少,肾脏氢离子排泄降低,但是,本性肾小管酸中毒时,肾脏的尿液酸化功能保持正常,因此,酸中毒时尿液 pH 能降低到 5.3 以下。

治疗:主要使用具有醛固酮样作用的药物——氟氢可的松,如果合并有高血压,使用氢化可的松受到限制时,可以通过限制钾摄入和加用利尿剂治疗。

表51 高血钾型肾小管酸中毒(Ⅳ型)病因

		疾病状态	
遗传性	Ⅰ型假性醛固酮减少症	常染色体显性	盐皮质激素受体(MR)基因异常
		常染色体隐性	管腔侧钠通道(ENaC)基因异常
	Ⅱ型假性醛固酮减少症(Gordon 综合征)	WNK1&4 激肽酶基因异常(Cl 通透性亢进?)	
非遗传性	药物性	血管紧张素转换酶抑制剂(ACEI),血管紧张素受体拮抗剂(ARB),NSAID,肝素,螺内酯,ST 合剂,喷他脒,钙调磷酸酶抑制剂,β 受体阻滞剂,甲磺酸萘莫司他	
	其他	肾上腺皮质功能低下,糖尿病肾病,狼疮性肾炎,HIV 肾病,间质性肾炎,NSAID 肾病,肾移植术后,梗阻性肾病	

ST 合剂=磺胺甲基异噁唑(SMZ)-三甲氧基苄氨嘧啶(TMP)合剂。

知识点

肾小管酸中毒的鉴别诊断（表 52）

远端肾小管代谢性酸中毒时，由于肾小管酸化功能障碍，尿液 pH 一般在 5.5 以上，而近端肾小管酸中毒时，肾小管酸化功能正常，尿液 pH 与血液碳酸氢根浓度高低相关，血液碳酸氢根浓度在重设肾小管重吸收阈值以下时，尿液 pH 在 5.5 以下，然而，在近端肾小管酸中毒时，血液 $[HCO_3^-]$ 多数在 14~20mEq/L，远端肾小管酸中毒时，$[HCO_3^-]$ 多数在 10mEq/L 以下。然而，在纠正血液酸中毒时，所需要的碳酸氢钠碱性物质的量在近端肾小管酸中毒显著多于远端肾小管酸中毒，因为近端肾小管酸中毒时，补充的碳酸氢钠会从尿液中排出体外，另外，纠正体内酸中后，尿中 $FEHCO_3^-$ 在近端肾小管酸中毒时高于远端肾小管酸中毒，这是鉴别诊断的要点。在肾小管酸中毒的鉴别诊断中，检查尿阴离子间隙、血清钾和酸负荷时尿 pH 即可鉴别。因此，在临床上怀疑肾小管酸中毒时，首先检查尿液阴离子间隙，如果是负值，有腹泻从肠道丢失碳酸氢钠或者有酸负荷试验阳性，则高度怀疑近端肾小管酸中毒。通过酸负荷试验来确定诊断，如果酸负荷后，尿液 pH 降到 5.5 以下，$NaHCO_3$ 负荷试验尿 $FEHCO_3^-$ 在 15% 以上，则可以确诊为近端肾小管酸中毒。如果尿液 AG 为正值，检查血清钾离子，增高则为高血钾型肾小管酸中毒（Ⅳ型），当血液 pH 降低（或者酸负荷试验）时，尿液 pH 也降低，即可确定 Ⅳ 型诊断。

表 52　肾小管酸中毒的鉴别诊断

	近端肾小管酸中毒	远端肾小管酸中毒	高血钾型肾小管酸中毒
病变部位	近曲小管 HCO_3^- 重吸收障碍	集合管酸化功能障碍	醛固酮受体作用障碍
主要原发病	多发性骨髓瘤，乙酰唑胺	Sjögren 综合征，高钙血症	慢性肾功能不全，糖尿病，狼疮肾炎
尿阴离子间隙	降低	增加	增加
血清钾离子	降低	降低	增高
酸中毒时的尿液 pH	增高或降低	>5.5	多数<5.5
血清 $[HCO_3^-]$	多数>15mEq/L	一般<10mEq/L	多数>15mEq/L
纠正酸中毒后的 FE HCO_3^-	>15%	<3%	<3%
合并症	低钾血症，Fanconi 综合征，小儿生长发育障碍	低钾血症，骨量减少，尿路结石，肾钙化	高钾血症
治疗	成人：无需特殊治疗 小儿：Na/KHCO₃	枸橼酸钾	限制钾摄入，利尿剂、氟氢可的松
纠正酸中毒每日需要 HCO_3^-	10~15mEq/kg BW	1~2mEq/kg	1~2mEq/kg

(5) 慢性肾功能不全

病理生理：慢性肾功能不全时,有功能的肾单位数量减少,每个肾单位排泄 NH_3 代偿性增加,增加尿液排酸的量以维持体内酸碱平衡。然而,当肾小球滤过率降低到 40~50ml/min 以下时,有功能肾单位进一步下降,此时血清钾离子因为排泄减少就会升高,而高钾血症又会使肾小管产 NH_4^+ 减少,NH_4^+ 排泄总量减少,也即是净酸排泄总量减少,此时,主要表现为正 AG 性代谢性酸中毒。如果肾小球清除率进一步降低到 20ml/min 以下,血液中的磷酸、硫酸、马尿酸和尿酸在体内蓄积,此时表现为高 AG 性代谢性酸中毒,在鉴别诊断过程中,具有实际意义。

治疗：肾功能不全早期保守治疗时,有关代谢性酸中毒干预治疗时机尚无明确的指引,一方面,代谢性酸中毒时,会出现骨质流失和肌肉萎缩等并发症,但是,如果服用碳酸氢钠则会引起钠负荷过重,引起钠水潴留,加重高血压和心脏负荷。一些单位建议通过补充碳酸氢钠将血液 HCO_3^- 浓度保持在 20mEq/L 以上,在终末期肾病时,需要透析或者肾移植治疗,理论上,无尿的肾功能不全患者需要补充碳酸氢盐量应该相当于每天体内不挥发酸产生量(约 1mEq/kg)。

(6) 酮症酸中毒

酮酸体内代谢问题：

酮体是在胰岛素作用不充分时,由体内脂肪细胞产生的,体内胰岛素相对或绝对不足时,脂肪酸合成代谢亢进,乙酰辅酶 A 产生增加,三羧酸循环代谢降低,许多中间代谢产物在体内蓄积即为酮体糖尿病,体内产生的酮体约 50% 在脑中代谢,30% 从肾脏排出,其余从呼吸道排出(酮臭)。当脑活动降低时如昏睡、镇静或脑功能障碍时,酮体代谢率降低。因此,糖尿病昏睡时,酮体容易在体内蓄积。从肾脏排泄部分酮体有身体水分平衡影响,脱水时,酮体排泄减慢,易于蓄积。体内酮体代谢后产生碳酸氢根,因此,尿中排泄酮体等于丢失碳酸氢钠。糖尿病酮症酸中毒恢复期,大量酮体从尿中排泄,引起正 AG 性代谢性酸中毒。

酮体的主要成分为乙酰乙酸(acetoacetate,AcAc)和 β 羟丁酸(β-hydroxybutyrate,βHB),两者之间可以相互转换,正常情况下处于平衡状态。重度代谢性酸中毒时,这种平衡被打破。β 羟丁酸检查在诊断和判断酮症酸中毒有重要意义,当酮体在体内代谢时,AcAc 非常重要,而在重度代谢性酸中毒时,酮体代谢过程出现障碍,可能引起体内酮体蓄积。但是,检查酮体的试纸只能检测 AcAc,不能检出 β HB,因此重度酮症酸中毒时,如果以 β HB 形式为主,则不适宜使用试纸检查。

脑代谢功能低下和尿量减少时,酮体容易在体内蓄积。

酮体从尿中排泄增多,体内碳酸氢钠产生减少,所以,引正 AG 性代谢性酸中毒。

尿酮体检查试纸检测不出 β HB,只能检测 AcAc,因此,重度代谢性酸中毒会出现假阴性结果。

糖尿病酮症酸中毒病理生理：

糖尿病，尤其是 1 型糖尿病患者，由于胰岛素分泌绝对不足，致使体内酮体产生亢进，而且体内酮体从尿中排泄，引起渗透性利尿，可以加重脱水，从而使体内酮体代谢和排泄减慢，进而引起糖尿病酮症酸中毒（diabetic ketoacidosis，DKA）。酮症和代谢性酸中毒引起的消化道症状包括恶心、呕吐，进一步加重脱水，意识障碍又导致酮体代谢速度减慢，这些情况都加速病情恶化，除意识障碍外，酮症酸中毒又可以使肌肉分解代谢加速，肌肉容量减少，体重减轻，通体经过呼吸道排泄引起呼出气体酮臭味，过度通气（缓慢深大呼吸，即 Kussmaul 呼吸）。

临床检查主要是高血糖，及高血糖引起高血浆渗透压导致低钠血症，渗透性利尿以及摄入不足导致低钾血症、低磷血症。其中低钾血症由于重度脱水，而表现不明显，如果此时采用利尿治疗，就会出现重度低钾血症，导致心律失常等危险情况，临床上应该仔细评估，给予相应处理。

糖尿病酮症酸中毒的治疗（参照第 6 章相关内容）

DKA 的主要治疗目的是补充液体，纠正脱水，加用胰岛素补充体内不足，抑制酮体产生。电解质紊乱的治疗按照轻重缓急顺序。临床上，如果单纯纠正脱水，也可以使血糖降低，酸中毒改善。

1）纠正脱水：出现 DKA 改变时，一般体内液体丢失量约为 3~6L，如果表现心功能降低，低血压，则先用 0.9% 生理盐水 1L 快速滴注，以后根据患者血压情况，原则上按照 100~200ml/h 持续滴注。

2）补充注射胰岛素：首次使用常规胰岛素 10U 静脉注射，此后 0.1~0.2U/（kg·h）的速度持续注射，基本上以静脉注射为主。然而，在重度低钾血症时，血清钾<3.3mEq/L，应该先纠正低钾血症，再注射胰岛素，以免胰岛素引起低钾血症加重。

3）纠正电解质：在补充生理盐水后，尿量逐渐增多，此时应该注意补充钾离子和纠正低磷血症，重度低钾血症时，可以使用氯化钾溶液或配以磷酸钾，如果有改善，则可以单用磷酸钾，美国糖尿病协会指南建议将低血钾按血清钾浓度分为两类来补充：如果血清钾<3.3mEq/L，以每小时补充钾 40mEq 开始；如果血清钾在 3.3~5.5mEq/L，则以每小时补充 20mEq 开始，每小时检查血清钾离子，监测治疗效果。一般氯化钾和磷酸钾为 2∶1 的比例来补充。临床上，关于积极纠正低磷血症的益处尚没有明确，为了预防重度低磷血症，建议所补充的钾 1/3 来自磷酸钾。

4）补充碱：糖尿病酮症酸中毒时，如果血液 pH 在 6.9 以上，对预后影响不大，此时一般不建议补充碱液，如果 pH 在 6.9 以下，则补充碱液对预后的影响尚未明确，如果合并低血压，且对肾上腺素升压不敏感，或者合并呼吸及神经功能不全，应该补充碱纠正酸中毒。但此时补充碱可能会导致严重低钾血症或反跳性代谢性碱中毒，因此应该先补充钾离子再补充碱液，而且补碱的剂量不宜太大，且应用低浓度（1.4%）碳酸氢钠补碱。

> **DKA 治疗**
>
> 补液:首先 0.9% 生理盐水 1 升快速滴注,然后根据血压情况,100~300ml/h 持续静脉滴注
>
> 胰岛素的使用:首先,常规胰岛素 10U 静脉注射,然后 0.1~0.2U/(kg·h)持续静脉滴注
>
> 钾离子和磷的补充:通过补液确保尿量,然后 $KCl+K_2HPO_4$(按 2:1 比例)补充
>
> 补充碱:血液 pH 在 6.9 以上,无须补充碱液

酒精性酮症酸中毒病理

酒精在体内代谢过程中,其产物可能会影响三羧酸循环,其中乙酰辅酶 A 可以参与酮体的代谢,酒精中毒可能影响胰腺分泌胰岛素,引起胰岛素暂时缺乏,呕吐反射导致拮抗胰岛素的激素如肾上腺素分泌增加,酒精中毒引起昏睡、脑功能降低、脱水等,都使酮体在体内代谢和排泄减慢,在体内蓄积,引起酒精性酮症酸中毒(alcoholic ketoacidosis,AKA)。

酒精性酮症酸中毒的治疗

治疗首先要纠正脱水,输注生理盐水,加速肾脏排泄酮体,减少肾上腺素分泌,同时,输注葡萄糖可以刺激胰岛素分泌,减少胰岛素拮抗激素-肾上腺素分泌。此时,要适当补充维生素 B_1,也不能忽略补充钾离子和磷酸盐。

绝食伴随酮症酸中毒(饥饿性酮症酸中毒)

饥饿性酮症酸中毒的典型表现为轻度代谢性酸中毒,一般[HCO_3^-]在 18mEq/L 以上,所以,酸中毒本身不需要特殊治疗,治疗方案参照酒精性酮症酸中毒。

(7) 乳酸酸中毒

乳酸酸中毒的病因和病理生理:

1) 组织细胞缺氧

乳酸酸中毒多数是由于组织细胞严重缺氧引起,主要是由于低血压、休克,或末梢血管栓塞使得氧气向末梢运送减少,或者组织细胞中毒后,摄取养的功能降低所致。

> 组织氧气运送能力 ∝ 心排血量 × 血红蛋白浓度 × 血氧浓度(SpO_2)

因此,当心排血量下降,即休克、脱水和心功能不全时,贫血和低氧血症都会引起组织细胞缺氧,导致大量乳酸堆积。

2) 其他原因

肝功能不全、酒精中毒和维生素 B_1 缺乏。

3) D-乳酸酸中毒

上述的乳酸酸中毒是由于 L-乳酸堆积引起的,但是,在肠道细菌过度繁殖如肠麻痹、短肠综合征以及广谱抗生素引起的菌群失调,肠道细菌会产生 L-乳酸异构体,即 D-乳酸,D-乳酸用一般乳酸检测方法是无法检测到的,所以,检查结果乳酸阴性并不能完全排除乳酸

酸中毒。

乳酸酸中毒的治疗

乳酸酸中毒的治疗首先应该考虑治疗原发病,如果是组织低氧引起,可以通过改善心脏排血量来治疗,例如输液、强心剂和升压药物,通过输血来提高血色素,改善血液输送氧气能力,同时输氧和呼吸道管理。只有在血液 pH 降到 7.2 以下时才补充碱液,否则原则上不建议补充碱液,这点将在治疗总论中详细叙述。

(8) 其他原因引起的酸中毒

甲醇和乙二醇

这两种原因会引起乳酸酸中毒。在临床上,如果遇到原因不明的酸中毒,特别是药物中毒者、酒精成瘾者以及自杀未遂者,都应该高度怀疑此类物质引起的酸中毒。

治疗措施主要是输注乙醇,按 0.6g/kg 剂量在 4~8 小时内均匀输注,保持血液中乙醇浓度在 100mg/dl,如果可以测定血液渗透压间隙,则可评估体内乙醇代谢情况,若渗透压间隙升高,则说明摄入体内的物质没有完全代谢,则应该立即开始透析治疗。

甲苯中毒

吸入体内的甲苯在体内代谢成马尿酸经尿排泄,体内蓄积的马尿酸可以引起高 AG 性代谢性酸中毒,马尿酸从尿中排泄引起尿正 AG 性代谢性酸中毒,伴有低钾血症。

阿司匹林中毒

在成人主要表现为代谢性酸中毒,合并呼吸性碱中毒,如果血液阿司匹林浓度过高,可以通过透析治疗来加以清除。

2. 代谢性碱中毒

A. 代谢性碱中毒病理生理

理解代谢性碱中毒应该从以下两个方面来考虑,首先是代谢性碱中毒的形成机制,其次是代谢性碱中毒的维持机制。

代谢性碱中毒主要是因为体内酸(氢离子)大量丢失,或者是碳酸氢盐产生增加,前者主要是从消化道、肾脏和细胞间隙转移三种途径丢失,其代表性疾病如表 53 所述,碳酸氢钠产生增加主要是外因性输注增加和内因性产生增加,内源性主要是脱水、血液浓缩、肾脏排泄碳酸氢钠减少(浓缩性碱中毒),最多见于脱水、呕吐和使用利尿剂时。

代谢性碱中毒时,高碳酸氢根浓度维持需要 4 个必要条件,见表 54。首先是有效循环血容量降低(脱水),其次是低氯血症(体内氯缺乏),再次是低钾血症,最后是肾功能不全。主要是在以上情况下,肾小管上皮细胞 HCO_3^- 重吸收增加,皮质集合管 HCO_3^- 分泌减少,且肾功能不全 HCO_3^- 排泄减少。

表53　代谢性碱中毒形成的病理生理

病因	机制	疾病状态
体内酸丢失	消化道丢失酸	呕吐,胃液引流
	肾脏丢失酸	利尿剂和醛固酮增多症
	氢离子向细胞内转移	低钾血症
碳酸氢盐产生增加	外因性	输注大量碳酸氢盐,大量输血(含枸橼酸)
	内因性	脱水,呼吸性酸中毒快速改善

表54　代谢性碱中毒维持的原因和机制

原因	机制
有效循环血容量减少	近端肾小管 HCO_3^- 重吸收增加,GFR 下降
体内氯缺乏	皮质集合管 β 印戒细胞 HCO_3^- 分泌低下
低钾血症	近端肾小管 HCO_3^- 重吸收增加,H^+排泄增加(NH_4^+产生增加)
肾功能不全	GFR 降低,皮质集合管 β 印戒细胞 HCO_3^- 分泌低下

知识点

为什么氯缺乏在代谢性碱中毒的发生和维持中如此重要?

为什么在代谢性碱中毒发生和维持时,血液中钠离子没有氯离子那么重要? 这一点年轻临床医生很难理解。

代谢性碱中毒时,碳酸氢盐在皮质集合管通过 β 印戒细胞与氯离子在 HCO_3^-/Cl^- 交换器的作用下分泌到管腔液,从而保持 HCO_3^- 排泄,因此,需要充足的氯离子流经皮质集合管上皮细胞才能满足碳酸盐排泄的需要。因此在治疗时,补充细胞外液量和钾时,最好用氯化钠盐水和氯化钾溶液,既可补充血容量又可补充钾和氯离子。

B. 代谢性碱中毒鉴别诊断(图 67)

在代谢性碱中毒鉴别诊断时,首先要确定是否有肾功能不全和有效循环血容量低下,这是维持碱中毒的重要条件,一般临床上,输注碳酸氢钠或者大量输血时进入体内的枸橼酸,很快就会从肾脏排泄到体外,不会引起碱中毒,但是如果有肾功能不全,肾脏排泄碱减少,就会引起碱中毒。在乳碱综合征患者,如果使用大量的碱性制酸剂和牛奶治疗消化性溃疡,也会引起外因性(摄入性)代谢性碱中毒,另外,高钙血症引起的肾功能不全和输注过量的碱性液体都会引起碱血症。另外,要鉴别有效循环血容量是否有降低,如果有效循环血容量不足,即要测定尿氯排泄,区别氯的丢失是从消化道还是从尿液。如果有效循环血容量正常,则根据是否存在高血压、血浆醛固酮是否增高,来判断是醛固酮增多症,还是其他相关的疾病。

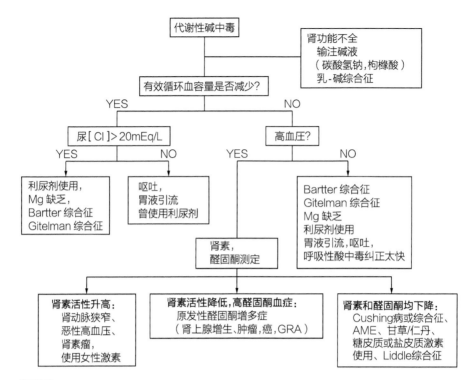

图 67 **代谢性碱中毒的鉴别诊断。**GRA，糖皮质激素治疗敏感性醛固酮增多症；AME，表观盐皮质激素过多

知识点

利用尿中电解质排泄量来鉴别 Bartter/Gitelman 综合征和假性 Bartter 综合征，以及呕吐（拒食症和过食症）（表 55）

    Bartter/Gitelman 综合征在没有严重脱水时，主要表现为肾小管上皮细胞对 NaCl 重吸收障碍，通常尿中钠离子和氯离子浓度增高（>20mEq/L）。而呕吐时引起脱水，血液容量减少，肾小管对 Cl 重吸收亢进，通常尿 Cl 浓度降低（典型病例在 20mEq/L 以下，但如果尿量过度减少，则可能有所增高），呕吐时尿 Na 排泄因不同情况有所差异，如果是进行性呕吐，胃液大量丧失，丢失大量氢离子，引起代谢性碱中毒，后者促使肾脏排泄碳酸氢盐亢进，伴随着碳酸氢盐阴离子排泄，阳离子 Na 排泄增加，因此，尿 Na 浓度增高。呕吐引起低钾血症和代谢性碱中毒多数见于过食症或拒食症。诊断主要是考临床表现，频繁呕吐引起牙齿被酸腐蚀破损，腮腺肿胀，血清淀粉酶（唾液型）增高，这种情况多见于女性。滥用泻药引起脱水后，尿中钠排泄减少，腹泻导致从肠道丢失大量的碳酸氢盐，引起代谢性酸中毒，尿中通过产铵离子排泄氢离子而导致尿中 NH_4^+ 增加，同时伴随着氯排泄增加，尿中氯浓度上升，滥用利尿剂引起脱水后，由于利尿剂的利尿效果持续存在，使得尿液中钠和氯排泄都增加。

表 55　通过检查尿中电解质排泄来鉴别 Bartter/Gitelman 综合征及其他疾病

		尿电解质	
		Na（mEq/L）	Cl（mEq/L）
Bartter/Gitelman 综合征		高	高
呕吐（过食症、拒食症）	近期	高	低
	过去	低	低
滥用利尿剂	近期	高	高
	过去	低	低
滥用泻药		低	高

低：典型的表现为降低到 20mEq/L 以下。

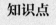

代谢性碱中毒时的尿液 pH

　　代谢性碱中毒时，由于肾脏氢离子分泌受到抑制，因此尿液 pH 增高，一般在 6.0 以上。

　　然而，当循环血容量减少引起代谢性碱中毒（浓缩型碱中毒）时，肾小管重吸收碳酸氢盐亢进，主要是为了维持体内代谢性碱中毒状态，最终，尿液排泄碳酸氢盐可以接近零。因此，从理论上计算，尿液的 pH 可以降低到 6.1 以下，呈酸性尿。这是一种特殊的病理生理状态，即血液呈碱性，而尿液呈酸性，也有人称之为矛盾性酸性尿（paradoxical aciduria），这种病理状态多见于持续呕吐患者。

　　此时，输注大量生理盐水扩容治疗后，有效循环血浆容量纠正，肾小管从尿中重吸收碳酸氢钠减少，体内过多的碳酸氢钠从肾脏排出体外，所以，最初尿液 pH 上升。因此，在临床上，可以通过动态监测尿液 pH 变化来判断补液是否充分有效，如果尿液 pH 逐渐上升，说明补液量适当。

- 血液浓缩型代谢性碱中毒维持阶段，尿液 pH 呈酸性（即矛盾性酸性尿）。
- 血液浓缩型代谢性碱中毒时，补液后有效循环血容量改善，尿液 pH 上升，可以作为治疗有效性的指标。

代谢性碱中毒时，运动能力会提高？

　　运动员在比赛前注射碳酸氢钠，可以增加运动耐力，主要是因为体液在代谢性碱中毒情况下，细胞内缺氧，ATP 大量产生，除了爆发力外，运动耐力也大大增加。在过度通气引起的呼吸性碱中毒时，没有报告显示运动耐力会增加。

3. 呼吸性酸中毒与呼吸性碱中毒

A. 二氧化碳的产生与排出

人体内每天末梢细胞代谢产生的二氧化碳约为 15 000mol，二氧化碳和水结合，产生碳酸（H_2CO_3），碳酸又分解为 H^+ 和 HCO_3^-，H^+ 被血红蛋白（Hb）缓冲系统结合，因此血液的 pH 不会变化，HbH 与 HCO_3^- 被循环输送到肺部，在肺内 HbH 解离为 Hb 和 H^+，然后 H^+ 和 HCO_3^- 结合呈碳酸，碳酸又分解为二氧化碳和水，二氧化碳从肺部呼出体外，水分从肾脏排出。

$$CO_2+H_2O \longrightarrow H^++HCO_3^- \longrightarrow HbH+HCO_3^- \longrightarrow H^++HCO_3^- \longrightarrow CO_2+H_2O$$

血液　　　　　　　　　　　经肺呼出

Hb　←　Hb

B. 呼吸性酸碱平衡中枢调节机制

经肺排泄的二氧化碳的量主要依赖肺脏的通气量，通气的量主要是靠延髓和颈动脉窦化学感受器感受动脉血液内二氧化碳分压和氧分压，根据感受到的数据来调整，这些感受器对动脉中的二氧化碳分压的变化非常敏感，只要动脉血内二氧化碳分压上升 1mmHg，通气量将增加 1~4L，动脉血内二氧化碳分压一般在 40±4mmHg 狭窄范围内波动，而动脉血内氧分压变化对化学感受器的刺激较弱，一般只有血氧分压降低到 50~60mmHg 以下时，才能刺激颈动脉窦和延髓感受器来调节呼吸频率。

图 68 表示动脉血内二氧化碳分压和氧分压对化学感受器刺激的情况，可以看出，延髓和颈动脉窦化学感受器对高碳酸血症的敏感性远远超过氧分压变化。

C. 呼吸性酸碱平衡紊乱的缓冲调节

在代谢性酸中毒时，体内酸产生增多（即氢离子），此时细胞外液的碳酸氢根和细胞内液的蛋白质来发挥缓冲作用，而在呼吸性酸碱平衡紊乱的代偿有三种缓冲机制动员，首先，呼吸性酸中毒时，体内的酸主要是碳酸，因此，此时体内的碳酸盐缓冲系统不起作用。如下列反应式：

$$H_2CO_3+HCO_3^- \longrightarrow HCO_3^-+H_2CO_3$$

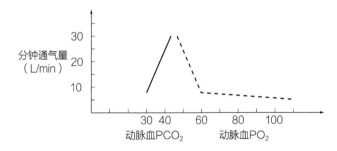

图68 动脉血中 PCO_2 和 PO_2 随分钟通气量的变化

其反应变化后,对体内没有缓冲作用,因此呼吸性酸中毒时,体内起主要作用的缓冲系统是细胞内蛋白质和红细胞内的血红蛋白,另外,通过主动脉窦和延髓化学感受器来加快呼吸频率(在数分钟或 1 小时内即可发挥代偿作用)。而肾脏通过增加碳酸氢盐的产生和排泄的代偿反应起作用较慢(一般数小时到 1 天),因此,在呼吸性酸碱平衡紊乱时,肾脏的代偿作用较弱。

D. 呼吸性酸中毒的病理生理和病因

呼吸性酸中毒主要是肺脏的通气功能低下(通气不足),通气功能低下时的疾病主要是呼吸中枢抑制、呼吸肌麻痹、上下呼吸道狭窄或闭塞。而肺泡内气体交换机制如果不严重受损,一般不会引起通气引起的呼吸性酸碱平衡紊乱,见表 56。

表 56 呼吸性酸中毒的原因

呼吸中枢抑制	药物	毒麻药物,安眠药物,抗精神病药物,麻醉药物
	脑干损伤	脑外伤、脑出血和脑梗死
	其他	甲状腺功能低下,睡眠呼吸暂停综合征
机械性通气异常	神经肌肉病变	重症肌无力、颈椎损伤和低钾血症
	胸廓异常	佝偻病、胸部外伤畸形、脊柱畸形
	呼吸道疾病	肺气肿、慢性支气管炎、呼吸道异物、支气管哮喘持续状态、睡眠呼吸暂停综合征

知识点

根据肺泡动脉血氧梯度来鉴别呼吸性酸中毒

肺泡动脉血氧梯度(alveolar-arterial oxygen gradient)是肺泡内和肺动脉血内氧分压之差值,肺泡内氧分压是由吸入气体的氧分压减去被交换后剩余的氧分压。肺泡内二氧化碳分压除以呼吸商(通常饮食情况下为 0.8)即等于被交换后的氧分压,而肺泡内二氧化碳交换迅速,因此一般将肺动脉血内的二氧化碳分压当作肺泡内二氧化碳分压来计算。

$$PAO_2 = PiO_2 - PACO_2 \div 0.8 = PiO_2 - PaCO_2 \div 0.8 = PiO_2 - 1.25 \times PaCO_2$$

这里吸入氧气的分压(PIO_2)为大气压 760mmHg 减去水蒸气的气压 47mmHg,为 713mmHg。大气中含有氧气的比例为 21%,通常动脉内二氧化碳分压为 40mmHg,因此可以用下列计算式推算肺泡内氧分压(PAO_2):

$$PAO_2 = PiO_2 - 1.25 \times PaCO_2 = 713 \times 吸入气体氧的比例 - 1.25 \times PaCO_2$$

$PAO_2 = 713 \times 0.21 - 1.25 \times 40 = 100mmHg$。随着吸入气体氧的比例改变,将血气分析结果中二氧化碳分压数值代入上式即可求出肺泡氧分压。例如,吸入

气体氧比例为 40%,二氧化碳分压为 50mmHg,则肺泡内氧分压(PAO₂)=713 ×
0.4-1.25 × 50mmHg=210mmHg。

　　肺泡内和肺动脉氧分压差即等于肺泡内氧分压减去血气分析结果中的
氧分压,正常年轻人约为 5~15mmHg,高龄老人为 10~20mmHg,两者的氧分
压差越大,则表示肺实质病变。如果在低氧血症时,没有氧分压差增大,则
可能有肺实质病变和肺泡膜通气障碍两者同时存在所致。

知识点　　**呼吸性酸中毒的机体代偿反应**(图 69)

　　当血液中二氧化碳分压上升,首先红细胞内摄取的 H_2CO_3 在脱碳酸酶的
作用下,氢离子和二氢碳酸解离,氢离子被蛋白质缓冲系统结合,碳酸氢根
转移到细胞外,血清碳酸氢根浓度上升,此代偿机制可以使血液碳酸氢根浓
度上升 2~4mEq/L。在慢性呼吸性酸中毒时,肾脏代偿性排酸增加,而重吸
收碳酸氢根离子也相应增加,最高可以使血液碳酸氢根浓度上升 20mEq/L
(表 57)。

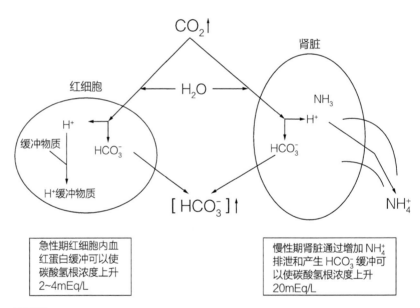

图 69　呼吸性酸中毒时机体的代偿反应

E. 呼吸性酸中毒的诊断与鉴别诊断

　　呼吸性酸中毒主要是通过解读动脉血液分析检查结果,急性呼吸性酸中毒和慢性呼吸性
酸中毒的代偿反应不同,如上所述,急性呼吸性酸中毒主要是通过红细胞和组织内蛋白质的缓
冲系统来代偿,它只能使碳酸氢根轻度上升。而慢性呼吸性酸中毒期,通过肾脏增加酸的排泄
和碳酸氢盐的再生,血液碳酸氢根浓度可以上升 40mEq/L。从而使血液内 pH 只发生轻微变
化,可以通过急慢性代偿反应的不同以及原发病情况,来鉴别急性和慢性呼吸性酸中毒。

表 57　急性或慢性呼吸性酸中毒的血气分析特点

	正常	急性呼吸性酸中毒	慢性呼吸性酸中毒
$PaCO_2$(mmHg)	40	80	80
HCO_3^-(mEq/L)	24	27	38
H^+(nEq/L)=24 × $PaCO_2$ ÷ HCO_3^-	40	71	50
pH	7.40	7.15	7.30

F. 呼吸性酸中毒的临床症状

和代谢性酸中毒相比,急性呼吸性酸中毒的中枢系统的症状较为明显且严重,这主要是因为二氧化碳比 H^+ 和 HCO_3^- 更容易通过血脑屏障和细胞膜,因而,细胞内液和脑脊液内容易变成酸性,即 pH 降低。

急性呼吸性酸中毒的首发症状为头痛和眼部烧灼感,继续发展会出现震颤、扑翼样震颤、嗜睡甚至昏迷等二氧化碳麻醉症状,当血液 pH 继续下降时,会出现脉搏不整和心律失常,以及末梢血管扩张引起低血压或休克。

慢性呼吸性酸中毒时,会出现肺心病和肺动脉高压,以及末梢水肿等症状,前者为慢性肺部疾病引起的并发症,呼吸性酸中毒时,肺部血管床收缩也是造成肺动脉高压的原因,而末梢水肿则是由于长期肺动脉高压,导致心功能不全、体静脉回流障碍引起,有些水肿的原因未明,推测可能和肾脏在呼吸性酸中毒时,对钠的重吸收亢进引起。

G. 呼吸性酸中毒的治疗

呼吸性酸中毒的治疗主要是针对病因和原发病的治疗,重度酸中毒时,应该重点强调管理呼吸道,甚至人工通气。补充碳酸盐时,由于 HCO_3^- 不易通过血脑屏障,因此没有明显的治疗效果。而且补充的碳酸氢盐在体内迅速产生二氧化碳,从而加重二氧化碳潴留,进而加重呼吸性酸中毒,此外,补充碳酸氢盐还可能增加钠负荷。因此在呼吸性酸中毒时,不适宜补充碳酸氢钠。而在慢性呼吸性酸中毒时,吸氧疗法会使呼吸进一步抑制,应该引起特别注意。

在急性呼吸性酸中毒时,如果有意识障碍,或者血液 pH 在 7.1 以下,血液二氧化碳分压在 80mmHg 以上时,应该积极给予人工辅助通气治疗。如果患者肾功能完全正常,只有血液二氧化碳分压在 100mmHg 以上时,血液 pH 才能降低到 7.1 以下,因此,如果血液 pH 在 7.1 以下,而血液二氧化碳分压又在 100mmHg 以下,则应该考虑同时合并代谢性酸中毒,此时可以输注碳酸氢盐纠正代谢性酸中毒,尤其是在肾上腺素治疗无效的低血压情况下,更应该积极纠正代谢性酸中毒。

慢性呼吸性酸中毒时,主要治疗原发疾病和去除诱因,如慢性阻塞性肺病和肺部感染等,此时过度吸氧治疗可以抑制呼吸中枢,引起呼吸节律减慢,低通气导致二氧化碳潴留增加,加重呼吸性酸中毒,因此,慢性呼吸性酸中毒时,推荐低流量输氧。同时避免使用镇静剂。如果合并有代谢性碱中毒,可能进一步抑制呼吸,加重呼吸性酸中毒,因此,在使用利尿剂时,为了避免导致低钾碱中毒,可以同时使用乙酰唑胺。在缓解二氧化碳潴留(二氧化碳麻醉)需要呼吸道管理时,应该特别注意的是,慢性呼吸性酸中毒患者,血中碳酸氢根浓度有时非常高,如果通过呼吸道管理,血液二氧化碳分压迅速下降,就会引起严重的代谢性碱中毒,有可能引起心律失常和肌肉痉挛,因此,在纠正慢性呼吸性酸中毒时,切记应该逐渐缓慢降低血液二氧化碳分压,使血液 pH 慢慢提高到 7.2,并保持一定时间较稳定,以后再逐渐提高。

知识点

慢性呼吸性酸中毒的吸氧疗法(避免二氧化碳中毒或二氧化碳麻醉)

慢性呼吸性酸中毒时,体内二氧化碳慢慢潴留,二氧化碳分压缓慢升高,呼吸中枢对血液中二氧化碳分压变化的反应性降低,因此,当血液内二氧化碳分压轻度改善时,呼吸系统的通气量并不能充分恢复,此时,相对的低氧血症是刺激呼吸中枢的主要因素。如前面图 68 所示,当血液内氧分压超过 60mmHg 时,呼吸中枢就会受到抑制,所以,对于慢性呼吸性酸中毒时,吸氧疗法应该维持动脉血氧分压在 50~60mmHg,血氧饱和度在 85%~90% 为宜。如果过度吸氧导致血氧分压快速升高,就会抑制呼吸中枢,从而加重呼吸性酸中毒。

知识点

慢性呼吸性酸中毒合并代谢性碱中毒

慢性呼吸性酸中毒患者,肾脏发挥代偿作用,使碳酸氢盐排泄减少,加上肺心病引起水肿过度使用利尿剂,可能会导致全身状态恶化和脱水,此时,发生代谢性碱中毒的机会非常多,此时血液内 pH 由于酸中毒和碱中毒并存而接近正常,因此,酸血症对呼吸中枢的刺激作用减弱,进而出现或加重低通气和低氧血症,进一步加重二氧化碳潴留。因此,应该注意补充水分和避免过度使用利尿剂。来预防这些不利情况的发生。

知识点

高碳酸血症后碱中毒

人工通气之后,特别是慢性呼吸性酸中毒时,低氧血症和二氧化碳潴留迅速改善。此时长期呼吸性酸中毒引起的血液高碳酸氢根需要一段时间才经过肾脏排泄,当二氧化碳分压迅速降低,就会出现血液内相对高碳酸氢盐状态,从而引起代谢性碱中毒,有时非常严重,常引起神经肌肉系统症状如痉挛,这就是所谓高碳酸血症后的代谢性碱中毒。因此,在伴有血液高碳酸氢根血症的慢性呼吸性酸中毒患者,给予人工通气治疗时应特别注意预防。

H. 呼吸性碱中毒的病理生理与鉴别诊断(表 58)

呼吸性碱中毒一般是由于过度通气(hyperventilation)引起的,所谓过度通气即是由于身体代谢产生的二氧化碳,由于通气过度而过多排出体外。引起过度通气的原因很多,首先是高二氧化碳血症,其次是末梢动脉(颈动脉窦)化学感受器受到低氧的刺激,而低氧血症多是由肺部疾病如肺炎、哮喘和肺栓塞等引起,此外还有心脏疾病、贫血和高原缺氧等诱因。另外,还有中枢(延髓)化学感受器可以感受到血液二氧化碳分压,受到刺激也可以引起过度通气,如肝功能不全、革兰氏阴性杆菌败血症、阿司匹林中毒、脑神经疾病(如脑血管意外和脑肿瘤),以及妊娠(孕酮作用)等。

表 58　呼吸性碱中毒原因

急性过度通气	焦虑(过度通气综合征),高热、败血症(革兰氏阴性菌)
	急性低氧血症(肺炎、哮喘、肺栓塞、急性心功能不全)
	阿司匹林中毒、呼吸兴奋剂(多沙普仑)
	人工呼吸机(自主呼吸频率与呼吸机设定频率不匹配)
慢性过度通气	贫血、妊娠、肝功能不全(Kussmaul 呼吸)、高原生活

过度通气最多见的是急性发病,表现为紧张引起的过度通气综合征,其次是高热和败血症,急性低氧血症如肺炎、肺栓塞和心功能不全,持续性阿司匹林中毒。败血症和阿司匹林中毒时多伴有代谢性酸中毒(乳酸酸中毒)。而慢性过度通气多由妊娠、肝功能不全和高原居住等引起。

意外情况引起呼吸性碱中毒也很常见,如人工通气引起呼吸性碱中毒,特别是有自主呼吸的患者,上呼吸机后,呼吸机参数调节超过自主呼吸频率时就会出现过度通气。

I. 呼吸性碱中毒诊断和代偿性变化(表 59)

呼吸性碱中毒的诊断可以通过血气分析检查来作出,血气分析结果的解读见前面章节。

血中二氧化碳分压急速下降时,首先,红细胞内的血红蛋白缓冲系统进行缓冲,细胞内的氢离子排出细胞外,氢离子和血液中的碳酸氢根反应,生成水和 CO_2,CO_2 释放入血,其结果是血液碳酸氢根浓度下降,CO_2 分压上升,然而,这种反应只能血液中碳酸氢根浓度下降 4mEq/L,作用非常有限。如果是慢性呼吸性碱中毒,肾脏发挥代偿功能,此时碳酸氢根再生减少(即酸排泄下降),因此,其结果是血中碳酸氢盐减少,浓度降低。$H^+ = 24 \times PaCO_2 \div HCO_3^-$,当 HCO_3^- 浓度下降时,则血中 H^+ 浓度升高,血液 pH 下降。

慢性呼吸性碱中毒时,肾脏代偿性排酸减少,碳酸氢根的再生降低,即排泄增多,最多可以使尿中碳酸氢根增加 20mEq/L,从而使尿液 pH 上升,有时可以达到 7.5。

表 59　急性和慢性呼吸性碱中毒的血气分析结果

	正常	急性呼吸性碱中毒	慢性呼吸性碱中毒
$PaCO_2$/mmHg	40	20	20
HCO_3^-/mEq/L	24	20	16
H^+/(nEq/L)=$24 \times PaCO_2 \div HCO_3^-$	40	25	30
pH	7.40	7.60	7.52
阴离子间隙	12	12	15
主要代偿机制		细胞内液缓冲系统	肾脏

在呼吸性碱中毒时,血液阴离子间隙可以升高,但是具体机制尚不清楚。

J. 呼吸性碱中毒的症状

主要表现为中枢神经或末梢神经异常兴奋症状,头痛甚至意识障碍,末梢感觉麻木或异常,肌张力增高,重症时出现心律失常,主要见于急性呼吸性碱中毒时,血液二氧化碳分压快速降低到 20~30mmHg 以下时,重度呼吸性碱中毒时,常见有低磷血症,血清磷可以降到 0.5~1.5mg/dl(0.16~0.45mmol/L)。主要是碱中毒时磷转移到细胞内所致,其主要发生机制尚不清楚。

K. 呼吸性碱中毒的治疗

除了急性过度通气综合征以外,呼吸性碱中毒多数不需要特殊的干预治疗,补充酸来纠正碱中毒对整个病程没有益处,一般为了降低因呼吸性碱中毒代偿性血中高碳酸氢根血症,可以补充生理盐水、氨基酸溶液,也可以使用乙酰唑胺来减少肾脏碳酸氢盐再生。

有症状的呼吸性碱中毒的治疗主要是针对原发病,例如低氧血症可以输氧气治疗,急性匹林中毒时可以通过洗胃去除毒物,也可以使用活性炭肠道结合药物排出体外。可以使用呼吸袋封闭式呼吸,使二氧化碳重新吸入。对于急危重患者,可以在使用镇静药物情况下进行人工通气治疗。对于接受人工通气患者,如果出现呼吸性碱中毒,可以先低通气模式诱导治疗,可通过增加死腔(延长呼吸管路),以及做一些镇静等对症处理。

四、代谢性酸碱平衡紊乱的治疗概论

1. 代谢性酸中毒的治疗

A. 概述

首先,代谢性酸中毒多数伴随着严重的疾病情况,而且,代谢性酸中毒本身又会使病情复杂会甚至加重原有的疾病,代谢性酸中毒治疗一般首先治疗原发病,当原发病改善后,酸中毒随即消失,但是对于严重代谢性酸中毒,特别是病情进展,影响患者预后时,应该对酸中毒本身做积极治疗,可以补充碱,纠正酸血症。

对代谢性酸中毒治疗的目标一般是:①将血液碳酸氢根浓度提高到安全范围,一般推荐在 22mEq/L 以上;②如果有持续性碳酸氢盐丢失,则需持续补充碳酸氢钠,如果是轻度慢性代谢性酸中毒,则按照后者治疗目标。

B. 为什么代谢性酸中毒需要治疗

重度代谢性酸中毒时,血液和组织中内氢离子很容易和蛋白质结合,体内生物酶和酶受体和氢离子结合后会失去活性,功能性蛋白质会出现变性改变,从而失去这些酶和蛋白质应有功能,例如在重度酸中毒时,葡萄糖分解过程中的重要酶磷酸果糖激酶活性丧失,ATP 生成减少,特别是在末梢组织缺氧情况下,ATP 产生本来就严重减少的情况下,便会引起致死

表 60　代谢性酸中毒对心血管功能的作用

	pH7.20~7.40	pH<7.20
对心脏的作用		
拮抗作用:氢离子对细胞摄取钙离子抑制	++	++++
促进作用:氢离子促进肾上腺素释放	++	+
对血管的作用		
动脉作用:小动脉扩张	+	+++
静脉作用:血管收缩	+	+++

性结果。在代谢性酸中毒时,这一改变对心血管功能的损害最大,表 60 列出在代谢性酸中毒时,对心脏和血管功能的影响,往往酸中毒会加重心血管功能不全,病情急转直下。

最显著的是慢性代谢性酸中毒,此时长期酸血症会使体内蛋白质分解亢进,表现为机体呈氮负平衡,肌肉萎缩,骨质吸收亢进,骨量减少,骨质脱钙引起高尿钙,尿路结石。因此慢性酸中毒需要积极地纠正。

C. 代谢性酸中毒治疗前必须要思考的

(1) 代谢性酸中毒改善或治疗的目标

如表 60 所示,代谢性酸中毒时,pH 降低到 7.2 以下,其对心脏和血管的损伤作用明显增加,尤其是对心脏的拮抗作用明显高于促进作用,心脏泵功能低下,由于此时静脉系统收缩,向心脏回流的血液显著增加,本来功能已经降低的心脏如果前负荷增加,心功能不全进一步加剧,另外,酸中毒使动脉系统扩张使血压进一步下降,同时可以诱发严重的室性心律失常。因此,代谢性酸中毒治疗的目标为 pH7.2 以上。

(2) 什么样的代谢性酸中毒需要紧急治疗?

但是,即使血液 pH 一过性降低到 7.2 以下,如果是一过性可逆性疾病引起的,可能不会有任何问题,即使是在酮症酸中毒患者出现重度代谢性酸中毒,在酸中毒纠正之前患者心脏的收缩功能也不会受太大影响,因此,代谢性酸中毒持续时间长短非常重要,持续时间越长,所产生的不良作用越大。

一般在临床上,需要继续处理的代谢性酸中毒是体内急性、持续性过多地产生酸性物质的疾病过程,体内酸性物质排泄主要是在肾脏,排泄速度在 0~2mmol/min,而肝脏可以代谢掉一部分有机酸如乳酸和酮酸,一般代谢速度为 0.8~8mmol/L。而在休克等组织缺氧等情况下,细胞内 L-乳酸酸中毒时,其乳酸产生速度会大大加快,乳酸产生速度可能增加到 7.2~72mmol/min,因此,L-乳酸酸中毒如果不快速纠正原发疾病,其酸中毒将迅速进展,病情极度恶化,患者可能短时间内死亡。此时,应该快速输注碳酸氢钠纠正酸中毒,提高血液 pH。相反,如果其他慢性代谢性酸中毒,情况相对稳定,不需要紧急处理,只要积极处理基础疾病即可以纠正酸中毒,一般不需要输注碳酸氢钠溶液。

(3) 碳酸氢根再生是怎样进行的?

代谢性酸中毒时,即使基础疾病得到妥善的治疗,异常的酸产生过程停止,已丢失的碳酸氢盐也需要再生和补充,这种碳酸氢根的再生和补充可以通过以下三个途径来完成。

有机酸代谢:糖尿病酮症酸中毒时,在补充胰岛素后,体内因低氧血症产生的 L-乳酸就会迅速代谢为碳酸氢盐,一般在低氧血症改善后数分钟到 1 小时,乳酸就会开始代谢为碳酸氢盐。

肾脏再生碳酸氢盐:肾脏可以通过排泄 NH_4^+ 等可滴定酸,同时在肾小管内再生同等量的碳酸氢盐,这种碳酸氢盐的再生比较缓慢,需要数小时甚至数天。

外源性补充碳酸氢盐:可以经口服或者静脉来补充外源性碳酸氢钠。

表 61 所示,L-乳酸酸中毒或酮症酸中毒时,此时有机酸酸中毒如果没有伴随肾功能不全,以上三种再生或者补充碱手段全部可以发挥作用。然而,在组织细胞重度缺氧情况下,除非有重度的 L-乳酸代谢性酸中毒,一般不需要外源性补充碳酸氢盐,此时应该着重改善组织缺氧状态。而在腹泻或肾小管酸中毒等无机酸酸中毒情况下,可以通过肾脏再生碳酸氢盐,也可外源性补充碳酸氢盐,一般腹泻引起的代谢性酸中毒都是一过性轻度代谢性酸中毒,多数不需要外源性补充碳酸氢盐,远端肾小管酸中毒多数是进行性的代谢性酸中毒,通常需要持续性补充碳酸氢盐等碱性物质。在慢性肾功能不全时,如果出现无机酸酸中毒,如急性肾功能不全合并腹泻,或慢性肾功能不全伴有肾小管酸中毒等,此时肾脏不能充分再生碳酸氢盐,只有通过外源性补充碳酸氢盐来纠正酸中毒,此种情况下,通过治疗基础疾病来改善和逆转酸中毒需要很长时间,因此,要根据酸中毒发生的时间和酸中毒的程度,积极补充碳酸氢盐。

D. 代谢性酸中毒的治疗实践

(1) 重度代谢性酸中毒(pH<7.2)的治疗

重度代谢性酸中毒一般在重症监护室(intensive care unit, ICU)的重症住院患者常见,这些患者心血管和呼吸系统功能(气道、呼吸、循环)不稳定,首先,需要对患者整体情况仔细观察和定期评估,根据评价结果给予适当的对症治疗。其次,对患者是否需要补充碳酸氢钠和基础疾病进行评估,同时采取积极措施进行干预治疗,如果血液 pH<7.2,酸血症对于身体整体状况和疾病的预后有显著的不良影响,因此应该积极给予补充碳酸氢盐加以纠正。

表 61   代谢性酸中毒时碳酸氢根的再生与补充

代谢性酸中毒的类型	碳酸氢根再生途径		
	有机酸代谢 再生速度快(分~小时)	肾脏再生 再生速度慢(小时~天)	外源性补充
有机酸代谢性酸中毒(高 AG 性代谢性酸中毒)	有	有	有
无机酸代谢性酸中毒(正常 AG 性代谢性酸中毒)	无	有	有
无机酸代谢性酸中毒合并肾功能不全	无	无	有

　　如果代谢性酸中毒经过过度通气后能充分代偿,pH7.2 相当于血液碳酸氢根浓度为 8~10mEq/L,因此,在确保通气功能正常情况下,应该使血液碳酸氢根浓度保持在 10mEq/L 以上,在治疗过程中,应该首先保证患者的疾病状态和症状得到改善。关于此时是否需要补充碳酸氢钠,可以参照表 62 中的建议。

　　然而,表 62 给出的补碱方法完全没有考虑到在治疗过程中体内异常酸性物质产生仍在持续,因此,在 L-乳酸性酸中毒时,体内酸性物质的生成异常快速,此时纠正酸中毒需要的碱的量可能非常大,当血液 pH 超过 7.2 后,应该根据体内酸产生的速度,采取个体化补碱方案。

　　在纠正酸中毒补充碱后,可能会引起血容量负荷增加和低钾血症,这一点在临床上需要特别注意(表 63),特别是慢性肾功能不全患者,本来体内存在钠负荷过重,细胞外液容量增多的情况,因此,在输注碱液时应该特别注意鉴别。对这类患者,再补充碱液的同时应该适当使用利尿剂,必要时可以透析治疗。

　　其他纠正代谢性酸中毒的方法还有利用调节呼吸机的参数来人工诱发呼吸性碱中毒,例如接受人工通气的患者可以人工诱导成过度通气,从而使酸血症改善。

　　(2) 轻到中度代谢性酸中毒的治疗

　　一般中度有机酸产生过多的代谢性酸中毒,只要积极治疗原发病就可以完全纠正酸中毒,多数情况下不需要额外补充碱性溶液。然而,长期慢性的无机酸产生过多的代谢性酸中毒,特别是合并肾功能不全时,可能会造成骨量减少,骨骼内的钙磷等元素可能会流失,同时酸中毒会促进机体内蛋白质分解代谢亢进,这些副作用都会严重影响患者预后。此时由于肾功能不全,内源性碳酸氢盐再生能力减弱甚至消失,因此,应该积极外源性补充碳酸氢盐。这种病例体内酸产生速度较慢,每日补充的碳酸氢钠的量只需缓冲每天体内酸产生的量即可。所以,多数情况下,经过口服补碱即可满足纠正酸中毒的需要。一般在普通标准进食的情况下,每天体内代谢产生的不挥发酸约为 1mEq/kg,如果患者体重为 60kg,肾脏完全失去

表 62　输注碳酸氢钠的指征和方法

A. 液体分布容积应该达到理想体重的 50%

B. 血液中碳酸氢根浓度纠正目标在 10mEq/L 以上

C. 如果血液碳酸氢根浓度在 6mEq/L,理想体重为 60kg 时,则补充碳酸氢盐的量=$(10-6) \times 60 \times 0.5 =$ 120mEq

D. 补充碳酸氢盐时,一般建议持续输注,而不是脉冲式输注,时间间隔为 30 分钟到 2 小时,每次不超过 1~2mEq/kg

表 63　补碱需考虑的问题

1. 细胞外液容量过剩
2. 过度纠正酸中毒而导致代谢性碱中毒
3. 低钾血症(钾离子转移到细胞内液)
4. 高二氧化碳血症
5. 细胞内液酸中毒
6. 补碱治疗有效后会出现细胞组织低氧血症加重

排酸功能,则每天体内产生的不挥发酸为 60mEq,因此,每天口服 60mEq 的碳酸氢钠就可满足纠正酸中毒的需要。

2. 代谢性碱中毒的治疗

A. 概述

代谢性碱中毒多见于能引起细胞外液的氯离子和钾离子减少的疾病,如醛固酮增多症,因此治疗上主要是补充细胞外液的氯和钾离子,然而,重度代谢性碱中毒情况下,心血管功能和体内电解质受到影响非常大,可能引起致命性改变,因此,临床上有时需要补充稀释后的盐酸,肾功能不全时,代谢性碱中毒状态有时不易纠正,此时应该考虑透析治疗。

B. 代谢性碱中毒为什么需要治疗

代谢性碱中毒主要影响心血管功能和体内电解质的代谢,例如常有低钙血症和低钾血症等,见表 64。

如表 64 所示,重度代谢性碱中毒可能诱发或加重冠心病发作,尤其是对于有冠状动脉硬化性心脏病基础的患者危害更大,这种危害在血液 pH7.6 以上时更明显。而且,重度代谢性碱中毒时,根据 Bore 效应,组织细胞氧供及氧化功能下降,容易引起代谢产物蓄积,因此,对重度代谢性碱中毒患者,应该特别注意心血管问题,如心律失常或阿-斯综合征发作。此时,除了补充细胞外液的氯离子和钾离子外,还应该积极补充弱酸性物质(稀盐酸),以及进行人工通气等对症抢救治疗。

C. 代谢性碱中毒治疗前需要思考的问题

如前所述,代谢性碱中毒多数是由于体内脱水和细胞外液氯离子丢失过多引起,而在原发性醛固酮增多症时,主要是钾离子丢失,因此在选择治疗方案时,应该鉴别是何种因素引起的代谢性碱中毒,进行针对性治疗。

D. 代谢性碱中毒治疗方案的实施
(1) 重度代谢性碱中毒(表65)

当血液 pH 超过 7.6 时,伴有不稳定性冠心病患者和容易出现心律失常、冠心病和心绞

表64　重度代谢性碱中毒对体内代谢和器官功能影响

对心血管功能影响
末梢血管阻力增加
诱发心律失常
促进血管收缩(有冠心病患者可诱发冠状动脉痉挛)
对电解质影响
血液内离子钙减少:表现为心肌收缩力降低,神经兴奋性增高(肌张力增高或痉挛)
血液内钾镁浓度降低:诱发心律失常和地高辛中毒

表 65　重度代谢性碱中毒的治疗措施

重度代谢性碱中毒的定义：pH>7.6~7.7

特别是伴有以下疾病情况（心脏疾病（冠状动脉硬化性心脏病，重度心律失常，服用地高辛）。低钙血症引起的抽搐、肝性脑病、痉挛或昏迷。

治疗方案：

1. 盐酸的使用：
   - 0.1~0.2N 盐酸（0.1N 盐酸=12N 盐酸 8.33ml 用蒸馏水 120ml 或 1/4 生理盐水来稀释）
   - 100~200mEq/8~24 小时内输注（10mEq/h=0.1N 盐酸 100ml/h）
   - 对于酸抵抗性代谢性碱中毒应该给予经脉输注
   - 严密监测血液指标变化，每 2~4 小时检测一次血气分析

2. 人工通气管理
   在充分适当的镇静药物使用情况下，可以使用呼吸机辅助通气治疗，但是镇静药物可能造成二氧化碳潴留，可能导致呼吸性酸中毒，此时，应该确保血氧饱和度正常。

3. 低碳酸氢盐透析液透析治疗
   透析治疗尤其适用于伴有慢性肾功能不全和心功能不全患者等容量负荷过重的情况。将透析液中碳酸氢根浓度调整到 25mEq/L 以下。

痛发作，甚至出现强直和痉挛等阿-斯综合征（Adams-Stokes syndrome）表现。因此，对于这类患者应该积极采取措施给予纠正代谢性碱中毒，具体措施见表 65 中所述，可以补充稀释的盐酸溶液来纠正血液 pH，可以使用低碳酸氢根浓度的透析液如血液透析和腹膜透析来治疗，还可以使用人工通气装置，在足够的氧气供给情况下，使用低通气模式来增加血液中二氧化碳浓度等治疗措施。

（2）代谢性碱中毒的一般治疗（表 66）

代谢性碱中毒的主要病理生理改变是有效循环血容量降低，伴随着低钾血症和低氯血症。因此，纠正低血容量、低钾血症和低氯血症是治疗代谢性碱中毒前提，多数情况下，输注混有氯化钾的生理盐水，纠正低血容量后，代谢性碱中毒的状况会显著改善，而不需要特殊治疗，然而，如前所述，代谢性碱中毒的原因主要是肾功能不全和低细胞外液容量，这些情况应该分别予以治疗。

细胞外液容量可以用生理盐水来补充，同时纠正低钾血症，一般临床上将低氯血症等同

表 66　根据细胞外液量和肾功能情况来治疗代谢性碱中毒

	细胞外液容量低下	细胞外液容量正常或增加
肾功能正常或轻度低下	1. 补充生理盐水纠正细胞外液量（Na 和氯） 2. 补充氯化钾溶液纠正低钾和低氯	1. 乙酰唑胺 250~500mg/d 2. 螺内酯 50~100mg/d 3. 弱酸性溶液：经口补充氯化铵或氨基酸制剂
肾功能不全	1. Na、K 和 Cl 的补充（NaCl 或/和 KCl） 2. 低碳酸氢盐透析治疗	低碳酸氢盐透析治疗

于碳酸氢根增加,一般按照 $0.2 \times$ 理想体重 $\times ([HCO_3^-]-24)$ 来推断体内氯缺乏的量,0.2 是细胞外液占体重的百分比。多数情况下需要补充 3L 生理盐水来纠正低血容量。但是,在纠正低血容量和细胞外液量后,尿中碳酸氢盐排泄随之增加,同时伴有钾离子从尿中丢失,因此,再纠正低血容量时,同时应该补充钾离子。可以按 10~20mEq/L 浓度将氯化钾加入生理盐水中补充。当重度低钾血症时,最大补充氯化钾的量可以高达 40mEq/L(即 20mEq/L),此时应该持续心电监护,并且频繁监测血中钾离子水平。

当细胞外液量非正常增加时,可以使用乙酰唑胺(250~500mg/d),或者螺内酯(50~100mg/d),另外也可以输注氯化铵或氨基酸溶液。

对于伴有肾功能不全患者,可以考虑透析治疗,但是普通透析液碳酸氢盐浓度为 35mEq/L,可以将浓度调整到 25mEq/L。腹膜透析治疗时,可以使用生理盐水代替腹膜透析液来治疗,适当加入钾离子,镁离子和钙离子等。

其他原因引起的代谢性碱中毒时,如呕吐或胃管引流可以使用制酸药物如质子泵抑制剂或 H_2 受体拮抗剂来抑制胃酸分泌,而在心功能不全时,则可以使用乙酰唑胺,肝硬化和原发性醛固酮增多症时,使用螺内酯治疗。

从预防观点出发,避免大量输血和使用利尿剂,以免加重病情。

茶歇

酸碱平衡紊乱分析的经典法和 Stewart 法

酸碱平衡紊乱的分析方法多数使用 Henderson-Hasselbalch 公式,它主要是利用碳酸氢盐缓冲系统平衡反应式来分析解读,称为经典法。而在麻醉和重症治疗学科多数使用新的 Stewart 法。

(1) 经典法

所谓经典法解析酸碱平衡紊乱,主要是根据血液碳酸氢盐缓冲系统平衡反应的原则(质量守恒定律),利用 Henderson-Hasselbalch 计算公式来评估体内酸碱平衡情况。

碳酸氢盐缓冲系统的反应方程式可以如下表示:

$$CO_2 + H_2O \longleftrightarrow H_2CO_3 \longleftrightarrow H^+ + HCO_3^- \tag{①}$$

一般治疗不变法则在平衡状态下,等式左边用不变的常数 K 来表示。如下推定:

$$A+B \longleftrightarrow C+D \quad K=([C] \times [D]) \div ([A] \times [B]) \tag{②}$$

将①式的平衡反应和②式合并,最后推导出 Henderson-Hasselbalch 计算公式:

$$pH = 6.1 + \log [HCO_3^-/(0.03 \times PCO_2)]$$

临床使用时,可以经过变化公式的形式,得出很多计算 pH 的方法:

修正的 Henderson-Hasselbalch 计算公式:$pH = 7.62 - \log [PCO_2/HCO_3^-]$

或者 Henderson 计算公式:$H^+ = 24 \times PCO_2/HCO_3^-$

由于 Henderson-Hasselbalch 计算公式简化了理解体内酸碱平衡紊乱的过程与状态,而且计算比较简单,特别是 Henderson 公式不使用对数计算,更容易被临床医生接受。然而,从①式平衡中可以看出,血液 PCO_2 变化时,碳酸氢根(HCO_3^-)浓度也会跟着改变,因此在 Henderson-Hasselbalch 计算公式中,每个变量都不是血液 pH 的独立决定因子,而是互相关联和互相影响的。因此,决定血液 pH 变化并非只是碳酸氢盐缓冲系统,其他缓冲系统包括磷酸缓冲系统、血浆蛋白和红蛋白缓冲系统等,肾脏排泄不挥发性弱酸性物质(nonvolatile weak acid)如磷酸等都参与血液 pH 的调节。这些缓冲系统在特定情况下,调节血液 pH 之中都发挥重要作用。

在解析酸碱平衡紊乱时,只考虑碳酸氢盐缓冲系统是不全面的,酸碱平衡代谢紊乱实际上和肾脏及其他缓冲系统都有相关关系,因此,为了弥补这一缺点,1960 年 Astrup、Siggard-Anderson 和 Engel 等提出了碱基过剩的概念[即剩余碱(Base Excess, BE)],这一概念指当血液 PCO_2 在正常情况下(40mmHg),将血液 pH 调节到 7.40 时所需要的可滴定酸(titriatable acid)的浓度,为了计算剩余碱,又开发出了 Van Slyke 公式。但是,剩余碱的概念与临床实际存在一定的差距,因此临床理解较为困难,另外,Van Slyke 公式在推算时,考虑到血液血红蛋白浓度,而对体内不挥发酸、其他缓冲系统如白蛋白和磷酸没有考虑在内,因此,对于特定个体,BE 可能不是一个很好的临床指标。

酸碱平衡紊乱分析经典法的第二个缺点是:体内代谢紊乱往往都是多因素叠加引起的,

因此,不能确定某一特定因素是引起代谢紊乱的主要原因,在临床上常常使用的一个概念就是阴离子间隙,有关阴离子间隙的临床应用请参见有关章节。

(2) 新解析法(Stewart 法)

1981 年,Peter Stewart 和他的同事为了解决 Henderson-Hasselbalch 解析法的缺点和不足,而提出了新的有关酸碱平衡紊乱的解析法,该解析法主要是考虑到体液的构成包括水分和溶质的量,溶质中包括多种离子在计算时都包括在内。采用物理和化学方法及原理,包括质量守恒定律和机体内正负电荷平衡的原则,最终推算出一种解析方法。Stewart 首先将体液构成分为四大类,然后,对每类成分采用上述物理和化学法则进行推算,最后形成四种计算式来综合分析酸碱平衡紊乱。

1) 水

按照质量不变法则,水平衡反应式可以按如下表示:

$$[H^+][OH^-]=Kw \times [H_2O] \longrightarrow [H^+][OH^-]=Kw'$$

2) 强离子溶液(在溶液中可以完全解离的离子)

这里引入一个强离子差(strong ion difference,SID)的概念:

$$SID=[Na^+]+[K^+]+[Mg^{2+}]+[Ca^{2+}]-[Cl^-]-[SO_4^{2-}]-[乳酸离子^-]$$

3) 弱离子(酸)溶液(在溶液中部分解离的离子)

这里的弱酸主要是指白蛋白、血红蛋白和磷酸等,根据质量不变法则可以导出以下算式:

$$[H^+][A^-]=K_A[HA]$$

弱酸 A 解离出来的离子[A^-]量和[A^-]与氢离子结合状态的浓度[HA]之和,用[A_{TOT}]表示:

$$[A^-]+[HA]=[A_{TOT}]$$

4) 二氧化碳溶解度

二氧化碳分压(PCO_2)和碳酸氢根(HCO_3^-)的解离平衡反应方程式:

$$[H^+][HCO_3^-]=M \times PCO_2$$

$$[H^+][CO_3^{2-}]=N \times [HCO_3^-]$$

以上从 1)到 4)的平衡式中,如果电荷为中性,则可以推出下列等式:

$$[Na^+]+[K^+]+[Mg^{2+}]+[Ca^{2+}]+[H^+]-[Cl^-]-[SO_4^{2-}]-[乳酸离子^-]-[OH^-]=0$$

最终可以推出[H^+]的四次方程式,其变量为 SID、A_{TOT}、PCO_2,因此,可以认为[H^+]或者说血液 pH 是由强离子差(SID)、弱酸(A_{TOT})和 PCO_2 三种因素决定。

经典法解析酸碱平衡紊乱的方法分为呼吸性和代谢性,其中又分为酸中毒和碱中毒,而在 Stewart 法中,又分为强离子性和弱离子性及呼吸性,变为 6 种酸碱平衡紊乱。在经典法中使用阴离子间隙的概念,而在新的 Stewart 法中使用强离子间隙(strong ion gap,SIG)的概念。在实际应用中,也使用显著强离子差(apparent SID,SID_{app})和有效强离子差(effective SID,SID_{eff})。用以下平衡式表示:

$$SID_{app}=[Na^+]+[K^+]+[Mg^{2+}]+[Ca^{2+}]-[Cl^-]-[乳酸离子^-]$$

$$SID_{eff} \approx \left[HCO_3^- \right] + \left[白蛋白^{x-} \right] + \left[Pi^{y-} \right]$$

$$SID = SID_{app} - SID_{eff}$$

Stewart 法解析酸碱平衡紊乱的主要优点是明确了体内缓冲系统中决定 pH 变化的决定性变量因子,从 A_{TOT} 概念可以看出,决定血液 pH 变化的不只是碳酸氢盐,应该考虑到常见的低白蛋白血症和低血红蛋白血症的特殊情况。特别是 SID 的概念,强调强离子的重吸收和排泄都对 pH 有显著影响,尤其是肾小管对氯离子的重吸收和排泄,是影响体内酸碱平衡的重要因素,这对于临床上理解和处理酸碱平衡代谢紊乱有重要的实际意义。而且,在 Stewart 法中,还将呼吸系统的影响考虑在内,特别是将贫血和低白蛋白血症时的酸碱平衡代谢紊乱的特殊状态单独列入进行解析,更全面更准确地理解和处理酸碱平衡紊乱。但是,这种新方法解析非常复杂,临床应用有很多不便之处,因此,一般在临床上常常使用经典法,而将血浆白蛋白浓度进行校正以后,再进行分析,以减少特殊情况时的结果误差。

（吕霞 朱平 译 刘岩 审）

参考文献

1) Cohen RD, Woods HF. Disturbances of acid-base homeostasis. In: Warrell DA, editors. Oxford Textbook of Medicine, Vol. 2, 4th ed. Oxford, UK: Oxford Univ Press; 2003. p.139-49.

2) Hosch M, Muser J, Hulter HN, et al. Ureagenesis: evidence for a lack of hepatic regulation of acid-base equilibrium in humans. Am J Physiol Renal Physiol. 2004; 286: F94-F99.

3) Bushinsky DA. Acid-base imbalance and the skelton. Eur J Nutr. 2001; 40: 238-44.

4) New SA. The role of the skeleton in acid-base homeostasis. Proc Nutr Soc. 2002; 61: 151-64.

5) Sirker AA, Rhodes A, Grounds RM, et al. Acid-base physiology: the 'traditional' and the 'modern' approaches. Anaesthesia. 2002; 57: 348-56.

6) Corey HE. Stewart and beyond: New models of acid-base balance. Kidney Int. 2003; 64: 777-87.

7) Cusack RJ, Rhodes A, Lochhead P. et al. The strong ion gap does not have prognostic value in critically ill patients in a mixed medical/surgical adult ICU. Intensive Care Med. 2002; 28: 864-9.

8) Moviat M, van Haren F, van der Hoeven H. Conventional or phsiochemical approach in intensive care unit patients with metabolic acidosis. Critical Care. 2003; 7: R41-R45.

9) Sterns RH. Fluid, Electrolyte and Acid-Base Disturbances In NephSAP™. 2004; 3: 192-202.

10) Rang LCF, Murray HE, Wells GA, et al. Can peripheral venous blood gases replace arterial blood gases in emergency department patients? Can J Emerg Med. 2002; 4: 7.

11) Gokel Y, Paydas S, Koseoglu Z, et al. Comparison of blood gas and acid-base measurements in areterial and venous blood samples in patients with uremic acidosis and diabetic ketoacidosis in the emergency room. Am J Nephrol. 2000; 20: 319-23.

12) Figge J, Jabor A, Kazda A. Anion gap and hypoalbuminemia. Crit Care Med. 1998; 1807-10.

13) Wada T. Role of chloride in metabolic acidosis. Keio J Med. 1968; 17: 27-3.

14) Rosenbaum BJ, Makoff DL, Maxwell MH. Acid-base and electrolyte changes induced by acute isotonic saline infusion in the nephrectomized dog. J Lab Clin Med. 1969; 74: 427-35.

15) Morris LR, Murphy MB, Kitabchi AE. Bicarbonate therapy in severe diabetic ketoacidosis. Ann Intern Med. 1986; 105: 836-40.

16) Maury E, Vassal T, Offeustodt G. Cardiac contractility during severe ketoacidasis. N Engl J Med. 1999; 341: 1938.

第5章

钙、磷、镁离子代谢异常的诊断与治疗

一、钙离子代谢的生理

1. 钙离子的吸收与排泄

人体内钙总量为 1kg，约占 20g/kg 体重，其中 99% 存在于骨骼中，以 $[Ca_{10}(PO_4)_6(OH)_2]$ 形式存在，剩余 1% 的钙存在于细胞和血液中。细胞和血液中的钙发挥重要的生理功能，包括肌肉收缩和调节酶的活性，发挥着细胞内的第二信使传递功能。而在细胞外液中，钙离子量不到体内总钙 0.1%。骨骼中的钙对于血钙的调节起重要作用，每天骨骼代谢包括骨溶解和骨形成过程中，都有一定量钙离子沉积于骨骼或从骨骼中溶解到血液内，两者处于动态平衡状态，一般每天约 500mg，因此就使得骨骼中储藏的钙与血钙保持者稳定的平衡。

人体一般每天经口从食物摄取的钙约为 500~1 000mg，其中只有 200~300mg 是依赖或者非依赖维生素 D 从肠道吸收入血，同时又有 100~200mg 从肠道分泌排泄出体外，因此，每天从肠道净摄入的钙为 100~200mg，为了保持身体内钙代谢平衡，肾脏每天要从尿中分泌排泄 100~200mg。

2. 钙离子经肠道吸收机制

肠道内钙离子的吸收途径分为经细胞间隙通道转运和经肠黏膜上皮细胞的细胞通道转

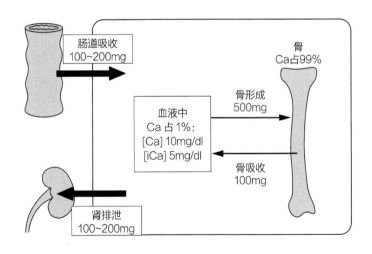

图 70 人体内钙的吸收和排泄

运,经细胞通道的吸收是依赖维生素 D 的主导吸收过程,主要在十二指肠及其连接的空肠段完成。而经细胞间隙的钙吸收是被动输送过程,主要是在全部小肠内完成。由于肠道内钙吸收有一套精细的调节机制,所以,不管食物中摄取的钙有多高,也不会引起血钙浓度的大幅度波动。

3. 钙离子经肾脏排泄过程(表 67)

肾脏每天经过肾小球滤过大量钙离子(约 10 000mg),但是,最终从尿中排泄的钙离子只相当于每天经肠道经吸收的钙量(100~200mg),其余滤过的钙离子则在近曲小管吸收 70%,在亨利袢吸收 20%,剩余的 10%~15% 在远曲小管内吸收。此时肾小管重吸收钙离子几乎全部为被动重吸收,是不消耗能量的过程。而肾脏每天排泄钙量的调节主要是在远曲小管以下的肾小管完成,这一过程主要是靠甲状旁腺激素(parathyroid hormone,PTH)调节。但是,如果体内钠的摄入量增加(细胞外液量增加),或者使用袢利尿剂时尿钠排泄增加,都会使钙离子被动排泄量增加。而噻嗪类利尿剂可以通过作用于远曲小管使钙离子重吸收增加。而体内酸中毒、高钙血症和低磷血症都是肾脏钙离子吸收的拮抗因子。

表 67　肾脏重吸收钙的促进和抑制因素

钙重吸收部位	钙重吸收促进因素	钙重吸收抑制因素
肾小球滤过	低钙血症	高钙血症
近端肾小管	细胞外液量低下	细胞外液量增加
亨利袢升支	细胞外液量低下	高钙血症、高镁血症、袢利尿剂
远端肾小管	PTH 作用,碱中毒,噻嗪类利尿剂,高磷血症	酸中毒,高钙血症,低磷血症

4. 离子钙(表 68)

细胞外液中的钙约 50% 以离子钙(ionized calcium,iCa)的形式存在,剩余部分与血清白蛋白结合存在。体内发挥生理功能的全部是离子钙,即使是在低白蛋白血症时,血清离子钙的浓度也会维持不变,但是在碱中毒时,白蛋白与钙离子结合增加,因此离子钙减少,此时即使血清钙浓度正常也会出现低钙血症的症状(例如过度通气综合征时出现抽搐)。

表 68　血清钙浓度和血清离子钙的差异

病理生理	血清钙浓度	离子钙浓度	低钙症状
正常	正常(10mg/dl)	正常(5mg/dl)	无
维生素 D/PTH 低下	低值	低值	有
低白蛋白血症	低值	正常	无
碱血症	正常	低值	有

钙浓度 5mg/dl≈1.25mmol/L,10mg/dl≈2.5mmol/L。

5. 血清钙离子浓度的调节机制（图 71）

细胞外液中钙离子浓度在甲状旁腺素和 1,25 二羟维生素 D 两种钙离子调节激素的作用下，在狭窄的范围内波动，此两种激素中，只要有一种功能不全，就会导致血清钙离子浓度降低。

体内甲状旁腺素的分泌是通过血清离子钙在甲状旁腺的钙敏感受体介导下进行的，而维生素 D 也通过甲状旁腺上皮细胞上的维生素 D 受体来调节甲状旁腺素分泌。PTH 作用的主要器官是骨骼和肾脏。PTH 作用骨骼可以使 $[Ca_{10}(PO_4)_6(OH)_2]$ 溶解，从而动员骨骼中的磷和钙入血，而肾脏近曲小管上皮细胞内的 1 羟化酶的活化作用使维生素 D 变成有活性的 1,25 二羟维生素 D，活性维生素 D 促进肾脏远曲小管上皮重吸收钙离子。两者共同作用使血清钙浓度上升，血清磷趋于下降，然而，PTH 可以作用于肾小管，抑制碳酸氢根重吸收，导致代谢性酸中毒，酸中毒有利于细胞外液钙游离，增加血清内离子钙浓度。

维生素 D 是在需要阳光照射下由皮肤细胞产生，然后，在肝脏经 25 羟化酶作用，变成 25 羟维生素 D，25 羟维生素 D 在肾脏近曲小管的 1 羟化酶作用下，通过甲状旁腺激素/甲状旁腺激素相关蛋白受体参与，使 1 羟化酶生成亢进，并作用于 25 羟维生素 D，最后形成 1,25 二羟维生素 D，具有生物活性。活性维生素 D 作用于肾脏、骨骼和肠道，在肠道，活性维生素 D 使肠黏膜上皮细胞的钙和磷吸收亢进，通过钠-磷共转运体作用于肾脏近曲小管，使磷重吸收亢进，作用于远曲小管上皮细胞，使钙离子重吸收亢进。活性维生素 D 作用于骨骼，动员骨钙和骨磷入血，因此活性维生素 D 使血钙和血磷浓度升高。另外，活性维生素 D 可以直接作用于甲状旁腺上皮细胞，抑制甲状旁腺素分泌。

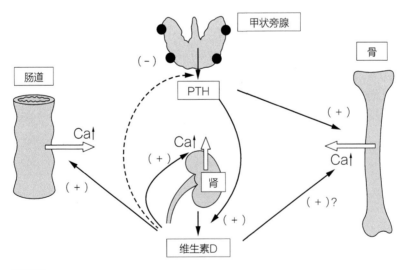

图 71 钙代谢调节

| 知识点 | **生物进化和钙离子代谢** |

生物进化和钙离子代谢

　　人类生命诞生于 40 亿年前。生命起源于海洋,而海水中钙离子含量丰富,生物很容易可以摄取充足的钙离子,因此很容易导致体内钙离子过多,所以此时生物体内有一整套降钙系统。降钙素就是体内调节钙离子下降的主要因子,降钙素在生物进化过程中,先由鱼类体内开始出现,和其他脊椎类动物相比,鱼类体内的降钙素浓度和活性较高,实际上临床上使用的降钙素制剂都是从鳗鱼和三文鱼血液内提取出来的。

　　然而,当两栖类动物出现,以及脊椎类动物进化到陆地上生活后,食物中钙离子供给不稳定,而且食物以外的钙离子来源越来越少,因此,体内逐渐形成了维持血液中钙离子浓度的生理机制。在生物体内,逐渐进化出的来源有甲状旁腺和维生素 D,以及体内最大的贮存钙的组织 - 骨骼。实际上,两栖类动物体内就已经出现了甲状旁腺和甲状旁腺素,但是在幼儿时期,甲状旁腺素没有生物活性,此时幼儿体内的钙离子都是由母亲体内获得的,人类的进化和其他生物进化一样,只是其中一个例子而已。

降钙素和甲状旁腺素相关蛋白

　　降钙素(calcitonin)由甲状旁腺 C 细胞分泌,直接作用于破骨细胞,从而抑制骨质吸收,使血液中离子钙浓度降低,然而成人血液中的降钙素浓度低下,治疗用的降钙素制剂都是从海鳗鱼和三文鱼体内提取出来的。降钙素在体内对钙离子代谢的作用尚未完全阐明。

　　甲状旁腺素相关蛋白(parathyroid hormone related protein,PTHrP)是在恶性肿瘤患者的血中发现的,是恶性肿瘤导致高钙血症的主要因子,因此现在几乎被与恶性肿瘤体液性高钙血症(humoral hypercalcemia of malignancy,HHM)相提并论。大多数机体正常组织内,特别是在幼儿时期,都发现有甲状旁腺结合蛋白的存在。目前人们更倾向于将其归为细胞因子而不是激素,该物质特别是在骨和软骨发生和生长时,PTHrP 是必须的调节因子。PTHrP 一般和甲状旁腺素 N 末端受体氨基酸序列相同,因此,它可能与 PTH 具有共同受体(PTH1 受体=PTH/PTHrP 受体)。PTHrP 在人体内的生理作用与 PTH 相同:促进骨质吸收,增加肾小管对钙离子的重吸收,同时抑制磷的吸收,作用结果是使血清钙离子浓度升高。但是,PTHrP 与 PTH 的不同点是前者可以促进肾小管排泄碳酸氢根离子增加,没有活化维生素 D 的作用,对骨骼的作用不像 PTH 那样促进骨形成,而是导致骨吸收和骨形成失去平衡(骨吸收>骨形成)(表 69)。

表69   各种调节钙代谢因素的差异

	活性维生素 D	PTH	PTHrP	降钙素
血清钙	上升	上升	上升	低下
血清磷	上升	低下	低下	低下
肾脏钙重吸收	亢进	亢进	亢进	
肾脏磷重吸收	亢进	低下	低下	
肾脏碳酸氢根重吸收		低下	不变	
活性维生素 D	——	上升	不变或低下	上升
PTH	低下	——	低下	上升
骨吸收亢进		有	有	骨吸收低下
骨形成亢进		有	无	

知识点

钙敏感受体

PTH 的生理作用是调节血中钙离子浓度,但是,机体是怎样感知血液钙离子浓度变化的呢? 1993 年,Brown 研究发现钙离子敏感受体(calcium sensing receptor,CaSR),从此阐明了人体钙离子感知过程。人类钙敏感受体是一个在第 3 号染色体长臂上由 1 078 个氨基酸组成的片段,为跨细胞膜型的 G 蛋白共同作用型受体。人体中主要存在于甲状旁腺细胞、肾小管上皮细胞和甲状腺 C 细胞。

在甲状旁腺,主要通过感知血液内离子钙浓度变化,调节甲状旁腺素产生和分泌,如果血液中离子钙浓度升高,甲状旁腺素产生和分泌受到抑制;在肾脏,主要存在于在肾小管亨利袢、远曲小管及集合管上皮细胞血管侧细胞膜上,其对于钙离子调控的生理作用机制及功能尚未清楚,可能主要在活性维生素 D 介导的分子信号传导方面发挥作用。

肾脏在钙离子吸收和排泄的调控中起重要作用,但是钙离子再吸收的详细机制尚未完全清楚。有趣的是,CaSR 活化后,亨利袢升支段肾小管管腔侧钾离子通道(ROMK)活性受到抑制,进而使集合管水平 ADH 依赖的水分重吸收受到抑制,其作用结果是肾小管对氯化钠和水分重吸收间接受到抑制,尿量显著增加,目前认为这是人体内固有的预防尿路形成结石的保护性机制。然而,如果钾离子通道(ROMK)功能异常,可引起 Bartter 综合征。日本学者福本等报道了 CaSR 异常引起 Bartter 综合征的病例,表现为长期高钙血症导致尿崩症,这可能就是 CaSR 介导的 ADH 依赖性水分重吸收障碍所致。

CaSR 基因活性型变异(功能获得突变)引起常染色体显性遗传性低钙血症,CaSR 基因失活性型变异(功能失去突变)的异构体常引起家族性低尿钙性高钙血症(familial hypocalciuric hypercalcemia,FFH),如果变异结果是复合型异构体或者同型异构体,则引起新生儿重症甲状旁腺功能亢进症。

可以激活 CaSR 的除了血中的钙离子外,还有镁离子、氨基糖苷类。高镁血症时会导致 PTH 低下,常引起低钙血症,研究表明,这主要是因为 CaSR 活化介导的结果。而氨基糖苷类物质常导致肾脏浓缩功能下降,引起多尿,主要是因为这类物质可以激活 CaSR,从而改变肾脏 ADH 依赖的自由水排泄功能所致。

茶歇

钙敏感受体激动剂或拟钙剂西那卡塞治疗透析患者的继发性甲状旁腺功能亢进

血清钙浓度和甲状旁腺素（PTH）浓度呈倒 S 曲线关系。首先，甲状旁腺中的钙离子感知受体来感受血清钙浓度变化，从而来调节甲状旁腺素分泌，CaSR 激动剂（拟钙剂）可以活化 CaSR，使 CaSR 对血清钙浓度（主要是离子钙）变化增高，使得钙和 PTH 曲线向左侧移动。（图 72）

目前临床上使用的 CaSR 激动剂，原本是针对治疗原发性或者继发性甲状旁腺功能亢进来研究的，最初叫作 R-568，主要抑制 PTH 作用。但是这种制剂开始使用时生物利用度较低，影响临床疗效，最近又开发出第二代拟钙剂西那卡塞（cinacalcet），其生物利用度大大提高，在大规模前瞻性空白对照研究中发现，西那卡塞对血液透析患者继发性甲状旁腺功能亢进患者血中 PTH 明显抑制，而且没有活性维生素 D 升高血钙、血磷及钙磷乘积的作用，反而使血钙和血磷下降，因此有可能预防透析治疗患者转移性钙化，从而改善患者的生存寿命和生活质量。同时在治疗过程中，没有低钙血症和其他需要干预的副作用发生，这一药物的主要副作用是轻微消化道不适，目前，美国食品与药品监督管理局（FDA）已经批准该药物用于继发性甲状旁腺功能亢进和甲状旁腺癌引起高钙血症的治疗，不久可能会用于原发性甲状旁腺功能亢进的临床治疗。

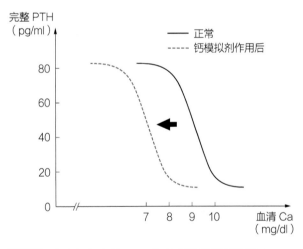

图 72　血清钙与完整 PTH 的关系及拟钙剂的影响

二、高钙血症

1. 引起高钙血症的疾病（表 70）

表 70　高钙血症的鉴别诊断

* 原发性甲状旁腺功能亢进症	* 药物性如噻嗪类利尿剂,维生素 A 中毒
* 恶性肿瘤(PTHrP,维生素 D,骨肿瘤和骨转移癌)	* 家族性低尿钙高钙血症,甲状腺功能亢进
* 维生素 D 和钙过度摄入加上肾功能低下或脱水	* 乳碱综合征(milk-alkali syndrome)
* 肉瘤或结核肉芽肿疾病	* 长期卧床患者

A. 甲状旁腺功能亢进

原发性甲状旁腺功能亢进症

男女发病比例为 1 : 2,发病年龄高峰在 40~60 岁,主要表现为骨病变包括囊性纤维性骨炎(osteitis cystica fibrosa)和骨量减少(osteopenia),肾脏病变为肾结石的病例约占 5%~20%。其他还包括贫血、高血压和代谢性酸中毒。绝大多数患者都是因为高钙血症而来门诊就诊诊断。约占门诊高钙血症原因的第一位。

恶性肿瘤体液性高钙血症(HHM)

这是一组癌症细胞产生 PTHrP 的疾病状态,如扁平上皮细胞癌、泌尿系统癌症、乳腺癌、子宫癌和成人 T 细胞白血病等,这些疾病占癌症引起高钙血症的 80%,放射免疫分析法测定 PTHrP 浓度>1.5pmol/L,是入院患者(特别是癌症患者)高钙血症的第一位原因。

B. 维生素 D 过量

维生素 D 摄取过量

高龄患者由于骨质疏松,常常服用大量维生素 D 治疗,这种替代疗法同时多数补充钙剂,因此容易造成高钙血症,有时是严重的高钙血症,需要特殊干预治疗。特别是在脱水或者肾功能减退情况下,更容易出现高钙血症,因此,在临床上如果存在上述情况,补充维生素 D 时应该特别小心。

慢性肉芽肿性疾病(肉瘤、结核)

有些肉芽肿性疾病的细胞可以产生分泌维生素 D(主要是 1α 羟化酶活性),当血液中 $1,25(OH)_2$ 维生素 D 浓度>55pg/ml,应该进行胸部 X 线检查排除胸部疾病,同时进行结核病筛查,此时检查 ACE 活性对于诊断可能有帮助。

C. 骨溶解引起高钙血症

恶性肿瘤骨转移(局部溶骨性高钙血症)

主要见于骨髓瘤,或乳腺癌、前列腺癌骨转移后。

长期卧床患者(长期制动),甲状腺功能亢进和维生素 A 中毒。

D. 肾小管钙吸收亢进

临床上使用噻嗪类利尿剂:这类药物使远曲小管钙离子吸收亢进。

家族性低尿钙性高钙血症:主要是肾脏和甲状旁腺细胞的钙敏感受体(CaSR)异常,使体液内钙离子调定点(set point)上移,导致高钙血症。

知识点

原发性甲状旁腺功能亢进症

　　原发性甲状旁腺功能亢进是门诊高钙血症患者主要原因,主要症状是肾功能损害、尿路结石、骨囊肿及纤维性骨炎,患者往往因这些疾病症状来就诊。但是,最近患者常常以无症状轻度高钙血症为首发症状诊断,又是伴有无症状低磷血症及高氯性代谢性酸中毒,体检时发现,主要是由于 PTH 抑制肾小管上皮细胞对碳酸氢根重吸收所致。

　　原发性甲状旁腺功能亢进症患者中,80%~90% 是单腺体肿大,在多发性内分泌性腺瘤(multiple endocrine neoplasia,MEN)(Ⅰ型:PPP 垂体+甲状旁腺+胰岛 β 细胞;Ⅱa 型:PTA 甲状旁腺+甲状腺+肾上腺髓质)时,多数有腺体过形成。原位甲状旁腺肿大使用高频 B 型超声扫描,既简便有没有损伤,异位甲状旁腺就要靠同位素扫描来诊断(^{201}Tl/^{99m}Tc 数字减影闪烁成像,^{99m}Tc-MIBI 闪烁成像)或者 CT 造影检查确诊。轻度甲状旁腺功能亢进患者可以长期跟踪随访,主要是检查骨盐量和血清钙离子浓度,如果病情不进展或进展缓慢,可行一般治疗,而手术治疗的适应证见表 71。

表 71　原发性甲状旁腺功能亢进症手术治疗适应症

1. 高钙血症(超过血钙正常值上限 1mg/dl 或 0.25mmol/L)
2. 高尿钙症(400mg/d)
3. 肾功能不全(内生肌酐清除率在正常值的 30% 以下)
4. 骨量减少(骨密度 T score 在 -2.5 以下)
5. 年龄在 50 岁以下

知识点

恶性肿瘤伴高钙血症

　　恶性肿瘤伴有高钙血症多数是因为肿瘤细胞产生和分泌 PTHrP、活性维生素 D 或 PTH 等体液因子[恶性肿瘤体液性高钙血症(HHM)]病理作用的结果,也有部分是肿瘤骨转移后引起骨质破坏溶解后进而引起高钙血症[局部溶骨性高钙血症(local osteolytic hypercalcemia,LOH)],前者占病因的 70%~80%,其余可能是后者引起的高钙血症。

　　HHM 主要见于部分淋巴瘤和肉芽肿性疾病时,肿瘤细胞产生和分泌维生素 D 1α 羟化酶或者使该酶活化,从而使血液活性维生素 D 浓度上升;偶有报道提到异位性产生 PTH 的肿瘤,但此种类型几乎都是分泌 PTHrP。其他通过产生 PTHrP 引起 HHM 的肿瘤包括：扁平上皮癌(头颈部癌、食管癌、肺癌和皮肤癌等)，子宫癌，泌尿系统肿瘤和成人白血病；另一方面通过骨转移破坏引起高钙血症的包括多发性骨髓瘤、前列腺癌和乳腺癌等。

知识点

肾功能低下在高钙血症发生中的重要影响

恶性肿瘤或者高龄人出现高钙血症，多数存在着脱水或者伴随着肾功能不全等基础情况。一般情况下，不管什么原因引起高钙血症(如服用维生素 D)，体内总钙量增加，此时肾脏通过尿液排泄的钙总量代偿性增加，这种代偿结果是使血钙不至于严重升高。然而，当身体处于脱水情况或者肾功能不全时，肾脏调节功能降低，高钙血症就会进行性加重。而高钙血症又会通过其他机制使 ADH 作用受损，引起多尿(肾性尿崩症)，进一步引起脱水加重，脱水加重又引起高钙血症，而高钙血症又导致肾血管收缩及高尿钙症，进一步引起肾小管损伤甚至闭塞、高钙性肾病(hypercalcemic nephropathy)，肾功能不全进一步恶化，从而进入恶性循环，最后出现重症高钙血症和肾功能急速减退。尤其在恶性肿瘤或老年人，以上这些情况更容易发生。因此，对于这些患者出现高钙血症时，应该及时检查是否存在脱水或者肾功能不全。

知识点

家族性低尿钙性高钙血症和新生儿重度甲状旁腺功能亢进

家族性低尿钙性高钙血症(familial hypocalciuric hypercalcemia，FHH)为常染色体显性遗传病，相对于低尿钙，多数为轻度高钙血症，主要是低尿钙症。本病主要病理是钙敏感受体(CaSR)基因杂合体变异后，使其非活性化，诊断标准主要是高钙血症和低尿钙，钙离子排泄分数(FECa)<1% 为其特征性改变。有些患者血中 PTH 浓度增高，有时很难与原发性甲状旁腺功能亢进相鉴别。首先，新生儿重度甲状旁腺功能亢进症多起病于新生儿早期，表现为重症高钙血症，如果不及时切除甲状旁腺，则很快引起死亡。CaSR 基因变异属于失活性变异，属于杂合体变异，而非纯合体变异。最近有学者报道，CaSR 自身抗体引起的自身免疫性疾病引起的低尿钙性高钙血症，推测可能是由于自身免疫性疾病合并甲状旁腺功能亢进，此时可以使用糖皮质激素进行治疗。

2. 高钙血症的诊断

诊断流程如图 73 所示。

血清钙：在生理作用上，离子钙比总钙重要，血清离子钙测定困难时，可以使用校正钙离子浓度代替，钙离子 1mmol/L=2mEq/L=4mg/dl。

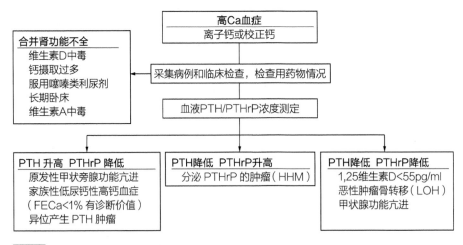

图73 高钙血症临床诊断图解

校正钙离子浓度（mg/dl）＝实测钙浓度（mg/dl）＋4-血清白蛋白浓度（g/dl）

美国骨代谢学会建议血清钙校正时，使用[4-血清白蛋白浓度（g/dl）]×0.8 再加上实测

钙浓度（mg/dl）

校正血清钙（mg/dl）＝实测钙浓度（mg/dl）＋[4-血清白蛋白浓度（g/dl）]×0.8

举例：血清白蛋白浓度为 20g/L，实测总钙离子浓度为 7mg/dl，则矫正钙离子浓度
（mg/dl）＝7＋4-2＝9mg/dl。

当体内处于碱中毒情况下，血清离子钙浓度和实测钙浓度或者校正钙浓度就会有
所偏离，呈现低值，正常情况下，血清校正钙离子浓度为 8.5~10mg/dl，离子钙浓度则为
1.15~1.3mmol/L。

完整 PTH（Intact PTH）：PTH 是由 84 个氨基酸组成的单链短肽（即完整 PTH），采用免
疫放射分析（immunoradiometric assay，IRMA）法测定稳定且可信度高，正常值为 10~65pg/ml。
肾功能不全时，为了维持骨骼正常转化，机体内 PTH 通过自身调节机制会维持在较高水平，
对于透析患者，推荐将血液中 PTH 维持在 150~300pg/ml。

PTHrP：是由 141 个氨基酸构成的肽链结构，其作用受体和 PTH 受体相同。和 PTH 相
比，PTHrP 主要促进骨质吸收，一般采用 IRMA 法来检测血液中的 PTHrP，正常值在 1pmol/L
以下。

尿中钙离子浓度：一般正常人每日经尿排泄的钙离子在 200mg 以下，也就是 4mg/（kg·d）。
尿中钙离子测定受尿液的酸碱度影响较大，即碱性尿液使钙离子沉淀，因此在收集 24 小时
尿时，应该使用酸性防腐剂（用 6N 盐酸 15ml），一般多使用随机尿液测定钙离子浓度。

尿钙排泄分数（FECa）：FECa 一般作为肾小管对钙离子重吸收的指标，正常在 2%~4%，
但这一数值本身并没有太多临床意义。在家族性低尿钙性高钙血症时，FECa 在 1% 以下，是

该病的重要特征。采用下列公式计算,将公式中校正钙离子浓度乘以 0.5,变换为离子钙来计算。

$$FECa=\frac{[\text{尿钙浓度}(mg/dl)\times\text{校正血清 Cr}(mg/dl)]}{[\text{尿 Cr 浓度}(mg/dl)\times\text{校正血清 Ca}(mg/dl)\times 0.5]}$$

注:上述公式中不使用血清离子钙,而是用校正钙乘以 0.5 来代替,此时正常值为 1%~2%。

3. 高钙血症的症状和体征(表 72)

表 72 高钙血症的症状

全身症状:倦怠、易疲劳和乏力感
消化系统症状:食欲不振、恶心、呕吐,消化溃疡,便秘
心脏症状:QT 间期缩短,高血压,血管钙化
肾脏症状:肾脏浓缩功能降低(口干、多饮、多尿),尿路结石,远端肾小管酸中毒,肾功能不全
神经系统症状:思考能力下降,记忆力下降,甚至意识障碍
高钙血症危象:意识障碍,脱水和急性肾功能衰竭

4. 高钙血症的治疗(表 73)

高钙血症的治疗随高钙程度及引起的症状的不同而改变,轻度高钙血症而且没有临床症状时,只要增加饮水量,保证一定尿量就可,另外要限制钙质摄入,禁止服用维生素 D,重度高钙血症的治疗可以输注生理盐水,同时用利尿剂(呋塞米)增加尿量,如果出现高钙血症的临床症状,可以输注生理盐水和静脉注射呋塞米,也可以使用降钙素和二膦酸盐,对药物保守治疗无效,而且重度高钙血症伴有临床症状,同时有肾功能不全时,可以采用透析治疗。

A. 钙质摄入限制

限制钙质摄入不只是减少食物中和含钙的药物,同时也要限制维生素 D 摄入,而且贝壳类药物以及含维生素的补充食品或者补钙制剂是非常容易被忽视的含钙制剂,值得充分注

表 73 高钙血症的治疗

血钙浓度		治疗手段
<12mg/dl		限制钙质的摄入,慎用维生素 D,大量饮水或输注盐水保持充足尿量,使用呋塞米利尿
12~16mg/dl	无症状	生理盐水加呋塞米,保持每日尿量在 3~4L 以上
	出现高钙症状	生理盐水加呋塞米,可以使用降钙素和二膦酸盐
	肾功能不全心功能不全	呋塞米、降钙素和二膦酸盐,进展性或者有临床症状者可以透析治疗
>16mg/dl		除上述治疗外,可以血液透析治疗

注:肾功能不全时,慎用二膦酸盐。

意。输液制剂中的乳酸林格液或营养输液制剂中,一般含钙离子,这些制剂一般都应该避免使用,噻嗪类利尿剂和锂制剂可以减少钙经过肾脏排泄,加重高钙血症。

口服含磷的药物可以抑制肠道钙离子的吸收,特别是在低磷血症时,应该积极治疗。

B. 促进尿中钙离子排泄

肾脏滤过液中钙离子的重吸收主要是在近曲小管和亨利袢吸收,如果输注 0.9% 生理盐水,可以通过增加有效循环血量,增加尿量,抑制近曲小管钙离子重吸收。而且,呋塞米可以抑制近曲小管对钙离子的重吸收,高钙血症时,一般都伴有不同程度脱水情况,只要不伴有心脏和肾脏功能不全,大量输注生理盐水液体对治疗高钙血症非常有益,此时加用适量的呋塞米(20~40mg,每 2~4 小时一次静脉注射),保证每小时尿量在 200ml 以上,可以有效降低血钙水平,但是应该注意避免液体负平衡,同时监测血清 K 和 Mg 水平,适当补充。

C. 抑制骨钙的溶解释放

二膦酸盐制剂可以抑制破骨细胞,减少骨钙溶解吸收。

每次使用后,1~2 周出现治疗效果,在使用后,出现治疗效果前 2~3 天内,应该使用一般治疗,包括使用降钙素、输注生理盐水和呋塞米控制高钙血症及其引起的临床症状。然而,降钙素在肾功能不全患者使用的安全性尚未确定,因此只推荐在紧急情况下使用,帕米膦酸二钠(pamidronate),因卡膦酸二钠(incadronate)和唑来膦酸二钠(zolendronate)都可以使用,但是,医疗保险规定这类药物适应于肿瘤引起的高钙血症,唑来膦酸二钠还适应于骨髓瘤引起的高钙血症,因此在使用时应该仔细阅读说明书。唑来膦酸二钠治疗高钙血症的效果好于另外两种,而且,该药只需要将注射时间控制在 15 分钟以上即可,而另外两种药物则要求 4 小时以上,一般推荐用药间隔至少 1 周。该类药物的主要副作用为肾功能不全和颌骨坏死,因此,用药前最好到口腔科会诊检查。有报道指出,帕米膦酸二钠可引起局灶性肾小球硬化和肾病综合征,一般建议帕米膦酸二钠 30~45mg 和因卡膦酸二钠的输注时间应该在 4 小时以上。

降钙素:降钙素(calcitonin)主要抑制破骨细胞,减少骨钙溶解吸收,治疗效果快速,一般用药后 4~6 小时即可以使血钙浓度降低 1~2mg/dl(0.25~0.5mmol/L),其缺点是起效快,但维持时间非常短,频繁使用后,由于致敏或自身免疫抗体形成,效果逐渐减弱。而且有 3%~4% 患者对降钙素治疗无反应,降钙素可以和二膦酸盐联合使用可以协同作用,提高治疗效果。使用方法是 40 单位肌肉或静脉注射,每天使用一次,隔 3 天一次。

糖皮质激素:在使用二膦酸盐和降钙素治疗无效的少数病例可以试用,特别是维生素 D 过剩情况下,糖皮质激素治疗特别有效,但是,用药后至少 4~10 天才出现效果,一般建议用药剂量为 1mg/(kg·d),连续使用 10 天。

D. 采用血液或腹膜透析治疗清除体内钙离子

对于重度高钙血症(血钙浓度>16mg/dl 或 4 mmol/L)且有高钙血症症状的患者,急需降低血钙,消除症状及抢救生命时,尤其是在合并肾功能不全情况下不能保证充足尿量,或者由于心功能不全不能耐受大量输注生理盐水降钙治疗时,可以通过血液透析治疗快速清除血钙,降低血钙浓度。

三、低钙血症

1. 引起低钙血症的疾病(表 74)

A. 慢性肾功能不全

当肾小球滤过率(GFR)降低到 60ml/min 时,活性维生素 D 产生减少,而且几乎同时,细胞内外磷开始蓄积,血液中磷浓度升高,导致血液内出现一种低钙和高磷状态,最后出现继发性甲状旁腺功能亢进。

B. 甲状旁腺功能低下

血清甲状旁腺素降低到 30pg/ml,即出现甲状旁腺功能低下症状,按其原因分类有原发性(特发性)和继发性两种,前者多为遗传性,如常染色体显性遗传性低钙血症或者先天性甲状旁腺发育不全,后者包括颈部手术后或者放射性同位素治疗后,破坏了甲状腺组织,导致继发性甲状旁腺功能低下。另外,长期慢性低镁血症可以使甲状旁腺素分泌减少或者作用减弱,引起对治疗抵抗性低钙血症。因此,在低钙血症的诊断和治疗过程中,不管血清 PTH 是增高或者降低,都要仔细检查血镁浓度。

C. 甲状旁腺素抵抗(假性甲状旁腺功能低下)

假性甲状旁腺功能低下症除了特发性外,还可通过 PTH 负荷试验(Ellsworth-Howard 试验)分为尿 cAMP 升高反应的 I 型和正常反应的 II 型。

D. 维生素 D 分泌减少或抵抗

维生素 D 缺乏包括:由于营养不良摄入不足或者日光暴露不足导致的因产生减少而引起血液 25 羟基维生素 D 浓度降低;血液中 25 羟基维生素 D 浓度正常,但是 1 羟化酶活性降低引起的 1,25 二羟基维生素 D 缺乏,此时表现为维生素 D 依赖性佝偻病(I 型);以及维生素 D 作用受体异常引起维生素 D 依赖性佝偻病(II 型)。

表 74　低钙血症的鉴别诊断

• 慢性肾功能不全	• 维生素 D 分泌不足
• 甲状旁腺功能低下	• 维生素 D 抵抗性佝偻病(I 型、II 型)
• 常染色体显性遗传性低钙血症	• 骨饥饿综合征(hungry bone syndrome)(甲状旁腺摘除后)
• 低镁血症	
• 假性甲状旁腺功能低下	• 碱中毒引起血液离子钙降低

E. 骨骼中钙蓄积增多(骨饥饿综合征)

前列腺癌骨转移,或者原发性及继发性甲状旁腺切除之后,血钙快速向骨骼转移,导致血钙浓度降低,血中碱性磷酸酶(alkaliphosphatase,ALP)显著升高。

F. 碱中毒引起血离子钙减少

过度通气引起的呼吸性碱中毒,此时血清钙离子浓度正常,但是白蛋白结合钙增多,导致血离子钙浓度降低。

知识点	**常染色体显性遗传性低钙血症**
	常染色体显性遗传性低钙血症(autosomal dominant hypocalcemia,ADH)是主要由于钙敏感受体(CaSR)遗传基因变异,导致该受体活性异常,由此引起低钙血症和相对高尿钙症的一种状态。此时,由于长期低钙血症(离子钙降低),引起钙对甲状旁腺素分泌抑制的阈值降低,同时,肾小管对钙重吸收的阈值也随之降低,此时的低钙血症也伴有高磷血症和低甲状旁腺素血症,和原发性甲状旁腺功能低下症引起的低钙血症鉴别非常困难。临床上多需要细致观察和分析,在 ADH 时,血中相对于低钙血症程度,PTH 浓度降低不明显,甚至在正常范围或仅轻微降低。大多数 ADH 患者呈轻度低钙血症,症状轻微,一般不需要特殊治疗。相反在使用维生素 D 后,反而引起高尿钙症及肾脏损害,临床上值得注意。顺便提一下,有一种情况是 CaSR 基因完全失活性变异(功能失去突变),此时临床表现为尿钙排泄减少,血钙浓度增高,这种疾病状态称为家族性低尿钙性高钙血症(FHH)。

2. 低钙血症的诊断

诊断流程如图 74 所示。

临床上生化检查出现低钙血症,首先应该测定血清白蛋白浓度,然后根据白蛋白浓度来推算血清离子钙浓度,如果离子钙浓度正常,则可以排除钙代谢异常。

血清校正钙浓度根据以下公式来计算:

$$实测血清钙浓度 + [4-血清白蛋白浓度(g/dl)]$$

测定血清离子钙浓度,如果血清离子钙浓度降低,应该首先除外慢性肾脏疾病,因为血清离子钙浓度降低最多见于慢性肾功能不全。其次检查是否有血磷浓度降低,如果血磷浓度降低,则应该高度怀疑维生素 D 作用低下,此时应该检测血清 25 羟维生素 D 和 1,25 二羟维生素 D 浓度,鉴别是维生素 D 缺乏还是维生素 D 抵抗性佝偻病。如果血清磷浓度正常,则应该检测血镁浓度,看是否存在低镁血症。如果存在低镁血症,经过补镁治疗后,应该复查血钙浓度。如果没有低镁血症,则应该检查血清甲状旁腺素浓度,如果降低,则可诊断甲状旁腺功能低下,如果甲状旁腺素浓度正常,则有可能存在假性甲状旁腺功能低下。

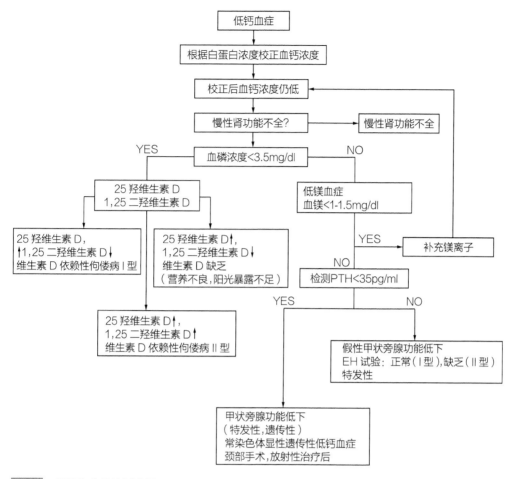

图 74　低钙血症的诊断步骤

3. 低钙血症的症状和体征

A. 急性低钙血症

神经肌肉症状：肌紧张甚至痉挛

监测钙离子浓度变化，同时应该跟踪是否出现癫痫发作。

Trousseau 征（低钙束臂征）：使用血压计袖带绑住手腕，将压力打到收缩压以上保持 3 分钟以上，诱发手指抽搐，手掌屈曲，拇指内转，手指关节屈曲。

Chvostek 征（低钙击面征）：敲打耳前部面神经，诱发面部肌肉抽搐，口角和鼻翼抽动，眼睛轮状肌肉和面部肌肉抽搐。

心脏症状：QT 间期延长，脉搏减慢，心肌收缩力降低，对洋地黄无反应。

B. 慢性低钙血症

智力低下，甚至痴呆（假性甲状旁腺功能低下＞特发性甲状旁腺功能低下）。

锥体外系症状［帕金森症、肌肉张力降低、舞蹈症（特发性甲状旁腺功能低下）］。抑郁、焦虑、肌病、佝偻病、骨软化病(维生素 D 缺乏)、皮肤干燥、角膜炎、脑基底节钙化、白内障、手掌骨缩短(甲状旁腺功能低下)。

4. 低钙血症的治疗(表 75)

A. 轻度无症状低钙血症(校正血清钙浓度>8mg/dl 或 2mmol/L)治疗

人体每天从食物中摄取钙约为 1 000mg,一般常规饮食可以提供足够的钙质吸收。如果吸收正常,不会出现低钙血症。

表 75 低钙血症的治疗

轻度低钙血症(校正血清钙>8mg/dl)
可以通过正常饮食或者口服补钙制剂经口补充(每天 1 000mg 以上)
无症状中度低钙血症(校正血清钙<8mg/dl)
碳酸钙(每天 3~6g)
维生素 D 制剂 2~6μg/d(特发性甲状旁腺功能低下),1~3μg/d(假性甲状旁腺功能低下)
根据尿中钙/肌酐比值来调整剂量,一般建议不超过 0.3
有症状的重度低钙血症(校正血清钙<7mg/dl)
葡萄糖酸钙 10~20ml/d、5 分钟以上静脉推注(如果是正在服用地高辛的患者,要推注 30 分钟以上)
葡萄糖酸钙原液 2~4ml/h 经中心静脉滴注,此后根据钙离子浓度来调整剂量,同时,口服碳酸氢钙 9~12g/d,加用维生素 D,并逐渐减量直至停用葡萄糖酸钙
血清钙 1mmol/L≈4mg/dl。

B. 伴有症状的低钙血症的治疗

当血清校正钙离子浓度低于 7mg/dl 或 1.75mmol/L(离子钙 2.8mg/dl 或 0.7mmol/L)时,就会出现神经肌肉症状,此时应该静脉注射 4~8mEq 钙离子,相当于葡萄糖酸钙 10~20ml 或者氯化钙 2~4ml/h,10~20 分钟静脉注射,此后,每小时静脉持续补钙 1mEq,及时检测血清离子钙或者血清钙离子浓度,调整补钙钙离子速度。由于静脉补充钙剂容易引起静脉炎,建议经中心静脉补充钙剂。一般静脉补钙的适应证为由于低钙血症引起心肌收缩力降低,静脉注射钙剂包括盐化钙剂如碳酸钙或醋酸钙,和糖化钙剂如葡萄糖酸钙,前者静脉注射漏到血管外会引起组织坏死,因此一般推荐选择葡萄糖酸钙。

低钙血症治疗时,应该持续性经静脉或经口补充钙剂和维生素 D,直至维持血清钙离子浓度正常,在维持性血液透析治疗的患者,甲状旁腺切除后,应该长期大量补充钙离子,常需要数周时间,同时需要补充维生素 D。例如,慢性肾功能不全患者常因为继发性甲状旁腺功能亢进,如果此时切除甲状旁腺,常需要大量钙剂和维生素 D。如果甲状旁腺摘除后自体移植甲状旁腺细胞,这些细胞需要 2 周以上才能出现功能,因此,这期间常需要静脉或者口服补充钙离子。

如果机体存在低镁血症,常导致甲状旁腺素分泌及作用下降,造成低钙血症的治疗出现抵抗,因此,此时应该重视补充镁离子,如果没有肾功能不全,可以补充硫酸镁 2g(20ml),

10 分钟以上静脉缓慢注射,然后以约 1g/h 的速度持续静脉滴注。

C. 慢性低钙血症的治疗

在特发性甲状旁腺功能低下或者假性甲状旁腺功能低下引起的低钙血症时,慢性低血钙的治疗目标是维持血清钙离子浓度在 8~8.5mg/dl(2~2.1mmol/L)。如果超过以上的靶目标,常常会引起尿钙排泄增多,导致肾结石或者高钙肾病,因此,应该尽可能避免。一般推荐每天补充:钙离子 1 500~2 000mg,1α 羟基维生素 D 1~6μg,1,25 二羟基维生素 D 0.5~3μg。在特发性甲状旁腺功能低下患者所需补充维生素 D 剂量较大,是假性甲状旁腺功能低下引起的低钙血症的 2 倍,而因慢性肾功能不全摘除甲状旁腺需要补充钙离子和维生素 D 的量与自体甲状旁腺细胞移植不同。

在治疗低钙血症,补充钙剂和维生素 D 时,应该密切监测尿中钙/肌酐(Ca/Cr)比值,补充剂量应该以保持 Ca/Cr<0.3 为宜,防止肾及尿路结石。必要时可以使用噻嗪类利尿剂来降低尿钙排泄。

知识点	**继发性甲状旁腺功能亢进症摘除甲状旁腺并部分甲状旁腺自体移植的急性期管理**

甲状旁腺摘除后,自体移植甲状旁腺细胞需要 2~4 周才会发挥功能,因此,在围手术期需要长期经静脉补充钙离子,手术后早期需要静脉补充钙 9~12g 和 1α 羟基维生素 D 3μg,此后开始静脉滴注葡萄糖酸钙,并逐渐减量,过渡到经口补充钙离子,密切监测血清钙离子浓度,最好检测血清离子钙浓度,保持浓度在 2.2mEq/L(校正钙浓度 8mg/dl 或 2mmol/L)以上。如果患者手术前有血清碱性磷酸酶(ALP)升高,手术后由于骨饥饿症诱发重度迁延性低钙血症,应该引起十分注意。另外,甲状旁腺切除后可能诱发低血糖反应,具体机制尚未清楚。建议手术中和手术后补充葡萄糖溶液以及增加监测血糖的频率。

四、磷代谢的生理

1. 磷的吸收与排泄

人体内含磷总量在 600g 左右,其中 85% 以羟基磷灰石(hydroxyapatite)形式存在于骨骼内,其余 15% 以 ATP 等代谢产物的形式存在于细胞内,而细胞外液中磷只有 500mg。一般人体每天从食物中摄取的磷为 800~2 000mg,食物中蛋白质特别是乳制品或肉类含有丰富的无机磷酸盐,其中 60%~70% 在肠道内转化为无机磷从肠黏膜吸收,为保持体内磷平衡状态,每天肾脏要排泄同等量磷。

2. 磷经肠道吸收过程

磷主要是从小肠吸收,包括主动和被动吸收过程,前者为 Na/P 交换吸收,后者根据肠道和血液浓度差来吸收,磷主动重吸收受维生素 D 调节,维生素 D 可以使磷重吸收亢进。

3. 磷经肾脏排泄机制

血清中磷经过肾小球时,几乎 100% 被滤过,之后 80%~90% 经过肾小管重吸收,其中 70% 在近曲小管重吸收,该部分肾小管通过改变重吸收和排泄磷的比例多少参与体内磷调节,近端肾小管对磷的重吸收主要依靠肾小管基底膜侧的 Na/K ATP 酶的活动,靠 Na/P 交换装置,消耗能量的主动吸收过程,再吸收的量和小管中的钠浓度成比例。这种重吸收过程在低磷饮食和生长激素的作用下会增加,而甲状旁腺素、维生素 D、高磷饮食、糖皮质激素及细胞外液量增加时,磷的吸收会受到抑制。

肾脏近曲小管对磷的再吸收的多少可以用肾小管对磷的最大再吸收阈值(maximal tubular reabsorption of phosphorus per GFR;TmP/GFR)来表示。TmP/GFR 代表血清磷浓度在某一数值以下时,肾小球滤过的磷被完全重吸收,超过这一浓度,肾小管就开始排泄磷,这一数值即为肾小管对磷重吸收的最大阈值(TmP/GFR)。TmP/GFR 正常值相当于血清磷正常浓度 2.3~4.3mg/dl(0.74~1.39mmol/L),可以利用图 75 导出下列公式来计算实际 TmP/GFR。

$$TmP/GFR = 血清[iP] - 尿[iP](mg/ml) \times 尿量(ml) \div GFR(ml/min)$$

图 75 是利用血清磷浓度和肾小管对磷重吸收(tubular reabsorption of phosphorus,TRP)值之间的关系,用图表形式来推算 TmP/GFR,其中 TRP=1-FEP=1-[(尿 P 浓度 × 血清 Cr 浓度)÷(尿 Cr 浓度 × 血 P 浓度)]。

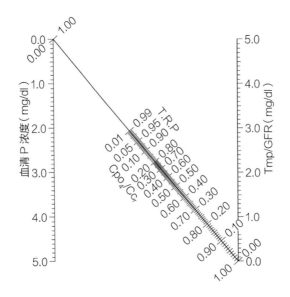

图75　TmP/GFR 图解(改编自 Walton RJ,Bijvoet OLM,Lancet. 1975;Aug 16;2(7929):309-10)

4. 血清磷浓度调节机制

血清磷浓度在婴幼儿时较高,而且每天不同时间血磷浓度会有一定程度的波动,一般午后较高,一般饮食和运动都会影响血磷浓度,因此,最好是在特定的时间和条件下来测定血磷,来监测变化。

血磷调节和钙调节一样,都是和甲状旁腺素及维生素 D 有重要关系,但是体内磷代谢的调节不像钙调节那样严密准确。图 76 显示甲状旁腺素主要作用于肾脏,使维生素 D1α 羟化酶活化,作用于维生素 D,使 1,25 二羟维生素 D(活性维生素 D)产生增加。活性维生素 D 作用于肾小管使 Na/P 转运装置活性下降,结果是磷在肾小管的重吸收减少,血磷降低。而 PTH 可以直接作用于骨骼,使骨磷溶解释放,活性维生素 D 作用于肠道和骨,使磷的吸收增加,两者作用的结果使血磷浓度升高。体内血磷浓度的高低主要取决于肾小管重吸收磷量。另外,食物中含磷的量也影响尿磷的排泄量,当食物中摄取的磷增加时,肾小管磷的排泄也增加,当摄入的磷减少,肾脏磷的排泄就受到抑制。最近研究发现,可能肾脏还存在另外一种磷调节因子(FGF23),后面的茶歇栏目中将详细讨论。

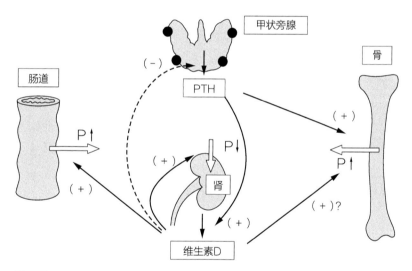

图76 体内磷代谢

茶歇

新发现的磷调节因子：成纤维细胞生长因子 23（FGF23）

在没有维生素 D 缺乏的维生素 D 依赖性佝偻病患者，其体内维生素受体活性正常，而 1α 羟化酶活性异常使维生素 D 活化障碍，此时如果补充活性维生素 D 和钙，可以抑制甚至逆转患者的骨软化症和佝偻病。而在维生素 D 抵抗性佝偻病包括 X 连锁显性遗传性低磷血症性佝偻病/骨软化症（X linked dominant hypophosphatemic rickets/osteomalacia，XLH）、常染色体显性遗传性低磷血症性佝偻病/骨软化症（autosomal dominant hypophosphatemic rickets/osteomalacia，ADHR）或者肿瘤伴随低磷血症性骨软化症（tumor induced osteomalacia，TIO）。这三种情况多数不仅仅表现为低磷血症，还有其他伴随情况，例如：尽管有低磷血症，但是血液维生素 D 多在正常或低值，这是这些病的共同特征，因此学者推测这些疾病有一个共同的发病机制。但目前确切的发病机制和有效治疗方法尚未确立。

然而，最近著名的基因研究发现，ADHR 的致病基因是 *FGF23*，认为 FGF23 蛋白结构和量（产生增加）的异常可能是导致磷排泄增加和低磷血症的原因。进一步研究发现，有一部分 TIO 患者体内肿瘤细胞分泌 FGF23 蛋白增加，从而导致低磷血症。新近研究揭示，在 X 连锁显性遗传性低磷血症性佝偻病（XLH）中，X 染色体上内肽酶同源磷酸盐调节基因（phosphate-regulating gene with homologies to endopeptidase on the X-chromosome，*PHEX*）功能低下，但是，这种基因异常不直接合成 FGF23 蛋白，而是合成一种蛋白类似物-蛋白分解酶（内肽酶），因此，*PHEX* 基因异常时，FGF23 调节异常，致使体内 FGF23 蛋白量增加。最近，在一些肿瘤细胞中发现，遗传性肿瘤样钙质沉着症是由于 *GALNT3* 基因和 *FGF23* 基因变异，FGF23 蛋白活性低下，据报道，该种情况会导致高磷血症和维生素 D 过剩，常引起转移性钙化（表 76）。

FGF23 蛋白导致磷利尿低磷血症的主要机制在于近端肾小管 2a 型 Na-P 转运装置功能低下，引起该部分肾小管对磷的重吸收减少，排泄增加。另外，FGF23 可以抑制维生素 D1α 羟化酶活性，因此，血液内活性维生素 D 浓度降低。

表 76 FGF23 异常相关疾病

疾病	病理生理	临床检查所见
ADHR	*FGF23* 基因异常引起 FGF 代谢降低	低磷血症
TIO	肿瘤细胞分泌 FGF23	维生素 D 活性降低
XLH	*PHEX* 基因异常引起 FGF23 产生增多	骨软化症
肿瘤样钙质沉着症	*FGF23*、*GALNT3* 基因异常引起 FGF23 产生减少	高磷血症 转移性钙化
慢性肾功能不全	高磷血症引起 FGF23 活性亢进 $+\alpha$？？	高磷血症 活性维生素 D 减少 转移性钙化

反过来,磷负荷或维生素 D 可以抑制 FGF23 蛋白的产生和活性,而慢性肾功能不全或透析患者血液中 FGF23 蛋白增加,其中一个原因可能是高磷血症或者磷负荷刺激,而在透析患者,FGF23 升高超出磷负荷刺激范围,其机制可能是与透析患者对 FGF23 的代谢和排泄减少有关,具体原因尚不清楚。

近年来,对老化基因的研究取得了非常瞩目的结果,*Klotho* 基因变异可能改变 FGF 家族共同受体,致使 FGF23 蛋白受体特异性发生变化,从而改变 FGF23 的生理功能。

茶歇

乳碱综合征和高龄者在补充维生素 D 和钙剂时引起急性肾功能衰竭和高钙血症的危险

门诊急性肾功能衰竭患者,特别是高龄女性,在接受骨质疏松治疗过程中使用钙剂、维生素 D 或者非甾体抗炎药(NSAID)后,会出现肾功能损害、高钙血症和各种程度的代谢性碱中毒症状,这些症状和乳碱综合征的临床表现相同(图 77)。

经典的乳碱综合征是在治疗十二指肠溃疡时,使用大量牛奶或含钙制剂(特别是碳酸钙)后,在部分患者会引起高钙血症、急性肾功能不全和代谢性碱中毒三联征。老年人体内钙代

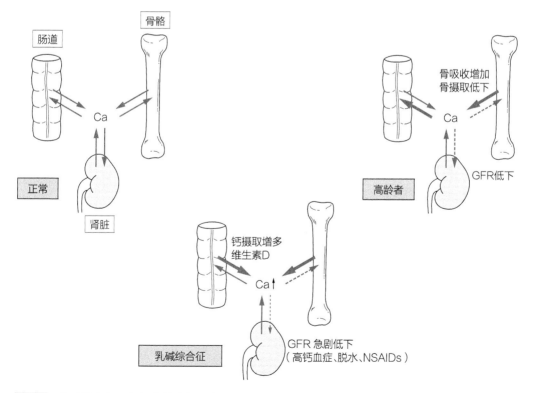

图 77　乳碱综合征和老年人体内钙平衡机制示意图

谢的特征为:①骨骼对钙的摄取和储存功能减弱,造成骨质脱钙,钙质流失;②老年人肾功能减退,钙排泄减少;③此时为了保持体内钙代谢平衡,肠道吸收钙减少。

然而,如果在此种情况下,为了治疗其他疾病如胃十二指肠溃疡和骨质疏松而补充钙质或服用维生素 D,就可能导致倡导钙代谢正平衡,技改吸收增加,从而出现高钙血症。如果此时在服用 NSAID,即可以引起急性肾功能损伤或原有慢性型肾功能不全恶化。

高钙血症可以通过肾脏的钙敏感受体(CaSR)介导,使肾小管髓袢升支上皮细胞对 NaCl 重吸收受到抑制,同时肾脏集合管对抗利尿激素(ADH)的敏感降低,结果是肾脏的钠和水排泄增加,在老年人很容易导致脱水,有效循环血容量降低,严重时会引起急性肾功能衰竭或原有慢性肾功能不全加重。而在这种状态下,尿钙排泄减少和近端肾小管钙离子再吸收亢进,加上脱水和钙剂的应用(多数钙剂都是碱性),极易引起碱中毒,而碱中毒本身又可以促进肾小管对钙离子的重吸收。另外,肾功能不全时,CaSR 敏感下降,机体对高钙血症的防御调节机制减弱,包括高钙时肠管钙吸收减少、骨骼对钙摄取亢进和尿排泄钙增加。因此,造成高钙血症持续时间延长。

乳碱综合征的特征总结如下表,其导致的肾功能不全包括急性肾功能衰竭和慢性肾功能不全。据报道,乳碱综合征作为住院患者高钙原因包括恶性肿瘤和甲状旁腺功能亢进(约9%),高钙血症的程度可从轻度到重度(超过 20mg/dl 或 5mmol/L),碱中毒的程度也有个体差异,在乳碱综合征时,即使在有肾功能不全情况下,血液碳酸氢根浓度也处在较高值,与肾功能不全程度不符。有报告显示,每天服用 1g 钙剂就可以引起乳碱综合征,特别是在合并服用维生素 D 情况下,即使没有摄取大量钙剂,也应该注意鉴别乳碱综合征的存在。发生乳碱综合征的危险因素中,最重要的是高龄女性,尤其是原有肾功能不全病史者,因为骨质疏松治疗服用钙剂、维生素 D 及 NSAID 止痛药物。

乳碱综合征的治疗主要是停用维生素 D 和钙剂,及时纠正脱水,禁止使用肾损害药物包括 NSAID,一般症状可迅速改善。重度高钙血症或高钙血症持续不能得到改善时,和其他高钙血症的治疗相同,可以在充分水化情况下,尝试使用呋塞米或者二膦酸盐制剂治疗。

乳碱综合征的临床特征

- 急性或慢性肾功能不全
- 高钙血症
  (高钙血症的原因可能有恶性肿瘤、甲状旁腺功能亢进)
- 代谢性碱中毒(碳酸氢根浓度 28~40mEq/L,pH7.47~7.62)
- 乳碱综合征的危险因子:
  老年人、女性,每日摄取钙在 1g 以上,补充维生素 D,骨质疏松、服用噻嗪类利尿剂和慢性肾脏病

五、高磷血症

1. 高磷血症的发生机制与病因

　　人体内血清磷浓度超过 5mg/dl(1.6mmol/L) 即为高磷血症,其原因在表 77 中已列出,主要原因分为假性高磷血症、细胞内外磷的转移、肠道对磷的吸收增加、肾脏对磷的重吸收增加以及肾脏对磷的排泄减少(慢性肾功能不全)等,这对于高磷血症的鉴别诊断和治疗非常重要。其中最常见的高磷血症病因是慢性肾功能不全。假性高磷血症主要见于多发性骨髓瘤时的高 γ 丙种球蛋白血症。体内的磷多存在于细胞内,因此磷从细胞内转移到细胞外引起的高磷血症主要见于溶血、肿瘤组织坏死和横纹肌溶解时,细胞大量崩解释放出磷进入血液。另外,在乳酸性酸中毒和酮症酸中毒中也可以见到磷从细胞内转移到细胞外。肠道磷吸收和肾小管磷重吸收亢进,都与维生素 D 作用,以及甲状旁腺素和生长激素作用有关。鉴别诊断时,排除假性高磷血症后,通过检查计算 TmP/GFR 值,如果该值大于 4.5,提示肾脏对磷的重吸收亢进;如果该值正常或者降低,则提示磷从细胞内转移到细胞外或者肠道磷吸收增多。

表 77　高磷血症的病因

疾病	原因	
假性高磷血症	高 γ 丙种球蛋白血症(副蛋白血症),高胆红素血症,高脂血症	
细胞内磷转移到细胞外	溶血,肿瘤溶解综合征,横纹肌溶解症,乳酸酸中毒,酮症酸中毒,高血糖	
磷摄取增加,肠道吸收增加	高磷饮食(乳制品、肉类和豆类),服用维生素 D	
肾小管吸收磷增加	甲状旁素作用低下,生长激素作用	甲状旁腺功能低下、巨人症、肢端肥大症、脱水和服用二膦酸盐制剂
肾脏排磷减少	肾功能不全	

2. 高磷血症的诊断 (表 78)

表 78　高磷血症的诊断顺序

(1) 排除肾功能不全
(2) 排除有无细胞内外磷转移因素如横纹肌溶解、肿瘤组织崩解、溶血和代谢性酸中毒等
(3) 检查 TmP/GFR
(4) 如果 TmP/GFR 值高,则检查血 PTH
　　如果 PTH 值低,则诊断甲状旁腺功能低下
　　如果 PTH 值正常或高,则可能是肢端肥大症、巨人症,或服用二膦酸盐制剂
(5) 如果 TmP/GFR 正常,则高度怀疑维生素 D 重度、高磷饮食,或服用含磷制剂

3. 高磷血症的症状和体征

　　高磷血症本身没有特异症状,慢性高磷血症如果发生在慢性肾功能不全患者,可以引起

继发性甲状旁腺功能亢进症,长期持续可以导致转移软组织钙化,主要见于关节、血管及皮肤等部位。关节软组织钙化使关节活动受限制,患者生活质量降低,全身血管钙化(动脉硬化),引起血管(尤其是动脉)顺应性降低,脉压增大,收缩压增高。冠状动脉钙化和心脏瓣膜钙化是导致患者心血管疾病死亡的主要原因之一。因此,在慢性肾功能不全或者透析治疗患者,血清磷浓度应该控制在 5.5mg/dl(1.78mmol/L)以下,钙磷乘积低于 55。

　　另外,急性重度高磷血症可以引起严重的低钙血症,急性低钙血症可以引起肌肉抽搐或痉挛等癫痫样症状。

4. 高磷血症的治疗(表 79)

　　高磷血症的最基本治疗是减少食物中磷的摄取,特别是限制蛋白质摄入量,包括肉类和乳制品,也可以使用肠道磷结合剂如氢氧化铝凝胶、碳酸钙、醋酸钙及盐酸司维拉姆等,这种治疗非常有效。对肾功能不全或透析患者应该慎用含铝磷结合剂,因为铝在体内蓄积有引起铝中毒脑病、骨软化症的危险,因此,一般只有在重度高磷血症(>9mg/dl 或 2.9mmol/L)且其他治疗方法无效时才短期使用。一般在肾功能不全高磷血症时,多选用碳酸钙和醋酸钙制剂,但是这些含钙磷结合制剂的降磷效果差,一般需要大剂量使用才能到治疗目标,因此,常常会引起高钙血症。其他肠道磷结合剂包括碳酸镧和思维拉姆,它们不含铝和钙,在不适合使用含钙和铝磷结合剂的患者,可以使用,但是这些制剂对磷的结合效率并不高,因此需要大剂量服用。对于透析患者,可以使用透析治疗来清除体内磷,和单纯透析相比,血液透析滤过清除磷的效果要好。

表 79　高磷血症的治疗手段

- 低磷饮食(每天磷摄入小于 700~1 000mg)
- 经口肠道磷结合剂:氢氧化铝凝胶(肾功能不全时慎用),盐酸司维拉姆,碳酸钙或醋酸钙
- 肠道磷吸收阻滞剂
- 血液透析或血液滤过

六、低磷血症

1. 低磷血症的发生机制与病因(表 80)

　　血清磷浓度低于 2.5mg/dl(0.8mmol/L)即可诊断为低磷血症,低磷血症的鉴别诊断包括:细胞外磷向细胞内转移,肠道磷吸收减少(经口磷摄入下降),肾小管磷的重吸收低下,见表 80 所列出的低磷血症的原因。重度低磷血症的原因将单独叙述,很多引起重度低磷血症的疾病需要临床上特别注意。例如,长期酗酒的患者经常会出现低磷血症,主要是酗酒者经常会有营养不良和特殊营养素缺乏,可能引起维生素 D 不足,加上从食物中摄取的磷减少及肾小管功能损伤导致磷再吸收减少,经常会导致重度低磷血症。而且这些患者住院后,多数会加强营养支持,口服和静脉营养剂中含有大量葡萄糖,在胰岛素作用下,糖代谢会在短期内

表 80　低磷血症的原因

疾病	原因
磷向细胞内或骨骼转移	胰岛素使用(特别是酮症酸中毒和高血糖昏迷恢复期) 急性呼吸性碱中毒,败血症(特别是革兰氏阴性杆菌) 儿茶酚胺过量,骨饥饿综合征,使用降钙素
肠道磷吸收减少(经口摄入减少)	维生素 D 缺乏,维生素 D 作用低下(维生素 D 依赖性佝偻病) 服用含铝或含镁药物 嗜酒,营养不良,素食,脂肪泻,慢性腹泻
肾脏磷重吸收低下	原发性甲状旁腺功能亢进症,维生素 D 缺乏或作用低下 性连锁维生素 D 抵抗性佝偻病(*PHEX* 基因异常) 常染色体显性遗传性低磷性佝偻病(*FGF23* 基因异常) 肿瘤性骨软化症(FGF23 产生过剩) Fanconi 综合征,特发性高尿钙症,嗜酒 药物副作用:糖皮质激素、顺铂、环孢素 A,含钙、镁和铝制剂和静脉注射葡萄糖铁剂等。

引起磷从细胞外液转移到细胞内液,此时经常表现为重度低磷血症。药物引起的低磷血症主要是制酸药物氢氧化铝,二膦酸盐和胰岛素制剂。还有静脉用铁剂的使用可以抑制肾小管对磷的重吸收。

低磷血症的鉴别诊断可利用计算曲线(图 75)来求得 TmP/GFR,如果 TmP/GFR 小于 2.5,表示肾脏重吸收磷减少;如果比值正常或增高,则表示磷从细胞外转移到细胞内引起,或者食物中磷含量不足和肠道磷吸收减少。

2. 低磷血症的诊断(表 81)

表 81　低磷血症的诊断顺序

(1) 排除磷在细胞内外转移:胰岛素和葡萄糖注射,败血症伴呼吸性碱中毒,儿茶酚胺过量
(2) 随机尿磷浓度测定
(3) 随机尿中磷<20mg/dl(6.5mmol/L)时,可能是肠道磷吸收减少,经口磷摄取降低,或者是酗酒、营养不良、慢性腹泻、吸收不良综合征,服用含铝、钙或镁制剂
(4) 随机尿中磷>20mg/dl(6.5mmol/L)时,可能是肾脏吸收磷减少,此时应检查血钙浓度
　　血钙浓度增高,则可能是原发性甲状旁腺功能亢进或恶性肿瘤
　　血钙浓度正常,则可能是维生素 D 抵抗性佝偻病(XLH,ADHR),肿瘤性佝偻病(TIO)
　　血钙浓度低值,则可能是维生素 D 依赖性佝偻病,维生素 D 不足

3. 低磷血症的症状和体征

急性低磷血症

急性重度低磷血症(血清磷<1.5mg/dl 或 0.5mmol/L)时,红细胞内 2,3 二磷酸甘油酸(2,3DPG)水平下降,红细胞释放氧气减少,同时细胞内三磷酸腺苷(ATP)减少,造成组织低氧血症。这种情况最先影响脑功能,导致意识障碍。肢体近端肌肉萎缩,有乏力或倦怠感,常出现吞咽困难,横纹肌溶解,溶血和白细胞功能低下(吞噬功能和聚集功能),血小板功能低

下(出血倾向)。

慢性低磷血症

主要表现为小儿佝偻病,成人骨软化症,尿钙排泄增加导致肾结石。

4. 低磷血症的治疗

如果是慢性低磷血症,血清磷浓度在 2mg/dl(0.65mmol/L) 以上,一般不需要特殊治疗,如果是慢性持续性低磷血症,血磷浓度在 2mg/dl 以下时,倘若确认为磷摄入减少引起的磷绝对缺乏,或者肾脏磷再吸收抑制引起,则应该适当补充磷制剂,特别是慢性低磷血症已经出现骨软化症,更应该积极补充磷制剂(至少 1~2g/d)。日常饮食中应该多摄入牛奶和奶酪含磷高的食品。如果经口补充困难或者重度低磷血症引起临床症状时,则应该考虑静脉补充磷如磷酸钙。补充量在 100~150mg/d 左右,滴注时间 6 小时以上。如果低磷血症与维生素 D 有关,则应该同时补充维生素 D,大剂量双嘧达莫(潘生丁)300mg/d 以上可以促进肾小管上皮细胞重吸收磷,在低磷血症时可以使用,同时也可以试用降钙素治疗低磷血症。

七、镁离子代谢的生理

1. 镁离子的吸收与排泄

人体内镁的总量约 25g,其中约 50% 存在于骨骼中,约 45% 储存在软组织中,而细胞外液中的镁离子只占 1%,约 250mg。现代西化饮食中,每天摄入的镁为 400mg,食物经过小肠时约有 100mg 镁吸收入体内,而肾脏每天排泄镁的量和肠道吸收量大体相等,使体内镁离子处于平衡状态。

由于镁离子主要是从小肠和一部分大肠吸收,因此,肠道切除手术后的患者很容易出现低镁血症,一般程度较重。由于食物中钙离子除了在小肠吸收外,在十二指肠也可以吸收,因此,广泛小肠切除后一般很少引起低钙血症,但是重度低镁血症引起的继发性低钙血症较为常见,应该注意。镁离子经过肠道吸收有两个途径,一是经过小肠上皮细胞膜的细胞内途径,二是经过小肠上皮细胞间隙途径。前者是肠道上皮细胞主动耗能的吸收过程,而后者则是被动吸收过程。经细胞内镁吸收途径在肠道内镁浓度较低(摄入减少)的情况下发挥作用,保证镁离子在低浓度下的吸收,对调节和保持体内镁离子平衡起关键作用。而经细胞间隙吸收镁离子则是和肠道中摄入镁离子量成正比,即摄入镁离子越多,通过细胞间隙吸收得越多。

摄入体内的镁离子主要经过肾脏排泄,当血液流经肾小球时,全部镁离子都会滤过到血管外到滤过液中,滤过的镁离子经过肾小管时,在髓袢升支粗段重吸收 70%,近端肾小管重吸收 15%~20%,远端肾小管重吸收 5%~10%(图 78)。最终经过尿液排泄的镁离子为 1%~2%。髓袢升支粗段镁离子重吸收主要是靠肾小管上皮细胞间隙来吸收的,其吸收的动力来自 NaCl 重吸收后所形成的管腔内阳离子电荷电位差,促使镁离子被动重吸收。研究发现,在髓袢升支粗段上皮细胞上存在称为 paracellin-1 的离子通道,镁离子通过这个通道吸收进入血液。远端肾小管对镁离子的重吸收主要是靠经细胞内途径,主要能量来源是消耗 ATP,以对抗管腔内低电位而吸收镁离子,该段肾小管上皮细胞上发现有 TRPM6 通道,可能是镁离子吸收的主要通道(见图 79)。亨利祥升支镁离子重吸收的主要调节因子是 PTH、ADH、醛固酮和代谢性碱中毒,这些因素可以促进镁离子重吸收,而高钙血症、细胞外液量增加以及低钾低磷血症则可以抑制镁离子重吸收。

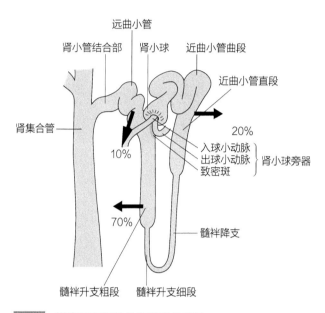

图 78　镁离子在肾单位的重吸收部位

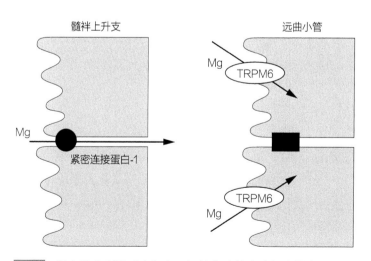

图 79　肾小管亨利祥升支粗段和远端肾小管上皮细胞镁离子重吸收途径示意图

2. 血清镁离子浓度的调节机制

血清镁离子浓度为 1.8~2.5mg/dl,调节范围非常狭窄。与水分、钠、钾及钙离子在体内的调节不同,镁离子在体内的分布不依靠激素等体液因素来调节,血清镁离子浓度的调节也不依靠细胞内外移动,而且镁离子在细胞内外转移不像其他离子那么快速,会受到一定的限制。因此,当镁离子从肾脏和肾外丢失后,细胞外液中镁离子浓度会出现大幅度波动;相反的,体液镁离子增高也不受体内因子调节,所以在慢性肾功能不全时,由于镁离子排泄减少,当镁离子摄入过多时,很容易引起高镁血症。

八、高镁血症

1. 高镁血症的症状和体征

轻度高镁血症一般没有任何临床症状,只是在检查时发现,当血镁浓度超过 4mEq/L (4.8mg/dl,即 2mmol/L)时,就会出现各种高镁血症的症状,特别是神经肌肉系统症状、心血管系统症状和低钙血症。

神经肌肉症状主要是高镁血症抑制神经信号的传导,早期可能出现肌腱反射减弱,重度低镁血症时,会出现神经肌肉麻痹。心血管系统症状主要是因为过高镁离子拮抗钙离子的生理作用而导致的。一般表现为心动过缓、低血压,重度低镁血症还可以引起房室传导阻滞甚至心跳停止。低钙血症主要是因为高浓度镁离子竞争作用于甲状旁腺细胞的钙离子感受器,导致甲状旁腺素分泌减少所致。

4.8mg/dl<血清镁离子浓度<7.2mg/dl ⟶ 嗜睡、意识模糊、深部腱反射消失

7.2mg/dl <血清镁离子浓度<12.0mg/dl ⟶ 意识障碍、低血压、心动过缓和低钙血症

12.0mg/dl <血清镁离子浓度 ⟶ 肢体麻痹、完全性房室传导阻滞甚至心跳停止

2.4mg/dl=2mEq/L=1mmol/L

---

2. 高镁血症的病因

体内镁离子绝大多数从肾脏排泄到体外,摄入体内的镁离子很快就会经过肾脏排泄出体外,从而保持身体内平衡。因此,高镁血症多数发生在肾功能不全患者,此时肾排泄镁离子减少,容易导致镁潴留。所以肾功能下降尤其是终末期肾病时,常规剂量的含镁抗酸剂或者泻药都会引起血镁浓度升高。

其他高镁血症的原因包括家族性低尿钙性高钙血症(钙敏感受体功能异常)、糖尿病酮症酸中毒、肿瘤溶解综合征、乳碱综合征、服用含锂制剂或茶碱类药物等。

3. 高镁血症的治疗

如果在肾功能正常情况下,高镁血症不需特殊治疗,一般经过肾脏自身调节,增加镁离子排泄很快就能将血镁浓度纠正到正常,对于肾功能不全患者出现的高镁血症,特别是伴有高镁血症的临床症状时,常考虑血液透析治疗,如果高镁血症已经影响到了心脏传导系统,应该尽快使用镁离子毒性拮抗药物,一般推荐使用葡萄糖酸钙或氯化钙(相当于钙离子100~200mg)5~10 分钟静脉注射。但是,如果患者正在服用洋地黄类药物,则推注时间要适当延长,避免诱发洋地黄中毒。

九、低镁血症

1. 低镁血症的症状和体征

一般低镁血症没有特殊症状,常表现为食欲不振、肌力下降和肌肉痉挛(Trousseau 征和 and Chvostek 征)。但是,血清镁浓度高低不能直接反应体内总镁储量,相反,即使血清镁浓度正常,也可能存在体内总镁储量降低,这种特殊性将在以下叙述。

低钾血症:近半数低镁血症患者体内同时存在低钾血症,主要原因是肾小管上皮细胞钾通道的关闭主要依赖 ATP 供应能量,而当低镁血症发生后,常导致肾小管上皮细胞内的 ATP 消耗枯竭,钾离子通道不能关闭,造成钾离子从肾小管重吸收减少,从尿中排泄丢失增多。因此,治疗低镁血症伴随的低钾血症,单纯补充钾离子一般不能纠正,而必须首先补充镁离子纠正低镁血症后才能纠正低血钾。

低镁血症时,PTH 分泌低下、PTH 抵抗,低维生素 D 状态(低钙血症)

重度低镁血症(<1.2mg/dl 或 0.5mmol/L)时,很大一部分患者会合并 PTH 分泌低下或对 PTH 抵抗,从而导致低钙血症。因此,低维生素 D 在低钙血症发生中的作用较小,具体发生机制尚未完全清楚,推测可能是因为镁离子是钙敏感受体的激动剂,因此,在低镁血症时,钙感受器不能被激活,导致钙调节失常,发生低钙血症。此种低钙血症只有在补足镁离子后才能纠正,而单纯补充钙离子无效。

心血管系统的作用:低镁血症时,心电图表现为 QRS 波群增宽,T 波高尖。重度低镁血症时,QRS 波群显著增宽,PR 间期延长,T 波消失,经常出现室性早搏或心律不齐(尖端扭转型室性心动过速或室性期前收缩)。

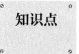

低镁血症与心血管系统问题的风险

在心血管疾病患者中,经常会发现低镁血症和低钾血症同时存在,除了心脏疾病患者经常会有低营养状态外,这些患者经常会接受噻嗪类利尿剂和袢利尿剂的治疗。流行病学研究发现,缺血性心脏病和心功能不全患者发生猝死的危险性在低镁血症时显著增加。而且,有研究报告低镁血症和心血管疾病的合并症如冠状动脉疾病、心功能不全和心律失常的发生率显著相关。但是,纠正低镁血症对于预防和治疗心血管系统合并症的效果尚未明确。而对于使用利尿剂的高危心血管疾病患者,应该定期检查血清镁离子和钾离子浓度,如果有降低,推荐适当补充。

2. 低镁血症的诊断(表 82)

A. 低镁血症的发生率

临床上尚没有引起低镁血症的原因性疾病,有报告指出近 10% 的入院患者伴有不同程度的低镁血症,尤其是在 ICU 的患者,由于营养不良、摄入不足、使用利尿剂、腹泻或者其他原因(如使用氨基糖苷类)导致肾脏排泄镁增多,都会使低镁血症发生率增高,有报告称发生率高达 50%。然而,临床上并不对血清镁进行常规检查,而且单纯测定血清镁离子并不能准确反映体内缺镁状态,因此临床医生对低镁血症的认识还不够。

表 82 低镁血症的诊断步骤

(1) 排除饮酒和使用利尿剂引起的低镁血症

(2) 检查随机尿镁浓度,计算 FEMg

尿 [Mg]<10mg/dl(4.1mmol/L) 或者 FEMg<2% ⟶ 消化道丢失镁离子

尿 [Mg]>10mg/dl(4.1mmol/L) 或者 FEMg>2% ⟶ 肾脏丢失镁离子

B. 什么时候测定血镁浓度

酒精中毒、慢性腹泻、营养不良、使用利尿剂(噻嗪类和袢利尿剂)、低镁血症、低钙血症和室性心律失常时,需要检查血镁离子浓度。

慢性营养不良或摄入不足,室性心律失常时,需要测定血清镁离子,使用利尿剂时,要定期测定血清镁离子浓度,因此,ICU 住院患者应该每 1~2 周测定一次血清镁离子浓度。

另外,对于有缺血性心肌病、慢性心功能不全、心律失常患者,低镁血症常常会使致死性心律失常甚至猝死的危险因素增加,因此,建议对这些患者应该增加血清镁的监测频率。

C. 镁排泄分数(FE Mg)

FE Mg 在 3% 以上时,应该高度怀疑是肾脏排泄镁离子增多。

FE Mg $= U_{Mg} \times S_{Cr} \div [(0.7 \times S_{Mg}) \times U_{Cr}] \times 100$

FE Mg 计算式中,血清镁乘以 0.7 表示血中的镁有 30% 经过肾小球滤过。

上述引起低镁血症原因中,最常见的是营养不良、摄入不足(长期酗酒)和使用利尿剂。而对于 ICU 患者,常常是这两种因素同时存在,因此,这些患者低镁血症发病率高且严重。Gitelman 综合征和 Bartter 综合征患者合并低镁血症的频率高,尤其是 Gitelman 综合征,几乎所有患者都伴有低镁血症。由于镁离子主要是从小肠吸收,因此,短肠综合征患者很容易因为吸收减少导致低镁血症(而钙离子除了小肠外,在十二指肠也能吸收,因此,即使没有小肠也不会引起低钙血症)(表 83)。

表 83　低镁血症的原因和鉴别诊断

疾病状态	病因
消化道丢失镁离子	慢性酒精中毒时,慢性腹泻,营养不良,吸收不良综合征(短肠综合征),溃疡性结肠炎,克罗恩病,脂肪泻,泻药,急性胰腺炎
肾脏丢失镁离子	利尿剂、细胞外液量增多,高钙血症,过量饮酒
	药物(氨基糖苷类抗生素、顺铂、环胞素、他克莫司、两性霉素 B、喷他脒)
	肾小管功能异常(Bartter/Gitelman 综合征,肾移植术后)
	原发性甲状旁腺功能亢进症、原发性醛固酮增多症
其他	骨饥饿综合征,高血糖症

茶歇

遗传性失镁性肾病

最近,随着分子生物学和遗传学研究的进展,有关多个肾小管上皮细胞的分子和离子通道被发现,同时,这些通道的基因异常引起的一些疾病被逐渐认识,而这些通道异常在多数情况下会伴有失镁性肾病。

首先,代表性疾病是 Bartter 综合征和 Gitelman 综合征,这两种遗传性疾病表现为血压正常,肾素-醛固酮系统功能亢进,低钾血症和代谢性碱中毒。遗传学和分子生物学研究发现,这两种疾病患者肾小管上皮细胞离子通道由于遗传缺陷或变异,出现功能异常。表 84 列出了目前已经确定的肾小管上皮细胞离子通道异常引起的一些疾病。其中 Bartter 综合征 Ⅲ 型和 Gitelman 综合征都伴有失镁性肾病,推测前者主要是因为肾小管亨利袢升支 NaCl 重吸收异常,同时伴随着镁离子重吸收减少,排泄增多,一般约 50% 的 Ⅲ 型 Bartter 综合征伴随低镁血症,而其他类型则很少表现为低镁血症。推测主要是 Ⅰ 型和 Ⅱ 型 Bartter 综合征在近端肾小管和远曲小管镁离子重吸收亢进,因此,不会出现显著的低镁血症。而在 Gitelman 综合征患者中,合并低镁血症的频率非常高,其发生机制目前尚未明确。

常染色体显性遗传性低钙血症是一种常染色体显性遗传疾病,常表现为轻度低钙血症、高尿钙血症及多尿和低比重尿,约有 50% 患者伴有低镁血症。在这些疾病患者的肾小管上皮细胞血管侧可发现钙敏感受体(CaSR)活性变异。体内研究发现,CaSR 除了结合钙离子外,还能结合镁离子等二价离子,因此在这类患者中都存在钙和镁同向代谢异常。最后,因为亨利袢升支厚壁段和远曲小管的 NaCl 重吸收受到抑制,因此尿中排泄镁离子增多,导致低镁血症。

家族性低镁血症合并高钙尿和肾钙盐沉着症(familial hypomagnesemia with hypercalciuria and nephrocalcinosis,FHHNC)为一种家族遗传性肾丧失性低镁血症,主要表现为高尿钙和高尿镁,长期持续会导致肾结石和进行性肾功能下降。分子生物学研究发现,在亨利袢升支厚

表 84　遗传性失镁性肾病(或类似性疾病)及可能的致病基因

	致病基因编码产物	编码产物的生理作用	发现部位
Bartter 综合征 Ⅰ 型	NKCC2	Na-K-2Cl 共同转运体	TALH 管腔侧
Bartter 综合征 Ⅱ 型	ROMK	K 通道	TALH 管腔侧
Bartter 综合征 Ⅲ 型	CLCNKB	Cl 通道	TALH 管腔侧
BSND(Bartter 综合征 Ⅳ 型)	Bartin	Cl 通道 β	TALH 管腔侧
Gitelman 综合征	NCCT	NaCl 共同转运体	DCT 管腔侧
ADH	CaSR	钙敏感受体	TALH/DCT 管腔侧
FHHNC	paracellin-1	细胞间紧密连接	TALH 细胞间隙
IDH	Na-K ATP 酶	Na-K ATP 酶	DCT 管腔侧
HSH	TRPM6	Mg 通道	DCT/小肠管腔侧

DCT,远曲小管;TALH,亨利袢升支厚壁段;BSND,产前 Bartter 综合征合并神经性耳聋;ADH,常染色体显性遗传性低钙血症;FHHNC,家族性低镁血症合并高钙尿和肾钙盐沉着症;IDH,孤立性显性低镁血症;HSH,低镁血症继发低钙血症。

壁段上皮细胞间隙紧密连接处有一种叫 paracellin-1 的蛋白分子异常,认为这种分子异常可能导致 FHHNC。编码 paracellin-1 的遗传基因是 *CLDN16*。目前推测,paracellin-1 可能是肾小管上皮细胞 Ca 和 Mg 的转运复合物(图 80)。

孤立性显性低镁血症(isolated dominant hypomagnesemia,IDH)也是一种常染色体显性遗传疾病,常表现为和 Gitelman 综合征类似的低镁血症、高尿镁和低钙血症,但是该病和 Gitelman 综合征不同的是前者尿中不会丢失氯化钠,而且在这种疾病患者的远曲小管上皮细胞上发现了 *FXYD2* 基因异常,而这个基因主要编码 Na-K ATP 酶的 γ 亚型蛋白分子。但是,这种基因异常通过何种转运途径引起低镁血症还未完全清除。

低镁血症继发低钙血症(hypomagnesemia with secondary hypocalcemia,HSH)主要发生在新生儿,表现为重度低镁血症和低钙血症,常出现抽搐和肌肉痉挛,治疗时,必须通过补充镁离子才能改善症状,而单纯补钙无效。如果持续时间延长,会出现脑神经细胞损伤,最后死亡。单纯补充钙离子和维生素 D 治疗无效,最近研究报告,HSH 主要是由于编码瞬时受体电位(transient receptor potential,TRP)M6 蛋白(离子通道)的基因异常引起,提示这种基因编码的可能是远端肾小管和肠黏膜管腔侧上皮细胞的 Mg 通道蛋白,因此该蛋白异常会引起这些部位对镁离子的重吸收减少,导致低镁血症。

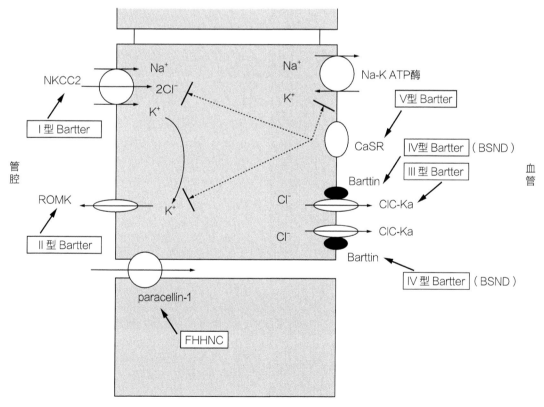

图 80　导致遗传性亨利袢升支排镁增多的基因突变的位置

3. 低镁血症的治疗

A. 重度低镁血症或者有症状的低镁血症

重度低镁血症（血清镁离子<1.0mg/dl 或 0.4mmol/L）时，会出现心律失常和肌肉抽搐，此时应该紧急治疗，使用硫酸镁 1~2g 在 10~20 分钟内静脉注射，尽快纠正心律失常和肌肉痉挛。然后根据血清镁离子浓度的变化，用一定量的硫酸镁在 8~24 小时静脉持续滴注，密切监测血清镁浓度的变化，适当增加或者减少。如果血清镁离子浓度虽然很低，但是没有临床症状，此时不推荐静脉注射硫酸镁，只需要静脉持续滴注硫酸镁，同时监测心脏等生命体征变化。静脉输注的镁离子很快就会经过尿中排出体外，因此，当血清镁离子升高到 1mg/dl 以上时，如果可以经口补充镁离子，则尽量通过口服硫酸镁来维持治疗。另外，含镁制剂多数都会引起腹泻，如果使用镁制剂出现严重腹泻，应该注意从肠道丢失镁离子，是否加重了低镁血症。此外，含镁制剂多为酸性，大量补充时应该检测血液酸碱度变化。

对于广泛小肠切除患者，经口补充镁离子可能会影响镁的吸收，建议此时应该经静脉补充镁离子，再有使用呋塞米和噻嗪类等利尿剂，会增加肾脏排泄镁离子，除非必要，一般不推荐同时使用。

B. 无症状的低镁血症

无症状低镁血症时，除非血镁浓度非常低，一般不需要特殊治疗，应该积极寻找引起低镁血症的原发病或原因，优先治疗原发病。在长期使用利尿剂的患者，应该以最小有效剂量为原则，同时应该定期检测镁离子浓度，如果肾功能正常，可以常规经口补充适量的镁离子。日常应该指导患者增加镁的摄入，减少甚至终止酒精的摄入，尽量限制使用泻药。

（肖笑 译　舟建民 审）

参考文献

1) Watanabe S, Fukumoto S, Chang H, et al. Association between activating mutations of calcium-sensing receptor and Bartter's syndrome. Lancet. 2002；360：692-4.
2) Block GA, Martin KJ, deFrancisco ALM, et al. Cinacalcet for secondary hyperparathyroidism in patients receiving hemodialysis. N Engl J Med. 2004；350：1516-25.
3) Pallais JC, Kifor O, Chen Y-B, et al. Acquired hypocalciuric due to autoantibodies. ageinst the calcium sensing receptor. N Engl J Med. 2004；351：362-9.
4) Fukumoto S, Yamashita T. Fibroblast growth factor-23 is the phosphaturic factor in tumor-induced osteomalacia and may be phosphatonin. Curr Op Nephrol Hypertens. 2002；11：385.
5) Shimada T, Hasegawa H, Yamazaki Y, et al. FGF-23 is a potent regulator of vitamin D metabolism and phosphate homeostasis. J Bone Miner Res. 2004；19：429-35.
6) Shimada T, Kakitani M, Yamazaki Y, et al. J Clin Invest. 2004；113：561-8.
7) Shimada T, Hasegawa H, Yamazaki Y, et al. FGF-23 is a potent regulator of vitamin D metabolism and phosphate homeostasis. J Bone Miner Res. 2004; 19(3): 429-35.
8) Shimada T, Kakitani M, Yamazaki Y, et al. Targeted ablation of Fgf23 demonstrates an essential physiological role of FGF23 in phosphate and vitamin D metabolism. J Clin Invest. 2004; 113(4): 561-8.
9) Nagano N, Miyata S, Abe M, et al. Effect of manipulating serum phosphorus with phosphate binder on circulating PTH and FGF23 in renal failure rats. Kidney Int. 2006; 69(3): 531-7.

10) Masuyama R, Stockmans I, Torrekens S, et al. Vitamin D receptor in chondrocytes promotes osteoclastogenesis and regulates FGF23 production in osteoblasts. J. Clin. Invest. 2006; 116(12): 3150–9.

11) Liu S, Tang W, Zhou J, et al. Fibroblast growth factor 23 is a counter-regulatory phosphaturic hormone for vitamin D. J Am Soc Nephrol. 2006; 17(5): 1305-15.

12) Urakawa I, Yamazaki Y, Shimada T, et al. Klotho converts canonical FGF receptor into a specific receptor for FGF23. Nature. 2006; 444(7120): 770-4.

第6章

水和电解质输液治疗基础

　　输液制剂的种类成千上万,看上去给临床治疗带来便利,但是,由于各种输液制剂的规格和成分单一,而每个患者的疾病都有各自特点,因此,一种规格的输液并不一定适合所有患者,因此在临床上造成很多问题。著名的水电解质专家美国华盛顿大学 Scribner 博士曾经表示,不能做到个体化输液治疗,是最令人担心的问题。在中国,目前各类输液制造厂家和产品品种规格也不下千种,但是,大多数临床医生对输液的指征和选择输液种类以及输液的临床意义尚未完全理解。比如,对于一个患者,为什么要输液,输注什么成分液体,各种成分含量要求,以及输注多少液体都不能准确地评估,医生甚至没有足够的知识和能力来开具处方。而在美国,临床上基础输液制剂只有 0.9% 盐水和 5% 葡萄糖,其他所需要的输液制剂都是由临床医生和药剂师共同讨论后确定,临时由药物部门配制使用,这样可以达到输液个体化,也促使临床医生对输液相关知识的了解。

　　输液治疗疗法是指患者的疾病状态不允许经口摄入或者经口摄入不能满足机体生理需要,此时为了维持机体体液内环境稳定,而采用经静脉输注液体的治疗,临床上也叫维持输液(maintenance fluid)。如果患者接受治疗时,体液缺乏,而治疗主要是补充体液不足,此为纠正输液(correction fluid)。为了达到输液目的,必须选择适当的液体的质和量,同时必须掌握体液平衡的生理知识,以及各种液体制剂的成分和含量。另外,由于老年人心脏和肾脏功能相对减退的生理特点,输液会引起很多并发症,包括心功能不全、液体负荷过多或者电解质异常等。因此,必须根据个体情况选择个体化的输液处方。

一、输液相关基础知识的复习

　　本节看上去和第 1 章和第 2 章内容有些重复,但是,考虑到有些读者可能一开始就读到本章,因此,对于要点知识在这里再次叙述。

1. 人体内体液的分布(图 81)

　　水分可以通过细胞膜自由移动来调节细胞内外渗透压,水分可以保持细胞膜内外两侧的渗透压(溶质量÷体液量)相等,细胞内的溶质浓度是细胞外 2 倍,因此,细胞内液(intracellular fluid,ICF)量也是细胞外液(extracellular fluid,ECF)量的 2 倍,因此,体液的 2/3 存在于细胞内,1/3 存在于细胞外,细胞外液约 1/4~1/3 在血管内以血浆(plasma)形式存在。

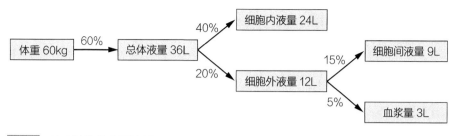

图81 体内液体分布及比例

剩余部分体液存在于细胞间液（interstitial fluid，ISF）。

　　例如，体重 60kg 的个体，60% 为液体，因此，体内总液体量为 60×60%=36L，其中 2/3×36L=24L 为细胞内液，细胞外液量为 1/3×36L=12L，细胞外液量中（1/4~1/3）×12L=3~4L 为血管内的血浆成分，剩余的体液存在于细胞间液。

2. 体液在张力差作用下的移动

　　溶液中总的溶质量用渗透压（osmolality）来表示，而张力（tonicity）是指体内有效渗透压（effective osmolality），主要取决于那些在体内各腔隙不能自由移动的溶质浓度，因此张力是调节液体在体内各腔隙间移动的主要因素，也是各腔隙保持自身体液量的主要动力。维持细胞内张力的主要是钾离子，而细胞外液张力的维持主要是靠钠离子和葡萄糖（这些溶质不能自由通过细胞膜），因此它们是有效渗透分子。而细胞外液的尿素氮（BUN）可以自由通过细胞膜，因此不是有效渗透分子（图 82）。

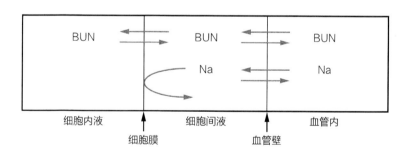

图82 体液张力的概念

3. 生理盐水和 5% 葡萄糖液在体内的分布

　　人体在生理状态下，各腔隙内体液容量比为：细胞内液∶细胞外液（细胞间液∶血管内液体）=8∶4（3∶1），当液体输入到体内后，首先分布在血管内，然后通过毛细血管很快弥散到细胞间液（组织间液），然后在细胞内外张力差的作用下，溶质和水分一起移动到细胞内。

　　如图 83 所示，1L 液体输注到体内后，首先，液体全部进入血管内，如果是生理盐水，因为

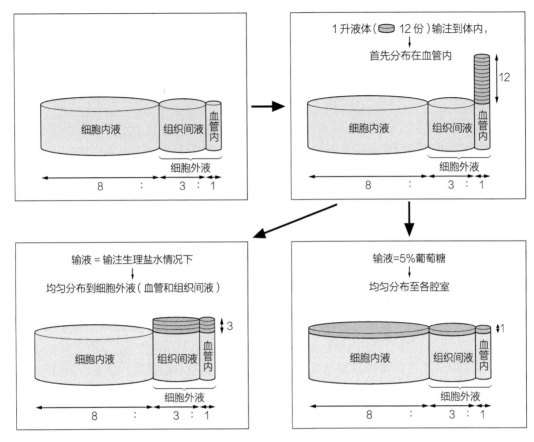

图83 1L 输液在体内的分布

其张力和体液张力相等,因此,输注到体内不会产生细胞内外张力变化(张力差),水分也就不会由组织间隙向细胞内移动。但是,水分可以自由通过血管壁,按照组织间隙和血管内容量比为 4:3,因此,1L 生理盐水中则有 750ml 分布到组织间隙,而血管内只剩下 250ml。如果是 5% 葡萄糖 1L 输注体内,因为葡萄糖不是有效渗透物质,因此,细胞外液张力就会降低。细胞内液张力高于细胞外液张力,在张力差作用下,水分向细胞内移动。最后,各腔隙体液和张力达到新的平衡,1L 葡萄糖分布在细胞内 8/12=666ml,细胞间液 3/12=250ml,血管内为1/12=84ml。

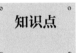

输液时为什么不用蒸馏水而使用 5% 葡萄糖?

　　刚刚输入到体内的 5% 葡萄糖为等渗液体,葡萄糖进入组织细胞迅速分解,失去渗透效果,因此输注葡萄糖和输注蒸馏水一样。但是,因为由于蒸馏水的渗透压为 0,因此,从末梢血管输注血管内,红细胞内外渗透压差迅速增大,很可能引起红细胞崩解,导致溶血。因此,一般不作为临床输液使用。

知识点

输液在体内的理论和实际分布

等张液体输液(0.9% 生理盐水)全部分布在细胞外,血管内:组织间隙比约为 1:3,但是,在实际上,在血管内分布的液体为多一些,一般认为是 1:2,特别是在出血或者脱水情况下,血管内分布的液体要更多一些,因此,输注等张液体可以较长时间维持血液容量,对于抢救出血性或低血容量休克非常有效。

4. 所有的液体都是生理盐水和 5% 葡萄糖液的混合

一般输液制剂都称为溶液,由水分和溶质组成,和人体内体液的张力相等。当溶液输注到体内后,首先进入血管,成为血浆成分,然后迅速通过毛细血管壁扩散到组织间液,分布在细胞外液。分布到细胞外液的溶液使得细胞内外液的张力发生变化,在张力差作用下,细胞内外液进行交换移动。

例如,输入等张液体后,细胞外液张力没有变化,水分在细胞内外不会发生交换,因此,等张液输注后,全部分布在细胞外。如果等张液中的溶质是非有效渗透物质(如葡萄糖),输注到体内首先分布在细胞外液,当这些溶质代谢后,细胞外液张力就会降低,细胞外液水分就会在张力差作用下,向细胞内移动。水分在细胞内外自由移动使得细胞内外张力保持相等,细胞内外溶质量的比率稳定不变(内:外=2:1)。如果一种溶液输入到体内,溶液中的等张成分全部分布在细胞外液,而自由水则在细胞内外以 2:1 的比例分配,细胞外液部分在血管内和组织间液以 1:3 的比例分配。假如 1L 溶液中,500ml 等张液和 500ml 自由水,500ml 等张液全部分布在细胞外,500ml 自由水有 1/3 分布在细胞外液,2/3 分布在细胞内液(如图 84)。典型的输液制剂在体内各腔隙的分布比见图 85。

例如,0.9% 生理盐水 1L,全部为等张液体,是由 1L 等张液和 0L 自由水混合而成,如果输入到体内,则全部分布在细胞外液。其中 1/4(250ml)分布在血管内,750ml 分布在细胞间液。而 1L 5% 葡萄糖是由 0L 等张液和 1L 自由水混合而成,如果输注到体内,约有 1/3 分布在细胞外液,其中的 1/4 又分布在血管内,其余总量的 2/3 分布在细胞内液,低张电解质溶

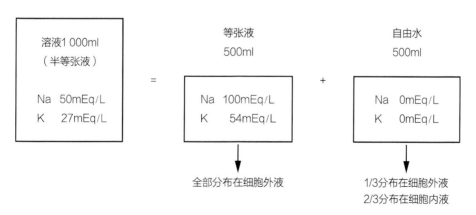

图 84　半张液在体内的分布

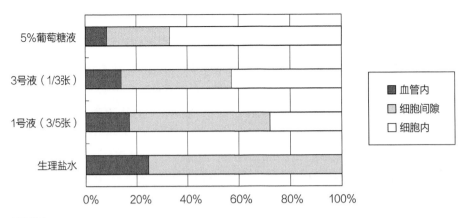

图85　各种液体制剂在体内各腔隙的分布比例

液中,一般含有 Na 35mEq/L,K 20mEq/L,其张力相当于 Na 加 K 的总和,即 35+20=55mEq/L,因此,1L 这种低张液体相当于 360ml 等张液与 640ml 自由水混合而成,而等张部分 360ml 全部分布在细胞外,自由水部分 640ml 中,有 1/3(215ml)分布在细胞外液,2/3(425ml)分布在细胞内液(见图 85)。

> **笔记:输液制剂中,除了钠离子外,其他阳离子对制剂分布的影响**
>
> 　　钾、钙和镁等离子也是形成张力的离子,因此,在考虑输液张力时,不能光考虑钠离子因素,也应该考虑到液体内其他阳离子含量。
>
> 　　例如,低张溶液中,如果单纯考虑钠离子,则其张力约为生理盐水的 1/4(≈35/154),如果考虑到里面含的钾离子 20mEq/L,则张力就是生理盐水的 1/3(≈55/154)。

二、维持输液:维持体液平衡的输液方法

　　任何时候水分不能经口摄取或者摄入不足时,引起的症状可称为烦渴。实际上,每日人体从体内到底排除或者丢失多少水分呢? 人体水分排出的途径有肾脏(尿液)、消化道(大便和呕吐物)、呼吸道(呼出的水蒸气)和皮肤(出汗和不显性蒸发)等。以下逐一介绍。

肾脏:

　　人体每天经过肾脏排除的溶质量约 10mOsm/kg,体重为 60kg 的个体每天排泄的总溶质量为 600mOsm,而在肾功能正常情况下,肾脏最大浓缩能力为将尿液浓缩到 1 200mOsm/L,因此,每天能排泄掉体内代谢总溶质所需要的最低尿液量为 600÷1 200=0.5L。因此,如果每天尿量少于 500ml 时,体内的溶质(如尿素氮)就不能充分排出体外,就会在体内蓄积,因此,尿量少于 500ml 被称为少尿(oliguria),因此,如果体液从尿中丢失,每天至少要排出

500ml 尿液。

消化道：

正常在没有呕吐和腹泻的情况下，每天从大便排出的水分为 100~200ml，如果出现呕吐或者腹泻，则每天从消化道丢失的水分就会发生非常大变化，因此，在临床上应尽可能准确记录每次呕吐物和大便的量，以便评估体液的平衡。在评估水分丢失时，必须同时考虑电解质的丢失。表 85 列出各种主要体液内电解质的含量，可见在记录排泄物和评估体液平衡时，必须充分考虑各种体液成分的差异。例如在胆汁、胰液和大肠液这些含高电解质的体液丢失时，在补充液体时就应该将 Na 和 K 的比例增高。

呼吸道和皮肤：

在出汗过多、过度呼吸、高温干燥环境以及烧伤情况下，不显性蒸发的水分约为 12~15ml/(kg·d)，如果为 60kg 体重的个体，则每天丢失的水约可达到 1L，此时水分主要从皮肤和呼吸道丢失，其中呼吸道丢失约为总量的 30%。一般临床上，根据粗略估计，体温每升高 1℃，不显性蒸发量将增加 15%，而在重度出汗情况下，皮肤丢失的水每天可高达 10L。在使用呼吸机持续通气情况下，如果使用 100% 的湿化装置或面罩吸氧，每天从呼吸道丢失的水分小于 100ml，在评估体液平衡时可忽略不计。

代谢水：

人类摄入的营养成分如碳水化合物、蛋白质和脂肪，代谢后均会产生水，称为代谢水。普通饮食情况下，每 400kcal（约 1 670kJ）的食物代谢可产生 50ml 水，如果每天摄入 2 400kcal（约 10 000kJ）热量的食物，则可产生约 300ml 水。每日水分丢失量要根据代谢水的多少适当增减。

因此，一个 60kg 体重的个体，即使静卧在床上，每天至少也会有 500ml（肾脏）+200ml（消化道）+1 000ml（呼吸道和皮肤）−300ml（代谢水）=约 1 500ml 水排出体外。正常健康人每天水分的摄入和排泄相同，因此体重稳定不变。假如由于某些原因不能经口摄取食物和水分，

表 85　体内主要体液的组成

	Na^+（mmol/L）	K^+（mmol/L）	Cl^-（mmol/L）	HCO_3^-（mmol/L）
血浆	140	4	100	24
胃液	60	10	80	0
胆汁	150	5	100	45
胰液	140	4.5	80	90
小肠液	110	5	100	50
大肠液	130	10	120	30
不显性蒸发	0	0	0	0
轻度出汗	20	ND	20	ND
重度出汗	40	ND	40	ND

ND，无数据。

每天至少又经过静脉输注 1 500ml 液体才能维持机体水平衡,如果机体没有额外丢失水分如出汗、腹泻、呕吐及胃肠道手术后引流及不显性蒸发等,则每天只需输注维持量即可。如果有上述的额外丢失,则输液量要根据丢失量进行必要调整。

然而,每日从体内丢失的液体中,钠和钾等电解质如何计算? 钠离子在不显性蒸发水分中,几乎是零,肾脏在功能正常时,每天排泄的钠离子可以低至 10mEq,大便中每天丢失的钠离子非常少,可忽略不计。但是,如果每天经口摄入减少的情况下,肾脏利尿和排泄溶质要依赖钠排泄,因此,尿中每天都会丢失钠离子,所以,在每天设计补充液体方案时,都应该考虑补充钠离子,一般推荐至少补充 1mEq/kg,钾离子在肾脏中,主要是以来钠离子重吸收来排泄,即每吸收 1mEq 钠离子,就有 1mEq 钾离子排泄导尿中,因此,即使体内缺钾,尿中也会有钾离子排泄。大便和汗液中虽然含钾离子较少,但是也建议在每天补液方案中要额外补充0.5mEq/kg 钾离子。因此,对于体重 60kg 的成人,每天最少补充的液体(包括水分和电解质)的量如下表:

自由水 1 500ml+Na 60mEq+K 30mEq(Na 40mEq/L∶K 20mEq/L)

这相当于临床输液用的低电解质溶液(3 号)1 500ml,因此,一般将 3 号液作为临床维持输液的主要制剂。但是,如前所述消化道持续引流、呕吐和腹泻时,电解质的丢失就会大大增加,因此,在维持补液时要是等考虑电解质的额外丢失。实际上,临床在设计输液配方时,除了考虑输注足够的水分和维持尿液量外,还应该考虑到尿中排泄的电解质量,因此,可以按照每种电解质在尿液中最小排泄量来加以补充,一般实际操作时,推荐比最小排泄量稍微多一些。如果患者完全不能经口和经管饲补充液体的话,则 50kg 体重的成人每天最小需要的液体为 2 000ml,以此为基础,体重每增加 1kg,每天补液量增加 25ml。

实际每天补液量的目标=2 000ml+(实际体重−50kg)× 25ml

根据上述公式,体重 70kg 的成人,每天维持补液量为 2 400ml,如果体重为 40kg,则每天维持补液 1 750ml,一般使用低电解质溶液(3 号液)。对于有心功能不全的患者,应该注意容量负荷,根据具体情况给予减量,同时,要密切监测血氧饱和度、血压和心率、胸部 X 线片计算心胸比例以及检测血浆脑利尿钠肽(BNP)来评估体内容量负荷,根据评估结果,随时调整输液量和速度,并调整输液成分。

维持性输液的量是否能满足机体的需要,则需要通过密切监测体重变化来判定。一般应在清晨排尿后、进食早餐前测定体重,同时注意患者要穿同样的服装,以免因为衣服影响测定结果的准确性。如果每天定时定量摄取食物,没有额外的合成和分解代谢,如没有感染和炎症性疾病,没有肿瘤等消耗性疾病,没有服用类固醇类药物等,则此时每天肌肉、脂肪和骨骼的增加或减少的量非常少,在计算液体平衡时可以忽略不计,因此,每天体重的变化可以看成是完全由于体内水分增加或减少引起的。如果患者完全不能进食,输液途径采用末梢静脉,由于每天体内分解代谢,体重 60kg 的成年人,每天干体重(mass body weight)可能减轻 0.3kg,因此在设计输液处方时,应该将这部分变化考虑在内。例如,如果禁食 10 天,经末梢输液没有补充能量,干体重就会减轻 3kg,此时如果监测的体重没有变化,则可能是体液量增加了 3kg。因此,在临床实践中,应该注意这种特殊情况变化,及时调整输液方案。

在输液过程中,除了监测体重外,观察血压和尿量也非常重要,一般保持尿量在 30ml/h 以上,可以通过胸部 X 线片计算心胸比例、有无胸水及肺部淤血等指标来判断输液是否充分。还可以通过测定血浆 BNP 水平和心脏超声测定下腔静脉直径以及中心静脉压(central venous pressure,CVP)等指标来综合判断体液量,根据综合判定结果来调整输液方案(表 86)。

表 86　维持输液量的调整方法

- 监测维持输液量的最好方法为测定体重
- 体重测定要在早晨排尿后、早餐前,着同样重量的衣服测定
- 每天摄入的食物量和质相同,体内没有额外的合成和分解代谢存在,则每天体重的变化就等于体液量变化。然而,如果禁食,每天体重将减少 0.3kg
- 其他监测输液量的指标:血压、尿量(30ml/h 以上)、CVP($6\sim12cmH_2O$)、胸部 X 线(心胸比例、胸水、肺淤血)、下腔静脉直径、BNP、血红蛋白和血浆白蛋白浓度

三、纠正输液:恢复体液平衡的输液方法

为了理解本章内容,建议读者复习第 2 章的钠离子缺乏(脱水)部分的内容。

输液还有一个主要目的是补充体内缺乏的水分和电解质,恢复体内液体和电解质平衡,为了达到此目的,在输液治疗之前,应该考虑以下 3 个问题。

① 哪里的体液不足?（Where）
② 体液中什么成分不足?（What）
③ 体液成分不足的量是多少?（How much）

1. 哪里的体液不足?

细胞外液

细胞外液分为血管内血浆成分和组织间液(细胞间液),该部分体液不足多数由脱水和出血引起,血管内体液不足主要是在出血的急性期和肝硬化及肾病综合征等水肿性疾病引起,而后者细胞外液总量并不减少,反而增加,这点应该注意。一般在细胞外液量减少时,会严重影响血液循环状态,表现为血压降低、心跳加速和尿量减少,毛细血管再充盈延迟,这些表现也是细胞外液量不足的体征。皮肤和黏膜表现为皮肤弹性降低、腋窝干燥和口腔黏膜干燥,主要是因为细胞外液量减少、组织间液量降低。此时,应该补充等张液来尽快回复细胞

外液量。

细胞内液

细胞内液量缺乏时,多数是高渗性脱水,伴有高钠血症,或者是慢性脱水。慢性消耗性疾病长期细胞外液量减少,首先引起细胞外液脱水,进而细胞内液量减少。如长期饥饿、营养不良和糖尿病血糖控制不良。补充细胞内液主要用低张液体,值得注意的是细胞内液的主要离子为钾离子,因此,再补充水分时,应该注意补充钾离子。细胞内液不足除了高渗性脱水外,细胞外液量也减少,因此,再补充液体时应该充分考虑到细胞外液量,给予适当补充。细胞内液量不足时,对循环动力学影响不大,但是口渴感明显。另外,细胞内液量严重不足时,伴有高钠血症和血浆高渗透状态,常引起神经系统症状如嗜睡、谵妄、昏迷,严重时出现痉挛和意识障碍。如果出现脑水肿等细胞内液量严重不足增加情况,则不适合输注低张液体,这样会增加脑细胞水肿,值得注意。

2. 体液中什么成分不足?

体液分为水分和溶质,容量不足可分为水分不足和溶质不足。因此,在分析体液容量不足时,要区别到底是水分不足还是溶质不足,两者缺乏的比例是多少。要解决这个问题,首先要了解体液丢失的途径,如果是消化液、胆汁、引流液或者尿液,则含有大量电解质,如果是汗液丢失则主要是自由水,这是决定补液处方的前提条件。另外,测定细胞外液的张力也是鉴别水分抑或溶质不足的主要方法。体液丢失首先起于细胞外液,细胞外液丢失会导致体液张力变化,在体液张力平衡打破后,细胞内外液会在张力差的作用下,在细胞内外液间经过细胞膜移动,以便达到新的张力平衡。脱水症主要是指体液量减少,而体液又分为细胞内液和细胞外液,因此,了解体液从哪个腔隙丢失对于补液的治疗非常重要,表87给出了水分和钠哪一种丢失、丢失的量是多少,这些对于体液丢失的诊断和补液治疗非常重要。基本上全部脱水都是细胞外液量减少,细胞内液量减少主要是低张液或者自由水丢失,一般用脱水(dehydration)这个名词来表示,以示区别。

等渗性脱水(血钠浓度正常)

体液中,钠和水分等比例丢失,主要见于大量出汗及胃肠引流,主要是细胞外液丢失。

表87　细胞内液及外液不足、过剩的病态情况下适合的补液选择

疾病	体液量不足的场所	最适输液种类
血压下降、心率加快	细胞外液不足(循环血浆量减少)	等张液
口渴感、高钠血症、血流动力学稳定	细胞内液丢失多于细胞外液丢失	低张液和钾离子
长期饥饿,血糖控制不良	细胞内液和细胞外液都不足	等张液、钾离子和磷
脑水肿	细胞内液量过多	输注等张液,控制输液量,甘露醇或甘油
水肿性疾病伴低钠血症	细胞外液过剩 细胞内液不变 血管内脱水	尽可能控制输液量 输注人体白蛋白? ?

由于血容量减少,多数伴有血流动力学不稳定,低血压和心动过速,治疗主要补充等张盐水(0.9% 生理盐水)。

低渗性脱水(血钠浓度降低)

体液中钠丢失多于水分丢失,即高张体液丢失,主要见于在补充体液丢失时,自由水的补充量过大如口服水分或者输注低张液体等,引起医源性低渗性脱水。因为水分会在张力差作用下,向细胞内移动,因此,一般不存在细胞内液减少,而主要是细胞外液的减少。在补充液体时,主要选择 0.9% 生理盐水和增加钠离子的摄入。但是,此时要除外水肿性疾病伴随的体液过剩状态。

高渗性脱水(血钠浓度升高)

体液丢失的水比钠多,即低张液的丢失,见于皮肤蒸发或渗透性利尿等情况。高渗性脱水是临床上最常见的体液丢失,主要见于高龄患者、幼儿、意识障碍和重症患者,他们一般不能主动饮水,因而体内自由水缺乏。主要表现以细胞内液丢失为主,此时,由于细胞外高渗状态,细胞内水分向细胞外移动,因此,一般不会影响血液循环的稳定。

表 85 已经给出了各种体液中电解质含量,根据患者病史和临床检查,可以很容易粗略地推断出丢失的体液成分,从而制定相应的补液治疗方案。如表中所示,胆汁和胰液接近等张液,肠液的张力介于等张液和低张液之间,而汗液属于低张液体。

3. 体液成分不足的量是多少?

在补液治疗前,应该尽量准确估计体内到底丢失多少体液,主要丢失的是溶质还是水分,这对于制定补液方案非常重要,但是,由于疾病的复杂性,和人体自我调节机制的干扰,及检查手段的限制,使得准确判断液体丢失非常困难。一般体液丢失主要是细胞外液,因此,可以根据循环血浆量来评估体液的丢失,而对于细胞内液量的评估,目前尚没有特异方法。多是根据血液张力来推断,一般血清低张力时,细胞内液量往往过剩,而血清高张力时,细胞内液量往往减少。但是,长期饥饿或者糖尿病控制不良时,细胞内液中氨基酸、钾离子和磷等溶质大量丢失,此时,细胞内液量则不依赖血液张力而减少,应该特别引起注意。除此之外,如果血清张力正常或降低,一般都不会考虑体内存在细胞内液量减少。因此,在临床上,一般都只考虑细胞外液量的多少来决定补液治疗方案。细胞外液量不足时,一般都会引起心脏循环系统症状,血浆量减少 5%~10%,就会出现直立性低血压,如果减少15%~20%,则出现平卧位低血压、休克甚至意识障碍。其他判断脱水量多少的指标还有体重,如果病前知道患者的体重,则体重的减少可以作为判断脱水的准确指标。此外还可以利用血液血细胞容积来估算脱水量,计算公式为:$0.2 \times$ 体重 $\times$(测定的血细胞比容 $\div$ 正常血细胞比容-1)。

建议参考第 2 章"钠离子缺乏(脱水)"小节,来判断和诊断脱水症。

4. 纠正输液实践:脱水症的治疗

治疗脱水症的基本原则是:首先确定体液丢失的性质,是低张性、等张性还是高张性失液,然后判断是哪一个腔隙的体液丢失为主,细胞内液还是细胞外液,根据判断结果来决定补液的量和质。例如,尿崩症或渗透性利尿,或者水分摄入不足,一般都引起高钠血症、高渗性脱水,此时应该输注低张液体。假如脱水引起低血压或心率加快,或者直立性低血压,多数提示细胞外液量减少,而且主要是等张液丢失,此时应该积极补充等张液体,必要时根据血液钠离子浓度,来补充钠离子或者输注高张液体。

如果脱水伴有明显的低血压甚至休克,需要紧急输液治疗,输注 0.9% 的生理盐水冲击治疗是脱水症的最基础治疗,如果是急性出血引起的脱水和低血容量,首先应该考虑输血治疗,治疗过程当中,密切监测血压和心率变化,如果两者逐渐恢复,则根据情况适当调整输液的量。

如果脱水量没有影响血液循环,则没有必要强调输液速度,一般按照脱水量和丢失电解质情况,逐渐缓慢补充即可,特别是高龄患者和伴有心功能不全时,输液速度必须缓慢,以免引起或加重心功能不全,如果出现血压下降和心率增快,则可以用 0.9% 生理盐水,按100~250ml/h 速度输注。待患者血流动力学状态稳定后,而患者不能经口摄取食物和水分时,则应该给予每天 2 000~2 500ml 维持输液来保持体液平衡(图 86)。

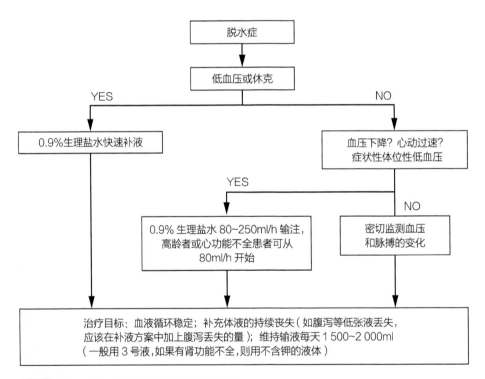

图 86　纠正脱水症的处方设计方法和根据

四、输液处方基础

图 87 所示,脱水时补液处方和补液途径应该根据不同的疾病状态适当调整。首先,如果患者体内有脱水和电解质紊乱,就应该开始纠正脱水和补充电解质缺乏,此时,患者常常有经口摄取食物和水分困难,因此,在纠正脱水的同时,应该考虑补充身体基本需要量(即维持补液)。通常在纠正脱水时,输液多数使用等张液,而维持输液则使用低张液体。而通常在制定补液治疗的初期,尚不了解肾功能情况,因此,推荐使用不含钾离子的溶液制剂。综合以上,一般开始补液时,通常使用 1 号液体(Na 90mmol/L,K 0mmol/L,Ca 0mmol/L,Cl 70mmol/L,葡萄糖 2.6%,乳酸 20mmol/L)。当出现血压降低和休克时,首先应该补充细胞外液纠正休克,因此,最好选择 0.9% 生理盐水等张液。

此后,随着补液治疗的进行,脱水症状改善,生命体征稳定,体格检查趋于正常,补液治疗逐渐减少。此时,应该改为经口摄取水分,如果生命体征不稳定,则应该持续追加维持输液,补液种类应该从 1 号液体逐渐过渡到 3 号液体。关于应该补充多少液体来维持体液平衡问题,应该根据体重变化来调整,一般指标为体重在短期内不会有大的波动(增加或者减少)。另外,维持补液的量应该保持每日尿量在 1 000ml 以上,血压和心率稳定不变,没有水肿和心脏扩大,体液内电解质浓度恒定不变。最重要的是根据以上评估结果,每天调整维持输液的质和量。当患者可以自主进食后,应该及时停止输液。

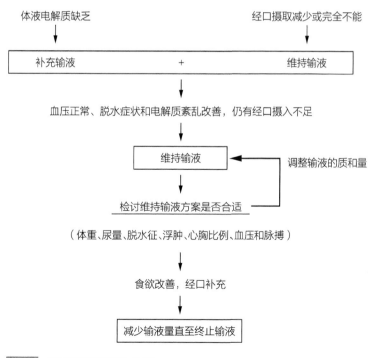

图87　制定输液方案的依据

如果体液丢失不仅仅是大便和不显性蒸发水分,这种情况的体液丢失需要补充维持输液(3号液),如表85所示,汗液和胃液都是低张液体,而胆汁和胰液与其他消化液相比,最接近等张液组成,而且含有大量碳酸氢盐。因此,消化液丢失的最佳补液是等张液和1号液体,但是应该注意碳酸氢盐丢失引起的代谢性酸中毒。

五、输液制剂的种类和特征

1. 等张液(补充细胞外液)

等张液体主要包括0.9%生理盐水、乳酸林格液和醋酸林格液,这些液体输注到体内,几乎全部分布在细胞外液,血管内分布量约为1/4,这些液体由于不含碳酸氢钠,因此,大量输注后,血液中钠浓度升高,而碳酸氢根浓度降低(容量扩张性酸中毒),导致代谢性酸中毒。这种代谢性酸中毒不见限于输注生理盐水,输注5%葡萄糖和其他液体也都会引起容量扩张型代谢性酸中毒。乳酸林格液中,钠离子浓度为130mEq/L,低于等张盐水的钠浓度,但是,含有钾离子和钙离子等阳离子使得其张力相当于等张液,但是,乳酸林格液在休克时,由于有尿少和肾功能减退危险,因此,一般选择无钾液体作为补液制剂,通常选择生理盐水溶液。另外,乳酸在休克和肝功能不全时易在体内蓄积,因此输注乳酸林格液会加重乳酸蓄积,使酸中毒恶化。含有的钙离子和血液制品同时使用,会导致枸橼酸钙沉淀。醋酸林格液是将乳酸林格液中的乳酸用醋酸来代替,因为醋酸是在肌肉内代谢成碳酸氢盐,因此,在肝功能不全和休克时使用,不会引起乳酸酸中毒。然而,目前尚没有临床研究证明乳酸或醋酸林格液在输液功能上优于生理盐水,因此,在临床实践中,由于循环血浆量减少引起低血压或休克时,仍然建议首先选择0.9%生理盐水作为主要输液制剂。

2. 1号液(3/5张输液——开始输液)

1号液的张力约为0.9%生理盐水的60%,不含钾离子。张力相对较高,补充细胞外液有一定的优势,因此,常用于轻度到中度脱水症的初始治疗,因为此时细胞外液量减少,且不能准确判定是低渗性脱水还是高渗性脱水,输注含有一定自由水的液体既可以补充细胞内液,又可以补充细胞外液。但是在实际使用时,不能全部使用1号液,这样容易引起血液低渗状态,一般建议估计补充量的1/2使用1号液,以免引起体液过量导致肺水肿。当尿量恢复到30ml/h以上时,如果是低渗性脱水,就开始过渡到补充2号液,如果是高渗性脱水,就开始转到补充3号液。

3. 2号液(2/3张输液——补充细胞内液)

2号液的张力约为0.9%生理盐水的70%,输注到体内后,主要分布在细胞外液,而且,2号液中含有钾和磷,它们是细胞内主要电解质成分,因此对长期营养不良或者控制不良的糖尿病引起的慢性脱水患者,治疗方针是既要补充细胞外液,同时又要兼顾补充细胞内液。此时,2号液是最佳选择。

4. 3 号液(1/3 张输液——维持输液)

　　3 号液体的张力恰好相当于维持液的电解质促成,每天输注 1.5~2.5L 维持机体的体液平衡,维持输液的目标是保持每天尿量在 50ml/h 以上,然而应该注意,3 号液含有钾离子,因此,在肾功能不全容易出现高钾血症的患者,慎用 2 号液体。

5. 4 号液(1/5 张输液——术后恢复输液)

　　4 号液体通常又称为术后恢复输液,这一名称在临床上可能引起很多问题,因为,手术后患者 ADH 分泌增多,自由水排泄减少,常常引起手术后低钠血症。因此,输注 4 号液体很容易引起或者加重低钠血症。4 号液体不含有钾离子,因此可以作为慢性肾功能不全患者的维持输液用,也可以用来治疗因消化液和出汗等低张液丢失的补液,因为此时细胞外液量减少轻微,血流动力学稳定。

6. 5% 葡萄糖输液

　　5% 葡萄糖主要用于补充细胞内液量和纠正高钠血症,此时体内自由水缺乏。当 5% 葡萄糖输注到体内后,首先起到等张液的作用,此后由于葡萄糖很快分解代谢,张力消失,因此,输注葡萄糖起到和输注自由水同样的作用。而直接输注蒸馏水则会因为低渗透压而引起溶血,因此一般不将蒸馏水作为输液用。必要时,可以通过中心静脉输注。而葡萄糖液引起溶血的机会较少,因此可以代替蒸馏水使用。

知识点	**什么是安全输液制剂?**

　　本章详细地叙述了 Talbot 的安全输液的理论("高龄患者输液的注意事项"部分),通过输注这些液体来维持机体内体液平衡(即尿中可以充分排除多余的溶质和水分),就需要调整输液量的上限和下限的范围,又要考虑到输注液体的渗透压范围,一般在 100~200mOsm/L(即 1/3~2/3 等张液),因此临床上经常使用 1 号液或 3 号液,既安全又好用,即使是初学医生对输液了解不深,也可以根据制剂说明来调整患者的体液平衡。

7. 补充钾离子的液体

　　人体每天需要 30~40mEq 钾离子来维持代谢的需要,然而,人体细胞外液中钾离子约为体内总钾量的 2%,一般只有 60mEq 左右。因此,快速补充钾离子会使细胞外液(血液)钾离子浓度急剧升高,从而引起心律失常。因此,含钾离子的制剂只有在糖尿病酮症酸中毒导致的严重低钾血症和体内钾缺乏的情况下使用,而在一般情况下,应尽量避免使用。如果需要补充钾离子,一般建议补钾液体浓度在 40mEq/L 以下,速度在 20mEq/h 以下。即使在重度低钾血症引起心律失常和肌肉麻痹时,钾离子的输注速度也不应该超过 35mEq/h,但是应该特别慎重。如果超过这个速度,则应该咨询肾内科医生,而且应该在病历里详细记载输注氯化钾的理由。

一般每天需要 40mEq 的钾离子维持机体的基本需要,补充钾离子的上限为 240mEq。如果估计有重度低钾血症,且伴有心律失常或呼吸肌麻痹等紧急情况,每天最大补钾量也应该控制在 120mEq 以内。

维持补钾最好经过口服补充,一般 40mEq 的钾相当于 3 根香蕉,100% 橙汁 1L,0.5g 的氯化钾片 5 片。血清钾离子浓度并不是体内钾缺乏的最好指标,但是,可以根据血清钾浓度来粗略判断体内缺钾的量。如果血清钾浓度降低 0.5mEq/L,则相当于体内缺钾 100mEq。

静脉点滴用的 10% 氯化钾每瓶(20ml)含有钾离子 20mEq,即 1mEq/L。含钾制剂经过末梢静脉输注很容易导致静脉炎,输注部位的静脉疼痛,因此推荐高浓度的氯化钾应该经过中心静脉输注。临床上常用的补钾制剂包括氯化钾和磷酸二氢钾。

氯化钾:由于氯离子主要分布在细胞外液,如果低钾血症引起心电图改变,此时急需升高细胞外钾离子,应该选用氯化钾溶液。

磷酸二氢钾:磷酸等有机酸很容易被细胞摄取,因此,对长期饥饿和糖尿病控制不良引起的低钾血症,常常存在细胞内钾离子缺乏,此时应该首选磷酸二氢钾。

补充钾离子的原则:

- 输液中钾离子浓度:40mEq/L 以下
- 补充钾离子的速度:20mEq/h 以下
- 每日补钾的量:120mEq 以下
- 对于重度低钾血症引起心律失常和呼吸肌麻痹时,可以输注浓度较高的氯化钾,输注速度也可以加快,每天补充钾的总量也可以增加,但是,在这种情况下,要咨询肾脏科医生,并在病历上记载输注的理由

---

8. 补充钙、磷和镁的液体

人体每天需要的钙离子、镁离子和磷的量尚未清楚,如果因为肠道疾病、长期大量酗酒和控制不良的糖尿病患者,以上例子在尿中排泄增加,而每天有没有常规补充的话,就应该根据血清浓度适当地加以补充。镁离子主要适用硫酸镁,磷的补充主要适用磷酸二氢钾,而补充钙的制剂有氯化钙和葡萄糖酸钙。经静脉补充氯化钙会引起静脉炎和注射部位疼痛,因此,可以选用葡萄糖酸钙制剂。目前,有些制剂含有钙和镁离子,如林格液等。

六　高龄患者输液的注意事项

1. 年龄增长影响肾功能和水电解质平衡调节的机制

肾功能减退(Cochcroft-Gault 公式)

随着年龄的增长,即使没有肾脏病,肾功能也会慢慢下降,对于老年人,即使血清肌酐浓

度正常,肾小球滤过率(GFR)也有可能下降,必要时可以使用 Cochcroft-Cault 公式来推测老年人的 GFR。

$$GFR=(140-年龄)\times 体重(kg)\div[72\times S_{Cr}(mg)](女性则再乘以 0.85)$$

肾脏钠离子的重吸收和排泄能力降低

当饮食或者静脉注射中钠负荷突然增加,或者突然减少,此时肾单位对多余钠离子平衡调节需要一定的时间,因此,针对这种变化,肾脏不能迅速增加或者减少尿钠的排泄。因此,老年人很容易出现钠负荷过多导致水肿,或者钠负荷减少导致脱水。

尿液浓缩和稀释功能低下,口渴敏感降低

随着年龄增加,肾功能逐渐降低,尿液的浓缩和稀释功能同时减退(等渗尿),因此老年人容易出现自由水的重吸收和排泄障碍,身体对水平衡的调节功能降低,调节范围狭窄,因此,一旦水分摄入过多或者减少,极易出现水肿或者脱水。

高龄是临床低钠血症和高钠血症的独立危险因素。

2. 高龄患者的安全输液(Talbot 安全输液理论)

图 88 显示,X 轴为输注液体的渗透压(mOsm/kgH$_2$O),Y 轴为输液量(L/d)。通过曲线来画出安全输液的范围。人体每天从尿中排泄的溶质量为 10mOsm/kg,体重 50kg 的人体每天排泄的溶质量约为 500mOsm,人每天输注液体的最大负荷量用溶质量来表示就是 X × Y(mOsm)。那么每天排泄的溶质总量为 X × Y+500mOsm。每天输液量 Y+代谢水=尿量+不显性蒸发液量,因此尿量=Y+代谢水-不显性蒸发液量=Y-0.6L。尿液的渗透压在正常情况下在 50~1 200mOsm/L 范围内变化,老龄人则变化范围较小,一般在 100~800mOsm/L,尿液的浓缩和稀释功能降低。尿液的渗透压是尿液中的溶质量除以尿量的结果,即(X × Y+500)÷(Y-0.6)。

如果肾功能正常的成年人,每日允许的氯化钠摄入量为 0.5~40g,当肾小球滤过率降低50%,则氯化钠摄取的最大量变为 20g,而下限的变化则不大。而此时老年人肾脏对钠摄取量减少反应迟钝,一般建议老年人氯化钠摄取量的下限调整为 1g,因此,老年人每天氯化钠的摄取量的允许范围为 1~20g。而 1g 氯化钠相当于 34mOsm,输液中溶质负荷 X × Y 可以用一下算式来计算。

正常人:0.5 × 34<X × Y<40 × 34 ···(Ⅰ)

老年人:1 × 34<X × Y<20 × 34 ···(Ⅱ)

住院的老年患者一般经口摄入较少,因此,每天体内溶质产生量从 500mOsm 降低到250mOsm。

正常人:50<(X × Y+500)÷(Y-0.6)<1 200 ·······························(Ⅲ)

老年人:50<(X × Y+250)÷(Y-0.6)<1 200 ·······························(Ⅳ)

以上每个计算式所计算的数值带入 XY 轴,作成曲线(图 88),四条曲线围成的范围就是可允许的输液范围。和健康成人相比,老年人由于肾功能降低,其可允许的输液范围显著变窄。因此,在临床输液时,无论是输液量还是溶质的量,都应该严格限制。

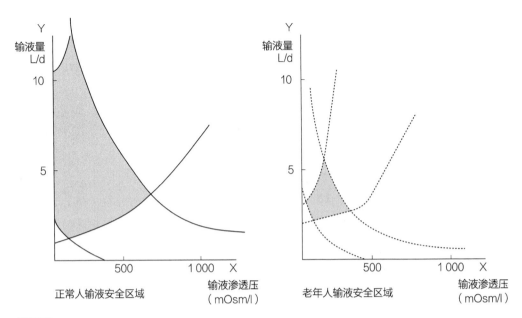

图 88　Talbot 安全输液理论。四条曲线围成的范围即是可允许的安全输液范围

　　从图 88 可以看出,老年人无论输液量还是输液的渗透压(溶质浓度)都受到严格限制,因此,输液量过多就会出现水负荷过重,导致水肿,如果输液量过少,就会出现脱水。如果输液的溶质量过多,就会出现高钠血症,而溶质量过少又会导致低钠血症。另外,研究发现,住院老年患者出现的钠和水平衡失调几乎都是医源性——因为医生在制定输液方案时,没有考虑到老年人的代谢特点。因此,临床医生在制定治疗方案时,应该根据患者自身特点,进行个体化输液治疗。

七、围手术期输液管理的注意事项

　　围手术期和重症患者的主要特征是体内液体出入量的平衡,入量包括经口和经静脉输入,液体排出量包括尿量、大便和不显性蒸发量。临床上,将出量和入量进行加减,来评估体液的平衡。此外,在这些患者中,尚有很多特殊情况会影响体液的平衡,这些情况在临床治疗中,是不能忽视的,下面分别叙述。

1. 第三腔隙的概念
　　人体内的第三腔隙是指没有功能的细胞外液部分,包括腹腔和胸腔。它是和细胞外液(细胞间液和血浆)保持着细胞交换。这些第三腔隙的液体与体液平衡没有关系,不能进行同样分类,包括手术野周围组织水肿和手术伤口积液,特别是腹腔脏器手术和较大手术后的手术周围组织水肿或积液。第三腔隙中的液体并不是绝对封闭的,就好像在感染或高度炎症反应情况下,会有毛细血管渗出增加一样。

第三腔隙的容量并不能像其他体液一样,可以随时测定,在以下情况提示第三腔隙的存在。

下列情况应该考虑有第三腔隙

- 手术部位及其周围
- 即使在输液治疗下,血压仍低和尿量仍减少,循环血浆量低下等征象
- 和脱水不同,体重在液体正平衡的情况下,增加过快
- 当病情好转后,细胞外液开始再分布,此时,体液量过剩,且尿量异常增加

第三腔隙在组织密度较大的器官组织内不易发生如肝脏和肾脏,而在密度较疏松的组织如空腔脏器肠管和皮下组织较容易产生。手术或者组织损伤后,很快就会出现液体积聚,出现第三腔隙,通常在 2~3 天通过细胞外液重新分布而消失。如果手术损伤较大或者合并炎症反应,则这种第三腔隙的液体积聚可能持续数周时间。

第三腔隙液体在细胞外液重新分布(refilling)时,由于之前的大量输液治疗,导致液体负荷过多,如果患者伴有慢性心脏病或肾脏病,很容易造成急性心功能不全和肺水肿等水分过多的并发症,应该引起注意。而且对于这类患者手术后,输液方案应该尽量限制在最小机体需要量以内。

关于第三腔隙的体液量在临床上很难准确估计,一般临床上,按照普通肠道手术约 1L判断,其他手术约在 0.5L 左右,也可以根据血压、尿量、中心静脉压及下腔静脉直径来估计血管内容量,调整输液量和速度。

2. 血管扩张

在围手术期,由于麻醉和炎症反应,末梢血管阻力降低,血管扩张,血管容量显著增加,因此,相对的体内细胞外液量的比例较正常增加。根据经验,一般手术后,细胞外液的容量按增加 300~400ml 来计算。

3. 术后引流管

通过胆管或者胃管引流到体外的液体都应该计入体液丢失量中。这些体液中所含的电解质见表 85。

围手术期的体液平衡:
摄取量+代谢水=尿量+大便量+不显性蒸发汗量+第三腔隙和血管扩张量+胃管和手术伤口引流量

综上所述,手术后输液应该注意以下几点,即在维持性输液的基础上,增加:①发热和伤口处皮肤蒸发的液体量;②由于第三腔隙形成和血管扩张引起的血容量相对减少量;③胃管

和伤口引流的体液丢失量;④由于手术中和术后出血造成的体液丢失的量。

以上这些体液丢失几乎都是低张液体,只是引流液接近等张液体,因此在补充液体时应该注意选择液体的质和量,如果补液不正确,或者持续补充低张液体,加上术后的机体应激反应引起 ADH 分泌亢进,常会引起低钠血症,因此在手术后,尤其是大手术,应该密切监测血液电解质浓度变化,适当补充钠离子和钾离子,以防电解质紊乱。另外,手术后数日第三腔隙内的异常体液会重新分布,而且手术后的血管扩张状态恢复,此时会使循环血浆量急速增加,此时极有可能导致血容量快速扩张,引起充血性心力衰竭,临床上要注意预防。

手术后体液管理注意事项:

- 手术后,引起有效循环血容量降低的因素很多,包括出血、第三腔隙、血管扩张、发热、引流及创伤不为皮肤蒸发水分
- 电解质丢失增多加上 ADH 分泌亢进,如果术后持续输注低张液体,极易导致医源性低钠血症
- 手术后数日,由于第三腔隙的液体重新分布加上扩张恢复术前的容积,极易造成有效循环血容量急速扩张,导致新功能衰竭

八、特殊患者输液管理的基本对策

1. 肾功能不全

在输液治疗时,患者少尿或者无尿对于指定治疗方案非常重要,急性肾功能衰竭或者终末期慢性肾功能不全(透析)患者,由于无尿,维持性输液只需要补充每日不显性蒸发汗量加上大便中水分丢失量,再减去经口摄入量即可,如果经口摄入量为 0 的话,只需补充不显性蒸发汗量加上大便中丢失的水分即可,即每天 0.5~1L。然而,如果患者有显性出汗和腹泻,维持补液量就应该相应增加。肾功能不全时,除非有低钾血症(血清钾<3mmol/L),一般不建议补充钾离子,因此,此时应该选用 1 号液或者 4 号液这些不含钾离子的液体来作为维持补液治疗。

如果患者有脱水的表现,在输液治疗开始时,补充脱水的方案和一般肾功能正常的患者不同,此时,应该在检测血压及其他循环血容量指标的情况下,选择不含钾离子的生理盐水或者 1 号液来纠正脱水。

如果患者尿量减少,体重也没有逐渐增加的话,维持输液量最好和普通肾功能正常患者一样,一般从小量输液开始,在完全不能经口摄入的情况下,先从每天 1 500ml 无钾液体开始,同时密切监测体液量的指标,如果有低钾血症,则每天补充钾离子 30~40mEq,此后,根据血清钾离子浓度来调整。

慢性肾功能不全同时合并慢性心脏病的患者非常多,因此,如果体液管理不好很容易出现体液负荷过多,体液平衡失调(过多)是心功能不全重要的危险因子。相反,如果患者住院

后,氯化钠摄入量突然限制,此时由于肾脏对钠离子的重吸收反应延迟,还没有随着摄入量减少而重吸收增加,就会导致低钠血症和脱水,所以,这种情况下极易引起血容量不足。应该密切监测患者体重变化,检查血液氧饱和度以及胸部 X 线片测量心胸比例,仔细胸部查体(听诊肺部湿啰音)来判断体液情况,必要时测定血液 BNP 浓度来判断体液负荷量。

肾功能不全时的输液原则:

- 维持输液量一般建议尿量+0.5~1L(出汗或者腹泻时适当增加)
- 血清钾离子浓度 >3mEq/L 以上时,不需要补充,及时复查血清钾浓度,如果血清钾离子浓度低,应该测定每日尿钾的排泄量,初次补钾应该在 40mEq 左右,再根据血钾浓度调整
- 肾功能不全时,体液调节范围变窄,患者极易出现水负荷过多或过少,因此应该密切监测生命体征、尿量和胸部 X 线片,来判断体液量变化,根据评估结果来调整输液治疗方案。

---

2. 水肿性疾病(心功能不全、肾病综合征和肝硬化)

　　水肿性疾病时多数存在体液量过剩,但是循环血浆量却低下,而且也多数合并低钠血症。因此,液体管理和输液治疗非常困难,由于表现为水肿和大量腹水,重度低蛋白血症(血清白蛋白浓度小于 25g/L)。此时如果没有肺淤血和肺水肿,每天最大输液量最好不超过 500ml。如果患者不能经口摄取液体,由于不显性蒸发量和大便的丢失,体液可能出现负平衡,因此,每天输注 500ml 液体可能不足,如果患者可以经口摄取,则应该控制输液量,尤其是水分和钠盐应该严格控制,必要时使用利尿剂增加液体排出。如果怀疑体液量减少引起少尿和肾功能不全恶化,肾脏灌注压显著下降,应该考虑输注白蛋白制剂,特别是在出现低血压时,建议使用多巴胺等升压药物。但是,在大规模临床试验中,并未发现输注白蛋白和使用多巴胺能改善患者预后。如果存在低钠血症,应该避免输注低张液体(即预定输注液体的量中,低张液细胞外液分布的部分,即使改输等张液体,理论上也不会增加细胞外液量),请参照第 2 章中钠离子平衡调节系统(细胞外液量调节)的异常部分。

不能经口摄取的浮肿患者输液治疗的原则:

- 维持输液量一般是每天尿量+0.5~1L,如果由发热、出汗和腹泻等失水则适当增加
- 体液量需要减少体液量的话,应该从预计维持输液量中减去需要减少的体液量
- 重度低白蛋白血症(白蛋白浓度<25g/L)时,每天体重减少不超过 0.5kg(500ml),以维持有效循环血浆量
- 每天利用体重、生命体征和体格检查来评估体液量情况
- 低钠血症时,避免输注低张液体,建议输注等张液以上液体,严格限制水分入量

3. 高血糖症(糖尿病酮症酸中毒、高渗性非酮症性昏迷)

伴有昏迷的重度高血糖又成为高血糖危象(hyperglycemic crisis),根据临床检查可以分为糖尿病酮症酸中毒(diabetic ketoacdosis,DKA)和非酮症性高渗性昏迷[(或者高渗性高血糖状态(hepersomolar hyperglycemic state,HHS)]。应该强调的是这些病态的共同点在于体内的水分和钠离子严重不足,表88列出了两种病态各自典型的水分和钠离子不足。这些数据资料来自欧美,而中国人情况可能少于表中列出的数据。但是,都存在体内水分和钠离子严重不足。如果没有脱水,因为尿糖的排泄,一般就不会引起高血糖,如果改善脱水,即使不使用胰岛素血糖也会逐渐得到改善。美国糖尿病协会指南(Diabetes Care. 2004;27suppl 1:S94-S102)对于糖尿病酮症酸中毒或高渗性非酮症昏迷时,水分和电解质管理及胰岛素的使用都有详细的叙述,建议参照使用。而在我国临床上往往有过度干预,以下是本人对指南的理解,并根据自己的临床经验总结的观点,仅供参考。首先,如果患者没有心功能不全,可以先输注0.9%的生理盐水,根据血压来调整输液速度,一般8~20ml/(kg·h)。当系统血压稳定后,可以用1/2生理盐水来代替1号液体,建议输注速度在2~8ml/(kg·h)。钾离子则根据血清中的浓度适当补充,一般如果血清钾离子在3mmol/L以下即开始补充。建议每小时补充30mEq,可以使用氯化钾或/和KH$_2$PO$_4$,比例在2:1。如果血清钾离子小于4.5mEq/L,而尿中有钾离子排出,则不加速度调整至15mEq/h;如果患者少尿且血清钾离子浓度在4.5mEq/L以上,则必须控制补充钾离子。如果血清钾离子浓度小于3.5mEq/L,而且有出现心律失常或呼吸机麻痹的危险,则最好避免或控制使用胰岛素制剂。在DKA时,如果血清pH在6.9以上,则不建议补充碳酸氢盐,特别是有低钾血症时,应该先补充钾离子,再纠正酸中毒,否则将会使低钾血症更加严重。

表88　典型的DKA或HHS患者体内电解质和水分缺乏的量(按每千克体重计算)

	DKA	HHS
水分	100ml	100~200ml
钠离子	7~10mEq	5~13mEq
钾离子	3~5mEq	5~13mEq
磷酸根	5~7mmol	3~7mmol

DKA和HHS的治疗方针

输液:0.9%生理盐水8~20ml/(kg·h)开始,根据心功能情况适当增减

↓

血压稳定后,使用1号液或者1/2生理盐水2~8ml/(kg·h)

↓

血糖浓度降低到300mg/dl(16.67mmol/L)以下,可以改用1/3葡萄糖盐水,速度慢慢降低到1~4ml/kg

钾离子:KCl 和 KH₂PO₄ 以 2：1 比例输注(可以使用 2 号液体)

当血钾浓度<3.0mEq/L 时,限制使用胰岛素,按照 20mEq/h 速度补充钾离子,1 小时后再复查血钾浓度。

当血钾浓度在 3.0~4.5mEq/L 时,开始补液后,如果有尿量且排钾,按照 10mEq/h 速度补充钾离子,如果无尿则应该限制补钾,1 小时后再复查血钾浓度。

当血清钾离子浓度≥4.5mEq/L 时,应该严格控制补充钾离子,1 小时后再复查血清钾浓度。

补充碱:当血 pH<7 时,特别是同时合并低血压时,应该考虑补充碳酸氢钠。但是如果血清钾离子浓度低于 3.0mEq/L,应该避免补充碳酸氢盐。

当血清 pH≥7 时,应该控制补充碳酸氢盐。

胰岛素:重度低钾时,首剂根据体重注射 5~10 单位短效胰岛素。也可以根据输液后的血糖值,再来决定是否注射胰岛素

↓

此后,按照 0.1 单位/(kg·h)速度持续注射胰岛素,当血糖浓度降低到 300mg/dl (16.67mmol/L)以下,按照 0.05 单位/(kg·h)速度减少胰岛素用量。

九、门诊输液的适应证和注意事项

输液治疗大体上可以分为两类,一类是水电解质输液,另一类是营养输液,营养输液不可能靠短期或一次就达成目标,所以,门诊患者的输液治疗多数是水电解质输液。有一些食欲不振患者,在门诊输注水电解质加上维生素,即可达到治疗效果,又可节约医疗成本,具有较高的性价比。但是,尚无研究证明其有效性,因此还不能作为指南推荐在门诊输液。但是在我国,由于医疗资源有限,加上患者强烈要求,在门诊进行简单输液治疗的做法非常普遍,主要考虑到患者的具体情况,包括经济状况、工作紧张没时间住院等,可能还有其他一些非医学理由的特殊情况。

需要门诊输液治疗的疾病大多是脱水症,水和钠摄入不足,其他情况一般不选择在门诊输液治疗。低钾血症在少数情况下可以在门诊输液治疗,但是如果考虑到低钾血症的危险性,应该慎重选择在门诊输液还是在病房输液。酸中毒补碱治疗时,除非是组织低氧血症引起的乳酸性酸中毒,一般不考虑在门诊输液治疗,此时应该住院进行详细诊断。

输液疗法是纯粹的对症治疗,它只能改善疾病的状态,不能治疗原发病。因此,在治疗过程中,应该寻找基础疾病,如果确定了基础疾病,经过评估在门诊医疗条件下可以治疗,则应该在输液同时给予治疗原发病,才能有助于疾病的改善。

另外,在门诊输液治疗时,医护人员对患者的监测时间较短,对输液治疗的效果判断以及输液副作用观察都会遇到困难。因此,建议在门诊输液治疗时,输注 0.5~1L 后至少要观察 30 分钟到 1 小时,监测生命体征和症状的转归。

1. 脱水症（补充水和钠）

考虑到液体在体内分布，5% 葡萄糖主要分布在细胞内液，因此可以补充细胞内水分，而 0.9% 生理盐水主要分布在细胞外液（血管内），主要用于补充细胞外液。如果是细胞内外液量同时缺乏，则最好将以上两种液体混合输注。

但是，实际上区分细胞内液或细胞外液脱水非常困难，因为所有脱水都是先从细胞外开始，当水分丢失过多时，钠离子液随之丢失，而体内绝大多数的钠离子都分布在细胞外液，因而，脱水实质上是从细胞外液丢失大量水分。从理论上讲，等渗性液体和高深性液体的丢失都是先从细胞外液开始，而且，临床上能引起直立性低血压的脱水一般都提示是细胞外（血管内）脱水。然而，那些慢性脱水患者，由于体内水分或电解质丢失后，机体内各部分或各腔隙间在渗透压差或压力差的作用下进行体液交换，达到新的平衡。因此，按照基本原则，慢性脱水有 2/3 是细胞内脱水，1/3 是细胞外脱水。因此，如果丢失的体液是低渗液体，一般都是细胞内脱水，丢失液渗透压越低，细胞内脱水越明显。因此慢性脱水时，如果是低张液丢失，即可认为是细胞内脱水，如果血浆渗透压不高，更说明是细胞内水分不足。

急性脱水时，即使丢失的是低渗液，首先也是从细胞外液丢失，引起细胞外脱水，然后，由于渗透压或者压力差的作用下，细胞内液向细胞外移动，达到新平衡，因此，急性脱水首先是细胞外液丢失，导致一系列临床症状。

因此，对于脱水疾病的治疗，应该考虑到总体水分丢失量，也应该考虑到细胞内液不足的部分，补液时用 5% 葡萄糖和生理盐水混合使用。例如，门诊患者主诉数天呕吐、没有进食，伴有直立性低血压，应该首选补充生理盐水。相反，如果患者腹泻数日伴有食欲不振，且血压及生命体征稳定，特别是老年人或糖尿病血糖控制不良的患者，除细胞外液丢失外，还应该考虑细胞内液丢失，除了补充等张液外，还应强调补充低张液体。

有关输液量和输液速度，一般门诊输液量最好不超过 1L，如果估计输液量超过 1L，则最好住院治疗。脱水患者的输液量应该根据患者病史、体征及临床检查包括血压等来决定，治疗目的是临床症状和体征改善，血压稳定。由于门诊患者时间的限制，一般输液速度较快，因此在设定方案时应该考虑到输液时间，尽量不要输液太快。如果患者表现休克，应该快速输注生理盐水冲击治疗。如果患者年轻、低血压，则输注生理盐水速度为 200~250ml，如果患者既往有慢性心功能不全史，老年肾功能减退患者，输注生理盐水可能导致心功能不全加重，因此输液量应该限制在 250ml，速度在 80~100ml/h，根据患者的整体状态，随时进行调整输液量和输注速度（表 89）。

表 89　门诊患者补液的适应证

- 脱水症和少部分低钾血症
- 门诊输液不适用补碱治疗、补充营养包括维生素
- 原则上应该首先寻找基础疾病并进行相应治疗
- 门诊输液之后至少要监测 30 分钟，观察治疗效果和副作用

2. 低钾血症(补充钾)

门诊患者,尽量避免经浅静脉补充氯化钾制剂,因为氯化钾经浅静脉输注,如果渗漏到血管外,就会引起皮肤和软组织坏死,门诊输注监测困难。因此对于有症状和心电图改变的重症低钾血症患者,最好住院治疗。其他情况的轻度低钾血症,可以口服补钾治疗。如果患者有重度低钾血症(2~3mEq/L),由于各种原因不能住院治疗,而且没有心电图改变和临床症状,应该向患者及家属交待病情,告知随时应该住院治疗,请家属或身边人密切监测生命体征,随时就诊接受治疗。这种情况下,应该考虑在门诊给予静脉补钾治疗。

补充钾离子的原则和注意事项见表 90,如果确定可以在门诊治疗的低钾血症,应该掌握补钾的原则,补钾的最大剂量在 20~40mEq,不加速度在 20~40mEq/h 范围内。例如,60kg 体重的患者,细胞外液总量在 12L 左右,如果需要将血钾浓度从 2mEq/L 提高到 4mEq/L,细胞外液所需要的钾离子为 12 × (4-2)=24mEq,补充到体内的钾离子首先分布在细胞外液(血管内),然后逐渐向细胞内转移,如果患者钾离子由细胞外转移到细胞内液的速度缓慢,一次输注 40mEq 的钾离子就可能引起高钾血症,临床工作中应该值得注意。因此,再补充钾离子治疗时,应该频繁检查血钾浓度,最好再补充完毕后检查血钾浓度后再让患者离开医院。在补钾过程中,最好持续心电图监护,将患者置于医护人员容易监护到的位置,有利于监测。如果同时输注葡萄糖、补充碱制剂和胰岛素制剂,可能会促使钾离子很快转移到细胞内,从而降低补钾的效果,有时候反而使血钾一过性下降。因此,如果治疗的主要目的是纠正低血钾,就应该尽量避免同时输注上述液体,尤其不能混合输注。如果必须使用上述液体,则应该在另外一条通路输注。因为在同一条输液通路输注时,有时加快一种输液速度可能会减慢补钾的速度,这样不能达到输液的主要目的。

表 90　门诊经静脉补充钾离子的基本原则

- 门诊补充钾离子的最大量限制在 20~40mEq,补钾的最大速度 20mEq/h
- 补钾治疗过程中,应该持续监测心电图,且患者放在医护人员容易监护的地方
- 补充钾离子后,应该及时检测血钾浓度,如果患者补钾后回家,第二天早上要来院复查血钾浓度
- 低钾血症患者尽量避免使用胰岛素、葡萄糖和碱制剂
- 在补钾过程中,如果同时补充其他液体,应该在另外一条血管通路,一般避免同一条通路输注

十、营养输液基础知识

1. 什么是营养输液

营养输液是指完全肠外营养(total parenteral nutrition,TPN)或者静脉高营养(intravenous hyperalimentation,IVH)。主要是针对那些经口或经肠道不能摄取营养,需要长期维持营养的患者。营养输液制剂的配方应包含人体需要的三大营养素——蛋白质(氨基酸)、碳水化合物(葡萄糖)和脂肪,以及维生素和微量元素,以提供人体每天需要的热量和营养物质。

2. 营养输液的适应证

静脉营养治疗的适应证主要是那些长期不能经口或经导管摄入营养的患者。

- 由于疾病长期不能经口或者经管摄取营养物质(如意识障碍、吞咽困难或有误吸危险、食欲低下和体力下降)
- 长期不能经肠道供给营养(胃肠器质性或者功能性疾病、胆道或胰腺疾病、开腹或开胸术后及有误吸危险、不能插管患者
- 有上述情况,且估计会持续 10~14 天以上时,应考虑全静脉营养

---

3. 人体必需的热量

目前,对人体每天代谢所需要的热量还是根据 1919 年 Harris 和 Benedict 发明的计算公式来估计,全称为基础能量消耗(Basal Energy Expenditure,BEE)。这个公式根据患者年龄、身高和体重,来计算基础代谢量,然后再根据活动度、性别、疾病状态和患者的应激状态调整代谢量,最后计算出人体所需要的热量。以下的公式不需要死记硬背,在互联网上可很方便地搜索到如下两个公式。例如 Cornell 大学小儿集中治疗中心网页 http://www-users.med.cornell.edu/~spon/picu/calc/beecalc.htm 就可以找到以下公式。

男性:BEE(kcal)=66.5+(13.5 × 体重 kg)+(5.003 × 身高 cm)-(7.775 × 年龄)

女性:BEE(kcal)=665.1+(9.563 × 体重 kg)+(1.85 × 身高 cm)-(4.676 × 年龄)

如果在互联网上找不到这些公式,建议利用如下简单计算粗略估算患者所需的热量。

卧床患者:15~25kcal/kg(150~200)

没有应激情况的患者:25~30kcal/kg(150~200)

轻到中度体力劳动或有应激状态的患者:40kcal/kg(100~150)

重度体力劳动或应激状态的患者:>50kcal/kg(100)

1kcal≈4.2kJ

因为营养输液的初始治疗患者有高血糖或者肝脏损伤的危险,开始数日输注的热量应该减为需要量的 1/3~1/2,以后根据病情慢慢增加。

4. 营养输液通路

教科书中推荐:如果不能经过肠道途径摄取营养时,就应该使用静脉途径输注营养液,如果估计需要静脉输注营养液需要时间少于 2 周,则可以使用末梢静脉通路,如果超过 2 周就应该使用中心静脉通路。利用末梢静脉输注营养液时,如果选择 5% 葡萄糖,即使输注 2 500ml,也只能供给 500kcal 热量,但是如果提高输入液体的浓度,很容易引起末梢静脉炎

症,因此不能作为长期输液使用。即使是使用末梢静脉用氨基酸制剂,如果输注同样热量,也会引起静脉炎,而使用脂肪乳剂时,一般建议每天也不应超过 200kcal 热量。因此,曾经为防止末梢静脉炎或血栓发生,使用肝素抗凝(500u/L)或者水溶性氢化可的松(10mg/L),如果有血管痛,可以在 1L 输液中混入 1% 普鲁卡因 10ml。

因此,如果要充分满足机体营养的需要,应该使用中心静脉通路输注,但是,深静脉输液需要在深静脉置入导管,长期置入导管会引起大静脉感染或者深静脉血栓的危险,一般临床推荐首先选择颈内静脉,有时也选择大腿静脉或肘静脉等浅表的粗大静脉,使用特殊设计的静脉导管［外周中心静脉导管(peripherally inserted central catheter,PICC)］。而锁骨上静脉和锁骨下静脉穿刺置管容易引起气胸或者出血等严重并发症,特别是出血,很难止血,一般尽量避免使用。

5. 三大营养素比例

通常经口摄取营养时,三大营养素糖、脂肪和蛋白质的比例占能量摄入的比例为 6∶2∶1,如果是高热量输液则三大营养素占总热量比例为 8∶1∶1,然后根据体重 kg 再换算成 g,糖占 10g,脂肪占 0.5g,蛋白质占 1g(换算成氨基酸为 1.2g)。

6. 葡萄糖制剂

葡萄糖 1g 可以产生热量为 4kcal,如果是糖尿病患者,血糖控制不良,则每输注 5~10g 葡萄糖可以注射 1 单位胰岛素对抗。机体对葡萄糖代谢的最大速度约为 0.25~0.5g/(kg·h),如果超过这个速度,葡萄糖就会从尿中排出体外,产生渗透性利尿,从而有可能导致脱水。因此,输注葡萄糖的速度应该限制在 0.25g/(kg·h)以下,输液开始后,应该定期检测血糖浓度,如果血糖升高,应该使用胰岛素对抗,避免出现高血糖。

7. 氨基酸制剂

蛋白质当中,尿素氮占 16%,每天蛋白质摄入量可以从尿中尿素氮的排泄量来计算,而 1.2g 氨基酸相当于 1g 蛋白质。

每日蛋白质摄入量=[(尿中总尿素氮量+0.03g/kg 体重)× 6.25]+尿蛋白量

营养输液制剂中,氨基酸的量可以根据氮能比例来推算,即尿素氮 1g 和非氨基酸能量的比例,一般在 150~200。如果氨基酸与能量的比例较低,则输入的氨基酸就会代谢供应机体能量,而不是用来合成蛋白质。慢性肾功能不全患者体内蛋白质分解代谢加速,输注的氨基酸在体内就会代谢产生大量的非蛋白氮如尿素。因此,一般将患者营养输液的氮能比调高到 300~500,以避免产生大量的非蛋白氮。

支链氨基酸(branched chain amino acid,BCAA)一般在末梢组织内作为热量来源而利用,它不但可以抑制体内分解代谢,在肝脏还可以促进蛋白质合成,从而改善体内氮平衡。因此,手术后、肝功能不全或肾功能不全可以使用支链氨基酸。在肾功能不全时,不但要补充氨基酸,而且更要考虑提高必需氨基酸的比例(肾安),这样有助于体内氮平衡状态。肝功能不全时,应该强调多补充支链氨基酸,减少芳香族氨基酸比例。由于慢性肝功能不全所用的支链氨基酸制剂不含有组氨酸,这种氨基酸在肾脏病时体内不能合成,因此,慢性肾功能不全时不能输注含有较多支链氨基酸制剂如肝安。

一般氨基酸制剂中含有大量氯离子,大量输注后可能引起高氯性(AG 正常)的代谢性酸中毒。因此,要定期检测血清氯离子浓度,必要时检测血气分析。

8. 脂肪制剂

1g 脂肪可以产生 9kcal 热量,是高效产能营养素,作为机体能量重要来源。等渗透压脂肪乳制剂可以经末梢静脉输注,因此,可作为最好且最实用的营养输液制剂。相反,当脂肪乳剂和高卡路里营养制剂混合后,可形成较大的脂肪滴,输注到体内后可能引起脂肪栓塞危险,最好避免经中心静脉输注。而且,过量输注脂肪乳剂后,会导致肝脏损害,因此有肝脏、胆道和胰腺疾病时,禁止使用脂肪乳剂。其他情况下需要使用脂肪乳剂时,用量应该占总能量的 10% 以下。

9. 维生素、微量元素和电解质制剂

有关营养支持治疗时,维生素和微量元素的用量尚未有统一的意见,普通维生素的使用频度为每天一次,而微量元素则是数日一次。如果是维生素 B_1 缺乏引起的乳酸性代谢性酸中毒或者韦尼克(Wernicke)综合征发病时,建议每天至少补充维生素 B_1 3mg。维生素 B_1 缺乏多数由输注葡萄糖引起,特别是末梢静脉输注时更易引起,临床应特别注意。另外,长期使用广谱抗生素后,容易引起肠道菌群失调,常导致肠道吸收维生素障碍,最多的表现是维生素 K 缺乏,临床上出现凝血酶原时间延长,应该尽量避免。微量元素缺乏时,往往不会引起明显症状,锌缺乏表现为食欲不振、味觉障碍及皮炎等,铜缺乏表现为贫血及中性粒细胞减少。

对于血中的 Na、K、Cl、Ca、Mg 和 P 等电解质,在全静脉营养治疗时,应该每 1~2 周至少检测一次,正规的经静脉高营养制剂中,一般都预先添加了以上的电解质,如果使用自行调配的高浓度葡萄糖营养制剂,应特别注意不要忽视补充钙、镁和磷。而在肾功能低下情况下,应该注意添加适量的维生素 D,但是,过量使用维生素 D 会导致一些副作用。

10. 营养输液的监测

静脉营养治疗开始后,应该定期评价身体营养状态,临床评价营养状态的方法有:体格检查包括体重、肌肉容量、皮下脂肪,也可以使用客观营养评分(subjective global assessment, SAG);生化检查包括血清白蛋白浓度、转铁蛋白浓度、前白蛋白浓度及淋巴细胞计数等。在评价治疗效果的同时,也应该注意营养治疗的副作用包括高血糖和肝损害,如果出现副作用,应该及时处理,包括使用胰岛素控制血糖,减少输注的总热量。改变输液的处方,特别是减少脂肪比例。

（谭荣韶 译　刘岩 审）

参考文献

1）Drobin D, Hahn RG. Volume kinetics of Ringer's solution in hypovolemic volunteers. Anesthesiology. 1999；90：81-90.

第 7 章

透析患者的体液电解质紊乱及输液治疗

一、透析患者的体液电解质紊乱：总论

正常人体存在着自我调节机制，不管是经口或者是经静脉摄取的水分或者电解质，如果不能满足机体的需要，机体就会发挥自我调节功能，减少水分和电解质排泄，如果多于体内生理代谢需求，机体就会将多余的水分和电解质排出体外，从而维持机体内环境稳定。水分和电解质从机体排出体外的最主要器官是肾脏，肾脏通过利尿将体内多余的水分及电解质清除（图 89）。而透析患者由于肾功能不全，水分和电解质排泄减少，很容易在体内潴留，引起一系列临床症状。

透析患者由于便秘和出汗减少，通过出汗及大便排除的水分十分有限，而且尿量的排泄也显著减少，因此，透析治疗中的超滤脱水对于透析患者水分和电解质的调节非常重要。但是，透析治疗并不能完全替代机体的排泄系统，有时并不能完全排除摄入体内的物质和体内代谢产物，如果摄入量超过透析治疗的排泄能力，就会导致水分和电解质在体内潴留。尤其是钠和水分在体内潴留会引起身体内水负荷过重、高钾血症及代谢性酸中毒，少数情况下，由于透析治疗排泄过度如腹膜透析排除过多蛋白质，血液透析排除过多葡萄糖和氨基酸等，加上患者的摄入不足包括营养不良和绝食等情况，此时体内水分和电解质处于负平衡状态，

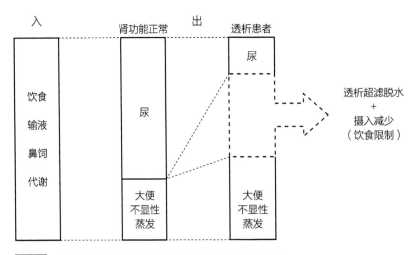

图89 透析患者及肾功能正常者的体液、电解质排泄

常引起低钠血症、低钾血症和脱水。在非透析治疗的肾功能不全患者,常会出现低钠血症,而对于透析患者,由于透析治疗可以纠正钠离子代谢紊乱,因此很少见到低钠血症或高钠血症。

由于透析治疗清除水分和电解质的能力非常有限,因此,维持机体水分和电解质平衡不能光靠排除,限制摄入也非常重要。首先,应该严格限制水分和电解质的摄入,这一点对透析患者非常重要,但也非常困难。另外,也应该促进体内的水分和电解质的排泄,包括从尿液和大便排除,因此,对透析患者应该尽量保护残存肾功能,消除便秘,可以使用利尿剂或者适当的泻药。

| 知识点 | **透析治疗在调节体液电解质平衡中的作用** |

对于不熟悉透析治疗技术的读者,下面就透析治疗的原理包括如何调节水分和电解质平衡作简单叙述。

透析(dialysis)治疗是利用透析膜(半透膜)将血液和透析液隔开,血液和透析液中的小分子物质和水分就会通过半透膜,在压力或者浓度差的作用下发生弥散(diffusion)和交换。血液透析使用人工膜,而腹膜透析则利用自体的腹膜。

血液透析治疗指依靠透析机装置在透析液侧产生负压,将血液中的水分通过半透膜吸到透析液侧(也叫超滤)。而腹膜透析是靠透析液的高渗透压(高浓度葡萄糖)加上毛细血管静水压的作用,将血液中的水分吸到腹腔的透析液中,然后排出体外。

电解质的清除主要靠超滤(对流)和弥散两种方式,首先,在透析治疗清除水分过程中,一部分电解质就随着水分排出体外,如血液透析的超滤、腹膜透析的脱水。但是,大部分电解质是靠透析液和血液之间的浓度差,通过半透膜弥散来完成的。然而,磷等中分子物质经过扩散的方式清除效果较差,而血液滤过和血液透析滤过时,使用膜孔径较大的透析器对清除中分子物质效果较好。

二、透析患者的体液电解质紊乱:各论

1. 体液量的异常(钠和水)

A. 维持透析患者体液量的方法

一般人每天通过食物摄取的水分为 1 000ml,体内每天生物代谢产生的水分(代谢水)约为 200ml,如果患者没有腹泻和发热出汗,每天从大便和不显性蒸发丢失的水分约为 1 000~1 200ml。如图 90 所示,在肾脏功能正常情况下,每天尿量约等于每天的饮水量加减输液量。如果尿量为 0 的话,则每天饮水量就约等于每天体重增加的量,也就相当于每天应该从透析中清除的水分量。在血液透析治疗时,建议每次从透析中清除的水分量不超过体

重的 3%~5%。按中国人的平均体重,则为 2~3L。一般血液透析治疗间隔为 2~3 天,因此,每天饮水量超过 1L,这一点对透析患者水分管理非常重要。然而,要保持每天饮水量不超过 1L,则患者绝对要保证进食一般食物,而且必须控制含水分较多的食物的摄入。

B. 透析患者体液过剩的原因和处理

如图 90 所示,透析患者体液量过剩的主要原因是大便中水分和不显性蒸发水分极度减少,加上摄取的水分增多包括饮水、食物中的水分、输液,而透析治疗清楚的水分量不足。相反,透析患者体液量不足的原因包括患者食欲下降、绝食,输液量不足以及透析中脱水过度等,加上腹泻、胃肠引流、出血及出汗等体液丢失。应针对这些原因进行治疗和预防,来维持体液量平衡。具体见下表。

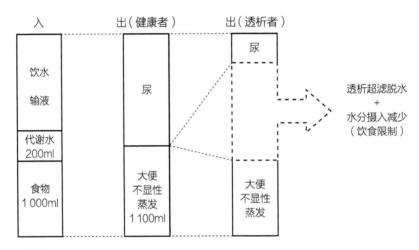

图 90 透析患者和肾功能正常人的水分平衡示意图

透析患者体液量过剩的原因:
- 饮水量过剩和摄入含水量过多的食物
- 输液或经口及经管营养液的水分过多
- 透析治疗中清除水分不足,包括:血液透析超滤设定不准,腹膜透析的腹膜超滤功能下降,干体重设定误差(设定过高),特别是食欲不振或绝食患者,由于消瘦没有及时改变干体重

透析患者体液不足的原因:
- 水分摄取量减少
- 经口摄入量不足时,没有及时经静脉或经管补充
- 腹泻、出汗、胃肠引流及出血等体液丢失
- 透析中超滤过多如超滤量设定不准,干体重设定误差(设定过低),特别是食欲改善后,由于干体重增加没有及时调整。

预防透析患者体液失衡的方法：

- 通过患者健康教育进行饮食指导，包括：每日测定体重作为水分管理的标准（早餐前测定体重，每天体重增加一般不超过 1kg）；定期进行食物和饮水量的指导（根据透析治疗间期体重增加量，来设计每天食谱，通过和患者沟通进行反馈）

- 正确调整干体重包括通过各种指标综合判断干体重（不能仅凭一两个指标来设定干体重），如血压、浮肿、透析后症状是否改善、胸部 X 线心胸比例、心脏超声的下腔静脉直径、透析前心房利尿钠肽和脑利尿钠肽（ANP 和 BNP）浓度、通过仪器测定血容量及生物电阻抗测定体内水分；定期评价干体重，特别是在患者食欲有增加或减少时、体内脂肪和肌肉容量有变化时，应该及时调整干体重

- 包括超滤量在内的透析处方调整

- 经口摄入低下或禁食时，或者有体外体液丢失如出汗和出血等，应该及时给予补充。此时应该根据干体重决定补液量（包括营养液），一般建议补液量在维持干体重 ±2kg 范围内，如果估计患者的肌肉和脂肪减少，应该下调干体重。

透析患者体液量过多的处理：

- 如果体液量过多出现心衰肺水肿，首先吸氧

- 如果有需要可以进行人工通气（双相气道正压通气）

- 如果患者有尿，可以使用大剂量速尿（口服 200mg/d，静脉 400mg/d），使用时注意滴血容量发生。除了使用利尿剂减轻前负荷外，还可以使用静脉血管扩张剂来减轻前负荷

- 加强透析超滤脱水：紧急情况下，首选血液透析超滤脱水，即使是腹膜透析患者也可以临时采用血液透析超滤脱水；如果患者血液动力学不稳定，可以利用血液透析机的单纯超滤模式（ECUM），也可加以持续缓慢血液滤过

2. 渗透压异常（钠和水的比例）

A. 透析患者血液渗透压调节

透析患者血液渗透压调节和正常人一样，抗利尿激素（ADH）和口渴感是两个不可缺少的因素，而由于透析患者一般少尿甚至无尿，通过抗利尿激素的调节渗透压的作用非常有限甚至为零。因此，口渴感就成为透析患者渗透压调节的主要因素。透析治疗过程本身，由于透析液中钠浓度一般设定在 140mEq/L，高档透析机具有可调钠功能，血钠浓度可以在 135~145mEq/L 进行自由调节，而腹膜透析液的钠浓度在 132~135mEq/L，因此在透析治疗结束时，由于透析液和血液进行钠离子交换平衡，血钠浓度几乎在正常生理范围内。所以，即使使用普通透析液，透析患者出现严重钠离子异常的情况罕见。

对于无尿的透析患者，在透析治疗间期摄入的水分，一部分可以从大便和不显性蒸发汗中排出体外，但是摄入量和排出量的差为正值，且体液出入量为正平衡，而随着水分摄入体内 Na 和 K 的量即等于体内新增加的钠量。因为摄入体内的钾离子一般都与细胞内的钠离子进行等

量交换。如果在极端口渴或者输液中含有自由水过多如低张液或葡萄糖,进入体内的自由水负荷就会增加,而此时如果钠和钾的摄入相对减少时,就会出现低钠血症;相反,如果摄入的钠和钾的比例较自由水高,就会出现高钠血症。这些都会引起临床症状,需要紧急处理。

B. 低钠血症的原因和处理

透析患者低钠血症的最常见原因是自由水摄入过多,一般透析患者的低钠血症都为轻度,在透析治疗后,会自然纠正。然而,对于重度低钠血症患者,尤其是慢性者,其治疗方案应该和一般低钠血症患者一样,缓慢慎重补充钠离子。

具体来讲,当血钠浓度<120mEq/L 时,建议经口或者静脉补充钠离子,每天使血钠浓度升高小于 10mEq/L。如果使用透析治疗纠正血钠,则建议使用短时缓慢透析,采用低钠透析液,透析治疗中可以使用甘露醇或者甘油来防止脑细胞水肿。值得注意的是,在使用血液透析治疗纠正透析患者的低钠血症时,血液中的钠浓度迅速改善,血浆渗透压上升,恰好抵消了因为颅内尿素氮引起的颅内渗透压升高(透析中清除了大量的血尿素氮,因为血脑屏障的作用,脑细胞及脑间质的尿素氮浓度尚不能很快降低,因此使血液的渗透压在短时内低于颅内渗透压,水分就会向脑细胞内和脑间质移动,可能引起脑水肿)。因此,透析患者快速纠正血钠不会像正常人低钠血症那样,容易引起中枢脱髓鞘改变(脑桥中央髓鞘溶解)。

透析患者低钠血症的原因
- 透析间期摄入过多自由水
- 过量输注自由水或者低张液体
- 在上述情况下,钠和钾离子摄入不足

透析患者低钠血症的治疗
- 使用普通透析液充分透析治疗
- 重度低钠血症时(血钠浓度<120mEq/L),快速纠正血钠会引起脑桥中央髓鞘溶解(CPM),应该引起注意
  - 此时应该采用短时低效透析治疗,利用低钠透析液
  - 透析治疗中,可以使用甘露醇或甘油脱水,防止颅内压增高
  - 但是临床实践中,透析患者低血钠快速纠正时,很少发生 PCM。原因在于,虽然尿素透过血脑屏障缓慢,但是血钠的快速纠正使血液渗透压增加,一般会抵消尿素引起颅内渗透压增加,使两者相平衡

---

3. 钾离子异常

A. 透析患者体内钾离子代谢（图 91）

如果肾功能不全,摄取到体内的钾离子90%~95% 会从尿中排泄出体外,剩下的5%~10% 从大便中排泄。而透析患者从尿中排泄的钾离子显著减少,无尿的患者尿钾的排泄为 0。此

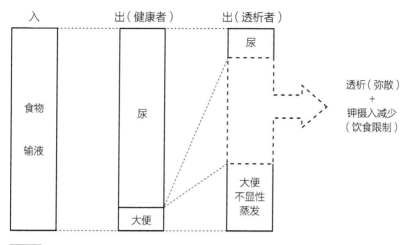

图 91　透析患者和肾功能正常体内钾离子平衡

时,大便中钾离子的排泄会增加 25% 来代偿机体内钾代谢平衡。剩下的多余钾离子必须从透析治疗中排出体外,从而维持体内钾离子稳定。血液透析治疗清除钾离子有 90% 靠弥散,剩下的 10% 靠超滤清除(convection)。标准透析治疗一次清除钾离子的能力约 1.5mEq/kg 体重,而透析患者每天从便中排泄的钾离子 0.3mEq/kg 体重,粗略地计算,每周三次透析排泄钾离子的总量为 6.6mEq/kg。因此,无尿的血液透析患者,每天摄取的钾离子量至少为 1mEq/kg,所以,血液透析患者经常为有钾离子在体内蓄积,极易导致高钾血症。多数血液透析患者经常需要肠道钾吸附剂来降低钾离子吸收。在腹膜透析患者,虽然钾离子清除较血液透析慢,由于腹膜透析液中钾离子浓度为 0mEq/L,如果每日交换腹膜透析液 4 次,身体从透析液中吸收大量的葡萄糖,这些葡萄糖代谢后会将大量钾离子转移到细胞内,大多数患者需要每天从透析液中清除 40~50mEq 钾离子才能不出现高钾血症。实际上,和血液透析治疗相比,腹膜透析患者合并高钾血症的比率极低,相反,腹膜透析患者经常会并发低钾血症。

B. 透析患者高钾血症的原因和治疗

如前所述,透析患者每天钾离子摄入应该限制在 1mEq/kg 体重(60mEq/d)以下,高钾血症的主要原因是钾离子摄取过多,而大便排泄钾离子减少。有尿患者尿钾排泄减少则为高钾血症的诱发和促进因素。

透析患者高钾血症的原因

- 钾离子摄取或输入过多
- 大便中排泄减少,如便秘、使用 ACEI、ARB 类药物
- 有尿的透析患者:残余肾功能下降(尿量减少),减少钾排泄及损伤肾脏的药物有 ACEI、ARB、螺内酯、NSAID、含甘草药物及环胞素 A

临床实际工作中,应根据高钾血症的程度及是否有高钾血症的临床症状不同,治疗方案也有差异,如果心电图有变化,血钾浓度在 6.5mEq/L 以上,应该立即进行治疗。首先立即给予葡萄糖酸钙静脉注,来拮抗高钾的心脏毒性,同时减少或者停止洋地黄类药物的使用,以免加重心律失常。如果有血液透析治疗条件,最好立即开始血液透析治疗。如果数小时内不能开始透析治疗时,应该尽快建立静脉输液通路,输注葡萄糖加胰岛素,促进钾离子向细胞内转移。腹膜透析治疗的排钾能力及速度较低,因此,对于腹膜透析患者,应该在输注葡萄糖和胰岛素的同时,尽快建立血液透析血管通路开始透析治疗,可以选择大静脉和大动脉,置入临时双腔导管开始透析治疗,尽快降低血钾。一般在透析治疗结束后,血清钾离子浓度会反跳性升高,一般会上升 0.5~1.0mEq/L,因此,在透析治疗后 1~2 小时内,应该复查血钾浓度。或者按照透析结束时血钾浓度+1mEq/L 来粗略估计透析后血钾浓度,根据估计的血钾浓度来制定下一步治疗方案。

对于轻度高钾血症或者重度高钾血症治疗后的管理方案,应该是饮食和生活指导。限制含钾高的食物及药物的摄入,注意避免便秘和容易引起高钾血症的药物。如果患者不能控制饮食或者对饮食疗法的顺应性较差,则可以使用阳离子交换树脂从肠道结合钾离子,减少钾离子从肠道吸收,有尿的患者可以使用排钾利尿剂增加尿钾的排泄。如果患者血流动力学稳定,血压正常,可以静脉使用醋酸氟氢可的松增加大便中排钾离子。

透析患者高钾血症的治疗

- 透析患者钾的管理目标为:隔天透析前血清钾离子 6mEq/L 以下,最好在 5.5mEq/L 以下

- 急性期(血清钾离子浓度 >6.5mEq/L,高钾心电图异常)的治疗对策
  - 反复检测心电图和血清钾浓度
  - 葡萄糖酸钙静脉注射(5~10 分钟注射 10ml,根据心电图的变化,必要时重复使用)
  - 如果患者正在服用洋地黄类药物,应该慎重使用钙剂,至少相隔 30 分钟使用
  - 如果有透析治疗设备,应该立即开始透析治疗
  - 透析治疗结束后 1~2 小时复查血钾浓度,防止血钾浓度反跳
  - 对于腹膜透析患者,如果可能应该检讨是否改用血液透析快速降低血钾
  - 如果不能立即开始透析治疗,则应该建立静脉输液通路输注葡萄糖和胰岛素(普通胰岛素 10 单位+50% 葡萄糖 50~100ml)快速滴注,30 分钟后复查血清钾浓度,根据结果决定是否重复使用或者持续使用,同时密切监测高血糖和低血糖发生
  - 有尿的透析患者,建议使用排钾利尿剂呋塞米(100~200mg 快速注射)
  - 碳酸氢钠在没有代谢性酸中毒时,对降低血钾效果较小
  - 如果能立即开始透析治疗,则不建议使用胰岛素葡萄糖降低血钾,因为,如果钾离子转移到细胞内,则不利于透析降低血钾

- 慢性期预防高钾血症的策略
  - 首先强调限制钾摄入的饮食指导

- 检查所服用的药物、滋补品及辅助食品是否含有钾离子,特别是代盐或者 NSAID
- 如果有便秘,可以服用缓泻药
- 服用阳离子交换树脂减少肠道钾的吸收
- 有尿的患者可以使用利尿剂如速尿
- 如果患者血压正常或者低血压,可以考虑使用醋酸氟氢可的松 0.1~0.3mg/d
- 对于禁食的患者,可以用 10% 葡萄糖 1 000ml 加常规胰岛素 20 单位,按每小时 40~50ml 的速度持续静滴

C. 透析患者低钾血症的原因和治疗

透析患者,尤其是无尿时,很少出现低钾血症。如前文所述,发生低钾血症的最多原因是钾的摄入不足,表现为体内总钾量不足,一般大多数伴有慢性腹泻、呕吐及胃肠引流导致钾离子的额外丢失。而高热量的营养液的输注以及透析液(腹膜透析患者)含有大量葡萄糖,吸收到血液后,在胰岛素作用下代谢使钾离子转移到细胞内,更加加重低钾血症。这些促进因素在有低钾血症时,要注意筛查。尤其是患者有重度代谢性酸中毒时,透析治疗纠正酸中毒后,钾离子很快转移到细胞内,会加重低钾血症。最后,长期使用排钾利尿剂及阳离子交换树脂,使钾离子排泄过多,也会促进低钾血症的发生。

透析患者伴有低钾血症时,最好及最合理的补钾方法是增加经口摄入,可选择含钾高的食物或补钾的药物,如果经口补钾困难,可以经静脉补充钾离子或者提高透析液中钾离子浓度(3~5mEq/L)。一般认为,和静脉补钾相比,通过增加透析液中钾离子浓度来补钾,出现高钾血症的频率会大大降低,较为安全。如果经静脉补钾,则应该从 40mEq/d 开始,然后根据监测的血钾浓度来适当增减。

透析患者低钾血症的原因
- 经口钾摄入不足
- 慢性腹泻、呕吐及体液引流
- 高热量输液营养支持加胰岛素治疗
- 服用泻药、利尿剂及肠道阳离子交换树脂
- 高浓度葡萄糖透析液
- 低钾性疾病(Bartter/Gitelman 综合征,钡中毒)

透析患者低钾血症的治疗
- 透析治疗后血清钾离子浓度在 3mEq/L 以上,但是对于慢性肝病和心律失常,低钾血症会加重病情如肝昏迷,此时最好将血钾浓度维持在 3.5mEq/L 以上
- 尽可能增加经口摄入钾离子(选择含钾高的食物或者补钾药物)
- 提高透析液中钾离子浓度(3~5mEq/L)

- 经静脉补钾,一般从 40mEq/d 开始,再根据监测的血钾浓度,适当调整

  但是,如果重度低钾血症需要大量补钾时,应该根据具体情况制定治疗方案包括经口或静脉补钾,低钾血症治疗时必须进行心电监护

4. 酸碱平衡紊乱

A. 慢性肾功能不全时的酸碱平衡

肾功能不全或者肾功能正常人每天排泄的不挥发酸,除了通过呼吸排除二氧化碳外,其余主要是蛋白质代谢产物,多数经过尿液排出体外,每天人体内产生的不挥发酸量约为 1mEq/kg 体重。随着慢性肾病肾小球数量减少,肾功能持续下降,健存的每个肾单位排泄的酸量会相应增加,防止体内酸性代谢产物蓄积,以保持体内酸碱平衡。当 GFR 降低到正常的 20%~30%,体内酸性代谢产物开始蓄积,血液碳酸氢盐浓度开始降低。当肾功能不全进一步进展到Ⅳ期,肾小管的排酸功能降低,出现阴离子间隙正常的代谢性酸中毒。到终末期肾脏病,体内磷酸和硫酸排泄减少,在体内蓄积,则出现显著的阴离子间隙增加的代谢性酸中毒。

肾功能不全时的代谢性酸中毒,一般血液碳酸氢根浓度在 12~20mEq/L 范围内,此时,通过身体内的代偿反应包括肾单位排泄酸增加及内源性酸产生减少,以及呼吸代偿性排除二氧化碳等,可以维持血液 pH 在正常范围内,如果出现血液 pH<7.2,则应该积极寻找肾功能不全以外的引起酸中毒原因。

B. 透析患者的酸碱平衡

透析患者由于体内不挥发酸产生和排泄失去平衡,造成酸性代谢产物蓄积,从而消耗大量的碳酸氢盐缓冲系统,因此而减少的碳酸氢盐可以通过透析治疗来补充,因此,透析患者经过透析治疗后,血液酸碱平衡可以保持在接近正常范围内。

血液透析用的透析液中,使用的是碳酸氢盐作为缓冲碱,一般透析液中碳酸氢根浓度为 30mEq/L,再加上 8mEq/L 醋酸盐。而透析治疗前患者血中的碳酸氢根浓度个体差异较大,一般平均在 20mEq/L。透析治疗中,透析液中的碳酸氢根可以自由地弥散到血液中,透析治疗结束时,血液碳酸氢根浓度一般都能上升 4~5mEq/L。在透析治疗 2 小时左右,血液中碳酸氢根浓度急速上升,体内代谢性酸中毒快速改善后,机体会出现一过性代偿性酸产生增加,这时血液碳酸氢根浓度的上升速度会急速下降。而到下一次透析治疗期间,血液碳酸氢根浓度会慢慢下降,主要是因为机体持续代谢产生酸以及水负荷导致稀释性的碳酸氢根浓度降低(1~2mEq/L)。

而在腹膜透析治疗时,身体内代谢活动产生不挥发酸,加上当灌注到腹腔内的透析液与体液交换达到平衡后,血液内的碳酸氢根会通过毛细血管壁弥散到透析液中排出体外,造成丢失。因此,在腹膜透析液中加入乳酸盐来作为缓冲剂,弥补碳酸氢盐的丢失。乳酸吸收到体内后,在肝脏迅速转换为碳酸氢盐,而且乳酸盐在透析液与腹膜毛细血管间转运要快于碳酸氢根。因此,即使在自动化腹膜透析(automated peritoneal dialysis,APD)这种短时频繁交换

透析液的治疗方式,如果将透析液中的乳酸浓度从 35mEq/L 提高到 40mEq/L,也能够弥补体内碳酸氢盐的丢失,治疗后也能够完全纠正代谢性酸中毒。

在透析患者,影响患者体内酸碱平衡的因子包括使用肠道磷结合剂,在使用碳酸钙、醋酸钙或乳酸钙制剂时,由于这些盐的酸根到体内都是碱性物质,因此它们都可以作为身体内碱的来源。而盐酸司维拉姆作为磷结合剂使用,因为分子中主要是氯离子和磷进行交换,因此,就会有大量氯离子吸收入血,而氯是强酸离子,进入到体内可以加重代谢性酸中毒。

C. 透析患者代谢性酸中毒的病理生理

如表 91 所示,透析患者的临床症状和器官损伤可能与代谢性酸中毒相关,临床观察发现,即使只将尿毒症患者或者透析治疗患者血液碳酸氢根浓度提高 1~2mEq/L,患者的临床症状也会显著改善。另外,代谢性酸中毒又可以导致机体内很多代谢过程的变化,研究发现,代谢性酸中毒可以导致体内蛋白质分解代谢亢进,而合成代谢减少,因此,透析患者的代谢性酸中毒是临床医生不可忽视的代谢异常。然而,纠正代谢性酸中毒的靶目标到底是多少(即到底将血液碳酸氢根浓度提高到多少)尚未有具体推荐意见。而提高透析液中碳酸氢根浓度可能会使透析患者治疗后呈一过性代谢性碱中毒,有报道,代谢性碱中毒可能导致血管钙化及加重心功能不全,因此现在已不推荐使用。

表91　血液透析及腹膜透析患者的酸碱平衡

透析患者慢性代谢性酸中毒的对身体的损害	· 儿童生长发育障碍(生长激素分泌减少)
· 营养不良(分解代谢亢进、低蛋白血症和肌萎缩)	· 甲状腺功能低下
· 骨容量减少	· 心血管损伤? 残存肾功能丧失加速?
· 胰岛素抵抗增加	

D. 透析患者代谢性酸中毒的治疗

首先,如果血液碳酸氢根浓度在 12mEq/L 以下,血液 pH 在 7.2 以下时,除了考虑肾功能不全本身引起的酸中毒外,还应该积极寻找其他原因引起的代谢性酸中毒,如乳酸酸中毒、酮症酸中毒,是否有腹泻等引起酸中毒的情况,腹泻引起的代谢性酸中毒往往合并呼吸性酸中毒。

单纯的慢性肾功能不全引起的代谢性酸中毒一般都为轻度或者中度酸中毒,一般经过透析治疗和口服碳酸氢钠都可以纠正。而且,对于这些患者一定要除外由于蛋白质摄入过多引起体内产酸过量和透析间期水分摄入过多引起稀释性代谢性酸中毒,这些情况可以通过饮食指导来纠正。

有关慢性肾功能不全的代谢性酸中毒的治疗目标,在透析患者中尚没有明确的指导性意见。而对于保守期治疗的慢性肾功能不全患者,肾脏病预后质量倡议(K/DOQI)指南上建议,当血液碳酸氢根浓度低于 22mEq/L 时,就应该开始干预治疗。因为代谢性酸中毒本身可以引起一系列机体损伤。因此,对于透析患者最好也按照这个标准来管理酸碱平衡紊乱。

> **透析患者代谢性酸中毒的治疗**
> * 如果血液碳酸氢根浓度小于 12mEq/L,pH 在 7.2 以下,应该积极寻找其他原因引起的酸中毒
> * 透析治疗前,患者碳酸氢根浓度应该在 22mEq/L 以上
> * 延长透析治疗时间或增加透析治疗频度
> * 口服碱性物质如碳酸氢钠,及提高透析液碳酸氢盐浓度
> * 减少蛋白质摄入量
> * 避免透析治疗间期的体重过度增加

E. 透析治疗患者其他酸碱平衡紊乱

代谢性碱中毒

透析患者的肾功能几乎完全丧失,对体内酸碱平衡调节几乎不起作用,因此,这些患者出现代谢性碱中毒主要是由于:碱性物质的大量使用,一些含碱性的药物如胃药和输注血液制品,以及胃液引流或呕吐丢失大量的酸性胃液。

呼吸性酸碱平衡紊乱

慢性肾功能不全时,出现呼吸性酸碱平衡紊乱,肾脏几乎没有代偿反应,即不能通过肾脏排泄来增加或减少血液碳酸氢根浓度。因此,即使是轻微的呼吸性酸碱平衡紊乱,也会引起血液 pH 的大幅度波动,特别是在呼吸性碱中毒时,通过透析治疗可能加重碱中毒。特别值得注意。

三、透析患者的输液治疗

如前所述,由于透析患者肾脏毁损,尿中排泄降低甚至消失,很容易引起摄入的水分及电解质在体内蓄积,因此,对于这些患者,只有在摄入极度低下如营养不良或禁食情况下才需要输液治疗。此外,由于重度腹泻和频繁呕吐时,大量的水分及电解质等体液成分从肾外丢失时,也需要输液治疗。

1. 透析患者补充水和电解质的基础知识

A. 钠和水的补充

适合于透析患者维持性输液的成分

无尿的透析患者,一般来讲肾脏的排泄或丢失计为零。如果患者不能经口摄取,则此时维持输液治疗应该根据大便量、出汗及不显性蒸发量来计算,一般从上述途径丢失的体液多为低渗液,且含钾量很少,加上无尿的透析患者额外补充钾离子很容易导致高钾血症,因此,维持性输液一般选择 5% 葡萄糖或者 4 号低张液。然而,临床上多数情况下是患者可以经口摄入自由水,因此在实际工作中,一般选择高张液作为维持输液如 1 号液体或者生理盐水。

适合于透析患者输液的量

如果透析患者完全不能经口进食,首先应该选择维持输液量 1 000ml,基本原则是保持干体重不变,体重在下一次透析治疗前增加量在 2kg 以内。但是这些患者由于营养物质摄入不足或禁食,体内肌肉容量和脂肪容量都在减少,一般在禁食情况下,每天干体重可以减少数百克,因此,应该根据血压、心胸比例及水肿等情况,综合评估干体重,并及时调整干体重。

透析患者脱水时的补液治疗

透析患者脱水时,如果有低血压甚至休克,基本原则是补充高张生理盐水来纠正,也可以根据临床检查结果情况,补充 1 号等张液或组成近似的液体。但是对于林格液,由于含有钙离子和钾离子,在透析患者中使用应该慎重,防止高钙或高钾血症。而对于脱水引起低血压症状,维持输液量应该以保持血压稳定为标准。

B. 钾离子的补充

通常透析患者更容易出现高钾血症,低钾血症比较少见,如果是轻度低钾血症(血钾浓度在 3mEq/L 以下)一般建议不给予补钾治疗,但是如果患者正在服用地高辛或者肝功能不全,低钾容易导致心律失常或者诱发肝昏迷。因此,推荐对于这些特殊患者,血钾应该保持在 3.5mEq/L 以上,如果低于这个值,应该及时补充钾离子。不论是经口或者经静脉补钾,都很难预测到血钾浓度上升的速度和幅度,如果按照输液方案,全部输注到体内可能会出现高钾血症的危险。因此,推荐此时通过调高透析液的钾离子浓度来补钾,如将透析液中的钾离子从 2mEq/L 调整到 3~4mEq/L,实践证明这种方式发生高钾血症的概率低,安全可靠。如果必须经口或经静脉补钾,建议从每天 40mEq 补充开始,之后根据血清钾浓度的变化,适当增减。

2. 透析患者输液处方的基础知识

A. 如果想保持静脉输液通路

经过浅静脉通路补充钾离子,容易引起静脉炎或静脉栓塞,因此应该减慢输注速度,一般应该在 20ml/h 以下,如果输注的液体不含有钾离子,患者有没有心功能不全等并发症,可以选择包括 5% 葡萄糖或者生理盐水输液。

B. 禁食或经口摄入减少

此时应该考虑到每天大便排泄、不显性蒸发汗及尿液排泄。另外,还应该补充病理情况下的丢失如腹泻、发热出汗、胃肠或伤口引流以及呕吐等。

具体的输液量计算,无尿患者按照每天 25ml/kg,每天清晨测量体重,以维持干体重不变为输液的目标,另外,还应该根据两次透析治疗间期体重变化进行适当调整,如果患者有禁食或者营养摄入不足,体内的肌肉容量和脂肪容量消耗减少,应该适时根据临床检测指标包括血压、水肿程度及胸部 X 线的心胸比例,来重新评估和调整干体重,一般应该下调干体重标准。

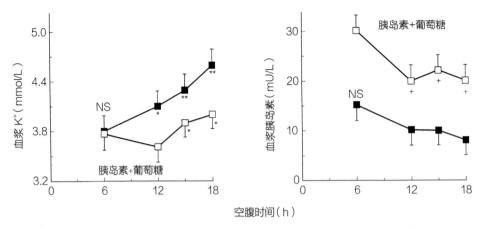

图 92　**非糖尿病透析患者空腹状态下血清钾浓度与血浆胰岛素浓度随时间的变化。**生理盐水
输注组与葡萄糖＋胰岛素输注组对比，后者血清钾浓度随胰岛素浓度下降而上升缓慢

　　透析患者肾脏对钾离子排泄显著减少，身体内最重要的钾离子调节机制是胰岛素，钾
离子在胰岛素作用下由细胞外转移到细胞内。然而，如果患者在禁食情况下，胰岛素分泌减
少，血清钾离子浓度很容易升高。因此，透析患者在手术前准备时，如果需要禁食，则建议用
10% 葡萄糖 1 000ml 加常规胰岛素 20 单位，按每小时 40ml 速度持续滴注，这样可以预防高
钾血症的发生 (图 92)。

C. 透析患者的营养支持

　　如果患者禁食或经口摄入不足 1 周以上，血液检查显示低白蛋白血症和低标准化蛋白
氮呈现率，应该及时将维持性输液转换成营养输液，以下就透析患者的营养输液问题进行简
要说明。

营养输液的途径

　　一般建议营养输液的通路多选中心静脉插管，如果由于特殊情况不能进行中心静脉插
管或者患者不需要测定中心静脉压，也可以通过血液透析双腔静脉置管或者内瘘血管通路
输注。一般在透析治疗的后半段开始输注，但是，快速输注高糖的营养液时，在输注时常有
高血糖，而输注后又可能很快出现反应性低血糖。因此，经过透析血管通路输注时，由于时
间限制，能输注的营养物质总量受到很大限制。

输液的总水分量

　　如果透析患者完全不能经口摄取营养物质，患者又没有残存肾功能，每天允许的输液量
应该在 1 000~1 500ml 左右。如果超过这个范围，透析间期体重增加又能控制在 2kg 以内，不
增加透析治疗时低血压的发生率，那么临床上需要时可以考虑适当增加输液量。此时，应该
每天准确检测体重变化，每天体重增加不应该超过 1kg。

总热量供给

　　透析患者每天能量需要量一般为 30kcal/kg，如果有感染等应激状态，可以考虑增加到
35kcal/kg，但是对于糖尿病患者应该适当限制总能量摄入。透析患者总能量的 70%~80% 来

源于葡萄糖,为了限制水分摄入,建议选择 50% 葡萄糖注射液。一般脂肪占总能量比例在
10% 左右,输注脂肪时应该注意血清甘油三酯和肝损害。

氨基酸制剂

慢性肾功能不全患者,输注氨基酸制剂可能会导致氮质摄入过多,引起尿毒症症状加
重。然而,身体内维持必要的代谢功能需要一定量的氨基酸,这是慢性肾脏病治疗的难点之
一。在临床工作中,一般是在总体能量供应充足的情况下,使用适量的必需氨基酸(essential
amino acid,EAA)制剂。有些必需氨基酸如组氨酸在慢性肾脏病时体内不能合成,因此一般
在必需氨基酸制剂中加入体内不能合成的氨基酸,作为肾病专用氨基酸制剂。然而,即使肾
病专用氨基酸在输注后也会引起血氨升高。这主要是因为慢性肾脏病时,血中缺乏转氨酶
(alginine),使得尿素的肠肝循环障碍。因此,对于慢性肾脏病患者,补充必要的非必需氨基酸
如精氨酸等也非常重要。所以,现在开发出了一种既含有组氨酸等必需氨基酸,又含有精氨
酸等非必需氨基酸的混合制剂,用于慢性肾病和透析患者的营养支持治疗。

然而,对于合并肝功能不全的透析患者,一般使用肝脏专用的氨基酸制剂(支链氨基酸)
为主。此时,必须注意组氨酸和精氨酸的缺乏,治疗中注意监测血胺浓度变化和患者神经系
统症状,建议适当补充这些氨基酸。

热氮比

在营养支持治疗时,输注的氨基酸是蛋白质合成原料。但是,如果输注的氨基酸与热
量比值高,即热量相对较低,则氨基酸就会完全氧化作为热量利用。因此,在设计营养支持
处方时,应该适当提高热量供应比例。通常在普通营养不良患者中,建议 1g 氮需要热量为
150~200kcal,即热氮比为 150~200。如果有肝功能不全或肾功能不全,此时体内氨基酸利用
障碍,含氮物质容易在体内蓄积,因此,输注营养液的热氮比应该调高到 300~500。如果患者
体内没有高分解代谢,则热氮最好调到 300。如果输注 1 200kcal 热量,则可以按适当的比例
分配给葡萄糖、氨基酸和脂肪乳。

电解质(钠离子、钾离子)

透析患者很容易出现稀释性低钠血症,因此,在营养输液中应该加入适当浓度的钠离子
补充。患者体内钠离子丢失途径主要有大便、不显性蒸发汗,如果患者有腹泻及胃肠道或伤
口引流,则丢失的体液偏向高张液体。一般营养液中的钠离子浓度在 40~60mEq/L 左右。钾
离子补充原则为:只有严重低钾血症或出现低钾心电图表现,或者使用地高辛及肝功能不全
患者,才需要考虑补充钾离子。

维生素和微量元素

透析患者和普通患者一样,也需要补充水溶性维生素和微量元素。尤其是水溶性维生
素在透析液中大量丢失,在全静脉营养治疗时,应该适当补充。在全静脉营养制剂配制时,
应该考虑添加维生素和微量元素制剂。而脂溶性维生素特别是维生素 A 容易在透析患者体
内蓄积,导致毒性反应,一般不需要补充。维生素 D 需要根据检测血液浓度后再决定是否补
充。此外,透析患者输注到体内的脂肪酸在转化为能量时,需要消耗左旋肉毒碱,一般透析
患者体内左旋肉毒碱不足,会出现疲倦(肌力下降)、贫血加重及心肌肥大等症状。目前,推荐

透析患者要适当补充左旋肉毒碱,但是就目前临床研究资料,尚未确定使用左旋肉毒碱后,上述临床症状是否有改善,这还需要进一步研究证实。

营养状态评价

透析患者的营养评价比较困难,因为大部分营养指标都受干体重设定的影响。因此,必须强调干体重设定准确且稳定,这样才能准确评价营养状态。一般在干体重稳定时,可以通过检测血清白蛋白或前白蛋白浓度作为营养指标,也可以使用标准化蛋白氮呈现率(normalized protein nitrogen appearance rate,nPNA)。还可以通过对患者主观全面营养评估(SGA)来评估营养状况。透析患者的营养状况需要定期动态评估。有关具体 nPNA 和 SGA 评估方法,请参见有关著作。

透析患者营养输液的处方范例	
50% 葡萄糖	600ml(1 200kcal)
KIDMIN	400~500ml
20% 脂肪乳剂	100ml(200kcal)
10% 氯化钠	20~40ml
混合水溶性维生素制剂	1 瓶
微量元素制剂	1 瓶
(总水分量约 1 000ml,总热量约 1 500kcal)	

（熊轩 译　刘岩 审）

参考文献

1) Ahmed J and Weisberg LS. Hyperkalemia in dialysis patients. Semin Dial. 2001; 14: 348-56.
2) Gennari FJ. Acid-base balance in dialysis patients. Semin Dial. 2000; 13: 235-9.
3) Kraut JA, Kurtz I. Metabolic acidosis of CKD: Diagnosis, clinical characteristics, and treatment. Am J Kidney Dis. 2005; 45: 978-93.
4) Yee J, Parasuraman R, Narins RG. Selective review of key perioperative renal-electrolyte disturbances in chronic renal failure patients. Chest. 1999; 115: 149S-57S.
5) Evans K, Reddan DN, Szczech LA. Nondialytic management of hyperkalemia and pulmonary edema among end-stage renal disease patients: an evaluation of the evidence. Semin Dial. 2004; 17: 22-9.
6) Port FK, Young EW. Chapter 12: Fluid and electrolyte disorders in dialysis. In: Kokko J, Tannen R, editors. Fluids and Electrolytes. Philadelphia: WB Saunders; 1996. p533-57.
7) Allon M, Takeshian A, Shanklin N. Effect of insulin-plus-glucose infusion with or without epinephrine on fasting hyperkalemia. Kidney Int. 1993; 43: 212-7.

6